Walter Ghedin

# SEXO Y SEXUALIDAD

## Hacia dónde vamos

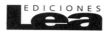

EDICIONES
Lea

**Sexo y sexualidad**
es editado por
EDICIONES LEA S.A.
Av. Dorrego 330 C1414CJQ
Ciudad de Buenos Aires, Argentina.
E-mail: info@edicioneslea.com
Web: www.edicioneslea.com

ISBN 978-987-718-137-1

Primera edición. Impreso en Argentina.
Julio de 2014. Arcángel Maggio-División Libros.

Ghedin, Walter
    Sexo y sexualidad : Hacia dónde vamos . - 1a ed. - Ciudad
Autónoma de Buenos Aires : Ediciones Lea, 2014.
    352 p. ; 23x15 cm. - (Psicología y counseling; 5)

    ISBN 978-987-718-137-1

    1. Sexología. 2. Sexualidad. 3. Psicología.
    CDD 155.3

# Introducción

Sexo, sexo, sexo. Las luces de neón titilan repitiendo la palabra en una escalada psicodélica. El sexo está escrito en los barrios rojos de París, Buenos Aires o Ámsterdam. Con menos estridencias, pero con un desarrollo apabullante, se cuela en las redes sociales con el afán de acercar a los cibernautas. Los barrios rojos muestran al sexo en la dimensión mercantil, no por eso despojada de placer. La TV no sólo hace uso del lenguaje visual, también amplía su poder con abundantes mensajes cargados de humor, ignorancia, sarcasmo, y en muchas ocasiones, malevolencia prejuiciosa. La TV y las computadoras iluminan las caras de infinitos seres deseosos de sexo. El espacio virtual parece que todo lo puede: instala la idea de lo ilimitado, del descarte precoz, sin vueltas; de la prolongación o de la concreción del postergado encuentro en un café que puede ser el último. Para los más jóvenes, la virtualidad es carne de su propia carne, especie de extensión corpórea que avanza hacia el entorno rompiendo con los límites de lo propio y lo ajeno, lo público y lo privado. Para los mayores de cincuenta, las páginas de encuentro son pizarras donde el perfil se escribe con caligrafía perfecta, no sea que cosa de perder la oportunidad, de gastar los últimos cartuchos de energía juvenil. El sexo es cada vez menos una relación que comporta deseos, fantasías, cuerpos entrelazados, intimidad y una cuota (grande, moderada o pequeña) de pasión o amor. El sexo se presenta como un gran espectáculo, una performance tecno-bizarra plagada de cuerpos hermosos, actores excéntricos, fotos retocadas y algún "sincericidio" que marca la diferencia con el resto de los protagonistas. La ficción se internaliza como una verdad que ilumina sólo a unos pocos, ¿Y a mí, cuándo me toca?, dice el espectador anónimo, ¿Por qué los otros pueden cortejar, amar, sufrir, para ser luego recompensados con algo mejor? ¿Cómo es posible tener sexo quince veces al día, exponerlo como una hazaña, hacer comparaciones con otras parejas o descartar lo que no sirve sin ningún tipo de culpa? Y qué me dicen del cuerpo: figuras esculturales, presupuestadas o al canje, no importa: "se dice el pecado pero no el pecador"… Y si cuadra, hay que revelar la verdad como lección de honestidad. Todo vale con tal de parecer perfectos, a la moda; estereotipos homogenizados al extremo de la indiferenciación. Culos, tetas, abdomen, frente, pómulos, labios, color de pelo, refresh vaginal, elongación peneana, rectificación del pene curvo, etc., el cuerpo como objeto de recambio según el modelo consumista imperante. Y las viejas repiten con razón: "mujeres eran las de antes, todo natural", frase que también habría que hacer extensiva al género masculino. El sexo se ha convertido en una paradoja que resuena con gran pompa en los medios de comunicación y en las redes sociales, mas en la realidad de la cama la identificación con la propuesta mediática deja mucho que desear. La performance visual está lejos de sus espectadores. El sexo de las vitrinas no les pertenece. Y apenas estos se acerquen tentados por la oferta, la zanahoria se correrá de lugar. El sexo que se anuncia con bombos y platillos no es el sexo de las personas corrientes. Entre el espacio público y el privado, media un abismo unido por puentes ilusorios. La cama revela desencuentros a veces irreconciliables. Del otro lado del escaparate, más cerca, en el interior de las oficinas, los empleados se tocan los genitales mientras trabajan, algunos miran por los amplios ventanales y piensan en el cuerpo que poseyeron –o poseerán pronto–, en el baño del centro comercial, frente a una peli explícita de un albergue, o en la comodidad de su *king size bed*. En las calles pobladas, o en el interior de un tren en la hora pico, alguien roza el cuerpo de otro y pide disculpas: siente vergüenza, pudor por presentarse con la fugacidad de un perverso. Una dama prepara la dieta del día para que su cuerpo sea más atractivo que tiempo atrás. El obrero, casi por instinto, silba a una joven desde la estructura de un segundo piso; la joven transita apurada sin inmutarse, sin embargo, piensa en la indiferencia de su novio. La mujer lesbiana le explica a su madre que quiere casarse, tener hijos, formar un hogar como lo han hecho siempre los heterosexuales, sin tantas explicaciones. Adolescentes de una escuela se animan a enviar fotos casi desnudos y en poses sensuales por celular. Los jovencitos se masturban mientras sus padres, en tantos cuartos, en tantas viviendas, hace meses que no se tocan. Otros, se persignan y arremeten con violencia contra una obra de arte "irreverente". El sexo y la violencia se dan la mano en la mente de los modernos cruzados. El hombre golpea a su pareja y después la somete con el único fin saberse el que domina. El pederasta está atento y fisgonea a los jovencitos del barrio, la mujer espera a que su ex eyacule para reclamarle un aumento en la cuota alimentaria. Sexo, sexo, sexo, tabúes hasta en las mentes más abiertas. La madre que fue hippie se escandaliza cuando su hijo se pone un arete y se tiñe un mechón de color violeta. Sudan los hombres restregando sus penes erectos mientras al costado de la cama lucen sus trajes de maridos, impecables. La maestra convierte la pija en pene, pero no se anima a dibujarlo, prefiere que los chicos vean las ilustraciones de los cuadernillos. El cura tiene insomnio, prefiere "tocarse" a tomar un somnífero. Una transexual pobre prepara una dosis de la silicona industrial, sabe de sus efectos nocivos, pero prefiere las curvas a la delgadez de los muslos. En el otro extremo, la famosa transexual debuta en una nueva comedia, en el imaginario social se ha ganado el lugar de una artista mujer. La viuda, oculta bajo un pañuelo negro, toca tres veces la puerta del machote del barrio. La cantante no quiere cantar, quiere revolcarse con el maestro de música. La madre le grita al niño: ¡saca las manos de ahí!

Sexo, sexo, sexo. El sexo se huele en el aire. El placer y el displacer mueven la vida con toda su grandeza. ¿El sexo son los genitales?, ¿la relación sexual no existe?, ¿la vida es sexo, o el sexo es vida? ¿Por qué sentimos pudor cuando hablamos de sexo? ¿Sexo es sexualidad? ¿Por qué el sexo humano incluye el placer?... Sexo, sexo, sexo. Y desde que la conciencia se abrió como un paisaje al mundo interno y externo, las preguntas fluyen sin parar. El sexo animal se convirtió en relación, los instintos dieron paso a las pulsiones y al deseo, fuerza básica y directriz de toda actividad humana. La condición biológica del instinto quedó entonces desplazada por la subjetividad, aspecto fundamental de la vida psíquica, sin ella estaríamos a merced de fuerzas innatas, de pura raigambre biológica, ejemplo: la periodicidad del celo. No habría amor, caricias, ternura, proyectos, toma de decisiones, juego erótico, placer, repetición de la experiencia placentera. Nada, o mejor dicho, lo justo y necesario para mantener la especie: "ábrete de piernas cada seis meses para procrear". Y mal que les pese a los que pregonan lo "antinatural" de las relaciones homosexuales o de todo aquello que se aleje de la normativa heterosexual. La sexualidad humana subvierte, transgrede el orden natural, supera al instinto, lo convierte en deseo personal y, a la vez, es fuerza de interacción social. El deseo es antinatural por antonomasia.

La vida de todas las personas está atravesada por el sexo. Se mete por la carne y llega hasta el núcleo mismo del ser, allí donde la personalidad se abre al mundo, dándole sentido a la existencia. No hay forma de frenar la fuerza libidinal por el mero hecho de que su esencia funda las bases de la personalidad. El sexo biológico debe compartir su imperativo con el mundo subjetivo, allí donde se asienta el género, la identidad sexual, la manera de pensar y de pensarnos como seres sexuados. Es imprescindible alejarnos de la naturaleza como regente de la vida humana. Es retrógrado y contradictorio pensar y convencerse de que el hombre avanza en tantas áreas de su vida, mas en el sexo y la sexualidad está obligado a respetar las reglas de la biología. El sexo "preocupa" más a los cruzados, se la pasan pensando en cómo frenar la libertad de las personas, les "preocupa" tanto o más que la violencia de todo orden, que la pobreza, que la injusticia, o la influencia nociva de la sociedad de consumo sobre la vida humana. El sexo es rebeldía, oposición, libertad. Malas palabras para los cruzados. Todo sexo es político, cuestiona los estamentos de la normatividad social. El sexo se resiste a ser materia de recambio de las sociedades de consumo. Y si ellas pretenden convertirlo en un objeto pasible de ser manipulado, la intimidad del mundo personal le ofrecerá resistencia. El sexo nos atraviesa y resiste. Y como la fuerza es enérgica, así debían de ser también los ímpetus para acallarlo. Desde hace siglos los estamentos de control social obligaron a silenciar el poder del deseo sexual. El matrimonio y a la procreación fueron normas rígidas de control. La iglesia condecoró la creación del hombre con un galardón prendido en el medio de su ser imperfecto: el pecado. Y toda falta debe ser atribuible a un desorden de la naturaleza animal que hay que domesticar. Ellos, que hablan de lo antinatural, crean medidas para controlar lo que defienden: la naturaleza humana. Las religiones, así como la educación basada en la represión, han ejercido (y ejercen) una acción tan dañina sobre los seres humanos que es imposible de cuantificar pero pasible de observar daños personales y sociales. Si hiciéramos el ejercicio de pensar en las conductas afectadas por el control, o la inhibición de la vida en general, tomaríamos conciencia de cuánto se resiente la pretendida felicidad. La libertad, como valor soberano, debe emerger entre tanta podredumbre levantando la cabeza de la resistencia y la victoria. Por lo tanto, hoy, siglo XXI, sigo aseverando que todo sexo es político. Cada vez que ejercemos el derecho de disfrutar del sexo estamos reafirmando nuestra condición librepensadora.

Desde el punto de vista psicológico el sexo no es un saber racional, un pensamiento sin imagen: es una necesidad vital. Y a diferencia de otras necesidades básicas, es la conexión más poderosa con el propio cuerpo y con el cuerpo del otro. La vivencia que resulta de la experiencia sexual se ubica en el continuo del placer, así como las sensaciones dolorosas nos llevan al continuo del dolor. Y en los extremos, el placer y el displacer se rechazan o se juntan, buscando una asociación que sólo el sadomasoquismo sabe integrar. La fuerza sexual se puede liberar, controlar, reprimir, o desviar (sublimar). La sublimación es un mecanismo de defensa saludable que ayuda a canalizar la fuerza libidinal en diferentes actividades, de acuerdo a la etapa que se transite. No obstante, la calma es aparente. En los tiempos que vivimos el sexo, más que nunca, se ha convertido en parte inseparable de la personalidad, por tanto buscará formas de salida. El sexo está incluido en un marco mayor denominado sexualidad. Si el sexo es trueno, la sexualidad es tormenta; si el sexo es orgasmo, la sexualidad es género; si el sexo es mano, la sexualidad es cuerpo. La sexualidad comprende, entre otras tantas cosas, las vivencias personales ligadas al género, la orientación sexual, las expectativas y los sentimientos amorosos, la pasión, las decepciones amorosas, las formas de ser independientes o dependientes, las reglas del cortejo, los proyectos de pareja, las cualidades que adquiere el sexo en cada etapa vital, etc. Y en cada persona la sexualidad será una experiencia propia. Sexualidad es singularidad. Así como no existen dos personas iguales, tampoco existen dos formas idénticas de pensar, sentir y de comportarnos sexualmente.

## Hacia dónde vamos

Si años atrás la división entre sexo procreativo y sexo para el placer eran normas que regían la vida de las personas, hoy en día es casi imposible considerarlo un canon generalizado, por lo menos en estas latitudes. Nos fuimos dando cuenta de cómo el poder se fue apropiando de cuerpos y almas. Hoy estamos más avezados y alertas ante algún advenimiento de homogenización. No obstante, pesar de los cambios favorables en materia de libertad sexual, todavía existen represiones, censuras, ignorancia, perjuicios, que coartan la libre expresión. El cuerpo, el deseo, y el género, siguen estando en el lugar de la duda, de la ignominia o, lo que es peor, son objeto de críticas despiadadas, violencia y discriminación. La aceptación de la propia subjetividad y la del otro sigue siendo una deuda que aún no ha sido paliada. El psicoanálisis y las diferentes teorías psicológicas han provocado, para el bien de todos, un sismo en los rígidos conceptos deterministas, sin embargo no ha sido suficiente. Las teorías sociológicas, la antropología, la filosofía y demás ciencias acercaron nuevos conceptos para entender la gesta de los humanos en sociedades cambiantes. El advenimiento del SIDA y sus consecuencias sobre la sexualidad pusieron el problema en el candelero popular. Por un lado la tragedia de la enfermedad ubicó al sujeto sexuado en el plano subjetivo y de las responsabilidades individuales y, por el otro, muchos grupos incrementaron sus prejuicios e intentaron convertir el tema en un ejemplo de castigo a la sociedad post-moderna. La ciencia médica, como toda estructura dominante que se precie de tal, siempre ha sido aliada de los poderes de turno, y si bien es indiscutible su ayuda en términos de avances terapéuticos, su objeto de estudio (el ser humano y sus dolencias) ha sido recortado, fragmentado, perdiendo acaso su complejidad global u holística. La tendencia a interpretar y agrupar las conductas emergentes como "fuera de la norma" ha llevado a crear categorías y nosologías restrictivas y muy perjudiciales para las personas afectadas. El estigma sobre la homosexualidad, como el colectivo *Queer* (nombre que designa a la diversidad sexual fuera de lo heteronormativo), las categorías patológicas sobre el deseo sexual, la "biologización" del género, la reglamentación del desarrollo psicosexual de los niños, la influencia de la psicología sobre la respuesta sexual humana, son algunos de los ejemplos de cómo la ciencia estipula las bases de la salud y de la enfermedad. Todo debe reducirse a conductas sesgadas por el tamiz científico que separa las acciones en normales y patológicas. La Ciencia en la modernidad ha llegado a ser un instrumento moralizador. Y aunque el sujeto de estudio sea la subjetividad, la otredad, el mundo propio, el marco de referencia del otro, el argumento dominante seguirá siendo el de quien detenta el saber (¡y el poder!). Es llamativo cómo el saber popular ha encontrado en la ciencia un aliado para marcar las diferencias entre la "normalidad" y la "patología". El lenguaje ha incorporado la palabra "natural" como una acepción indiscutible de ciertos comportamientos sexuales. Se destaca el origen biológico, ancestral, atávico de la sexualidad, como si toda la vida humana estuviese regida por parámetros estancos, para nada compatibles con la subjetividad, entidad genérica que incluye la experiencia singular como única e irrepetible. En este marco de saberes enciclopédicos, académicos, la ciencia, la religión, y la aparente solidez

de la familia, nos hemos criado. Pero también, los que ya llevamos varias décadas en nuestro haber, hemos tenido y seguiremos teniendo la oportunidad de modificar, de llenar cada uno
los días con nuevas experiencias.

Si la palabra "natural", como acepción de base biológica, sirve para discriminar y comprende a diferentes categorías normativas, hay que usar otra acepción a partir de la cual se debiera
remitir a lo espontáneo, a la expresión no tamizada por ninguna
connotación patológica. Propongo entonces "naturalizar" la expresión de la sexualidad, volverla original. Que sea "natural" poder expresarse con libertad, sin tabúes, mitos o ataduras. Hablar
de sexo sin tapujos para plantarse firme ante la ignorancia, para
ampliar la percepción de la propia vida y la del entorno, para
comprender la profundidad del alma. Hay que hablar, plantear,
deshacer, romper, anudar, desanudar, sentir, respetar. La palabra debe surgir como un torrente cristalino. Hablar de sexo sin
parar como un acto de arrojo contra la hipocresía. Ahora, y más
que nunca, el sexo debe estar en la boca.

*Walter Ghedin*
*Buenos Aires, verano de 2014.*

# Una aproximación al concepto de sexualidad

Mucho se ha escrito o se ha dicho sobre la sexualidad, pero aún nos cuesta arribar a un concepto claro que pueda abarcarla. ¿Cada uno de nuestros actos están determinados en mayor o menor grado por algún interés "sexual", o por una energía que tiene carga "sexual"?

Los conceptos vertidos por el psicoanálisis consideran que la sexualidad no es sólo un proceso que entraña el funcionamiento del aparato genital, sino una amplia gama de fenómenos, llámese excitaciones o conjunto de acciones placenteras, no restringidas a la satisfacción de una necesidad fisiológica fundamental como sería el hambre, la sed, la respiración, etc. Y además, comprende un desarrollo que comienza en el feto y se prolonga a lo largo de la vida. La sexualidad se inicia en los primeros años por la sencilla razón de que todo proceso que intervenga en la organización de la personalidad tiene lugar desde el nacimiento y, aún antes, en la vida intrauterina. Si los adultos contamos con la madurez y evolución de los tejidos, órganos, y trama subjetiva es porque detrás de ese resultado hay infinidad de factores que fueron confluyendo, reuniéndose para formar una estructura superior, compleja y diferente a la suma de las partes. La sexualidad es un aspecto fundamental de la personalidad y está sujeta a las mismas reglas de su desarrollo. Dejamos atrás la actividad instintiva para ser parte de una experiencia cognitiva mayor, suprema, propia de nuestra especie y con capacidades de trascendencia aún más amplias en el terreno de lo humano. Parece mentira que superar el condicionamiento instintivo genere la paradoja de volver a él en un intento de no separarnos de "lo natural", tal como pretenden algunas ramas de la ciencia y las cruzadas morales bajo diferentes signos religiosos. El instinto sirve de base para otros procesos superiores, coordinados por las partes más nuevas del Sistema Nervioso Central. No obstante estos procesos, la aparición de la vida psíquica será lo más conspicuo y supremo de la especie. Las funciones cognitivas (conciencia, percepción, pensamiento, memoria, lenguaje) darán sentido al mundo captado por el sensorio, y junto a las emociones y la motivación, constituirán la trama del Homo Sapiens que "sabe, piensa, siente, crea y dirige su vida". Decía antes que el instinto es la primera fuerza orgánica que nos contacta con el medio, con objetos externos predeterminados por la biología, por ejemplo, la teta materna. Este contacto, limitado a unos pocas "metas" está "escrito en nuestros genes". Son los símbolos de la ascendencia que buscan expresión actual, aquellas disposiciones innatas que la evolución nos deparará por siempre y, amén de alguna mutación natural u ocasionada por el daño radiactivo, las seguiremos llevando como las primeras letras de un abecedario atávico.

El instinto permite al niño establecer los primeros lazos con el mundo, sin saber aún que este será su entorno, su pequeño universo. El instinto es la base, el punto de partida de un largo camino de diferenciación y trasformación. Nos alejamos del instinto por las mismas reglas directrices que nos fijan a él, sólo que en el hombre estas fuerzas adquieren complejidad por la maduración neurobiológica y la aparición de la vida psíquica.

La sexualidad adulta no es instinto o pulsión en tanto y en cuanto no se puede limitar a una fuerza biológica que se une a un objeto (del sexo opuesto) con el único fin de la procreación y la continuidad de la especie. El instinto está determinado por la biología y su fin es mantenernos como organismos dentro del mundo de la reproducción y maduración biológica. Freud, al referirse a la sexualidad infantil pone de manifiesto los variados caminos que toma la energía libidinal otorgándole valor erógeno a distintas regiones corporales que nada tienen que ver con la especificidad del coito, pero que son zonas productoras de placer. El objeto investido por la libido no está fijado adrede; es variable y contingente. Se construye, se genera. La génesis está en la historia del sujeto, individuo en desarrollo, en movimiento permanente, en tanto se construye como Ser.

Las pulsiones no están ligadas a un objeto ni al coito como lo hace el instinto. La ley de la continuidad de la especie tampoco puede subordinar las pulsiones parciales que dan valor erógeno a otras regiones corporales. En la obra de Freud la pulsión sexual es tan diferente que la separa de las otras pulsiones, como las de autopreservación (comer, dormir, etc.). Su concepción es dualista. Las pulsiones parciales están desde el origen y tiene carácter polimorfo. Generan una tensión que cede al ponerse en contacto con su fuente corporal. No hay un objeto determinado, hay una fuerza, "un empuje", que se va ligando de manera peculiar a objetos y representantes de esos objetos. Son diferentes formas de lograr la satisfacción bajando la tensión. Este destino aleatorio de las pulsiones tiene carácter único en cada individuo. Es el comienzo de la configuración de un universo personal dentro del gran mundo que nos rige como especie. Si el instinto es inicio, el deseo es devenir, movimiento constante que orienta al sujeto a diferentes metas aunque esta sea la mera existencia. El deseo puede estar desprovisto de cualquier necesidad fisiológica (por ejemplo: amar, tener un hijo, sociabilizar, etc.) o incluirla como coadyuvante (deseo sexual). No obstante, la tensión interna se anuda al deseo en una unión variable que comprende la descarga rápida en forma de orgasmo, o sostener el placer todo lo que se pueda. En cualquiera de los dos casos la necesidad se funda con el deseo; sin embargo, la motivación de este último supera con creces la inmediatez de la necesidad que busca una satisfacción inmediata. El deseo va más allá, se aventura a lo incierto.

## La dimension biológica

Abarca los determinantes genéticos, áreas del Sistema Nervioso Central, el sistema endocrino (hormonal), nervios periféricos, músculos del piso pelviano, vasos sanguíneos, etc., todas las estructuras y sus funcionamientos correspondientes confluyen para generar la respuesta sexual humana. Cuando hablamos de biología de la sexualidad, también nos referimos a los umbrales de estimulación y respuesta (Por ejemplo: intensidad de estimulación para lograr una buena lubricación, etc.), a los impulsos, a la capacidad de sensibilizarnos frente a los estímulos, a la acción de moléculas como el óxido nítrico, las endorfinas, los neurotransmisores, etc. El hombre no es mente por un lado y cuerpo por otro. Es un todo integrado y dinámico. La sexualidad integra la dimensión biológica, la psicosocial y la dimensión cultural.

## La dimensión psicosocial

A la edad de dos o tres años los niños ya poseen el conocimiento de que son niños o niñas. La discusión respecto al género y de los factores que intervienen en su configuración se sintetiza en la oposición biología vs cultura. Parece que hoy, siglo XXI, no se ha podido resolver la dicotomía existente entre ambas polaridades. Quizá la respuesta no favorezca a ninguna de las dos: somos un todo integrado y las dimensiones se relacionan entre sí. Y en el caso de que las estructuras biológicas sigan su desarrollo normal será condición de desarrollo hacer una "adaptación" cognitiva y emocional para "sentirnos hombres, mujeres, trans, o de género indefinido".

La identidad de género se refiere a los aspectos psicológicos de la conducta y, por supuesto, de la trama subjetiva relacionados con la masculinidad, la feminidad o cualquier otra formación identitaria. Hoy en día la vigencia de la temática de género se debe a la visibilidad que han adquirido distintos grupos (colectivo LGTBI) y personas que bregan por un cambio en el paradigma binario (masculino-femenino, hombre-mujer). Si bien la identidad sexual es el aspecto más importante de esta dimensión psicológica, no podemos restar importancia a las condiciones emocionales que acompañan a las personas a la hora de autoafirmarse, de sentirse constreñidas o libres como seres sexuados. El medio es un tutor para el crecimiento, la educación, los valores y las normas de relación social. El medio instruye a través de los padres y demás personas del entorno inmediato; a su vez, cada uno de ellos, es parte de una cadena de transmisión de normas, algunas rígidas, otras flexibles, algunas cuestionadas, otras respetadas a pie juntillas. Son esas normas, que se corresponden con una visión peculiar de la vida, las que el niño internaliza desde la más tierna infancia.

Entre los once y quince años de edad comienzan un conjunto de cambios fisiológicos que alteran el cuerpo y las representaciones psíquicas construidas durante los primeros años. Sucumbe el niño, aparece el joven con su rebelión de hormonas, ansiedad, inestabilidad, torpeza, conciencia de grupo y una sexualidad que lo abre al mundo con unas ganas inmensas de conquistar y ser conquistado. Además, es una etapa que lo prepara para la independencia, la orientación hacia sí mismo y hacia los demás, e influye en la aparición de los papeles de género. Las hormonas sexuales modelan el cuerpo de los jóvenes, sirviendo de guía fisiológica para la identidad sexual. Los comportamientos orientan a los púberes hacia sí mismos: atentos a la aparición de caracteres sexuales externos, a la figura corporal, a variantes emocionales que acompañan la nueva imagen. Se refuerza la subjetividad asociada al género, dando mayor solidez al marco de la personalidad. Será la identidad de género pieza indispensable en esta fase de la socialización. Los varones agrupados con sus pares, compartirán sus experiencias de juego, los códigos de masculinidad que fueron incorporando de padres, tíos, cuñados, etc. Medirán sus atributos, sus capacidades para cumplir con las reglas impuestas por la socio-cultura. Las niñas harán lo suyo con sus compañeritas: el juego de té de la infancia se transforma en "una Coca con amigas"; compartirán sus vivencias, la atracción por algún chico, la ropa de moda, hasta pueden animarse a confesar, entre risas vergonzosas, sus primeras fantasías sexuales y exploraciones autoeróticas. El Sí Mismo pasa a ser una especie de gran receptáculo de nuevas impresiones, fortaleciendo la imagen de sí; el cuidado del nuevo cuerpo requiere dedicación y esmero. La vida erógena que explota en el interior enciende los sentidos: la piel se eriza al mínimo roce, los ojos desgarran jeans, camisas, desanudan corbatas hasta dejar el cuerpo deseado al descubierto. La belleza del mundo se concentra en la figura humana y en sus infinitas posibilidades erógenas. Por unos pocos años somos Miguel Ángel Buonarotti, esculpiendo bellas formas en los cuerpos de los otros deseados. Investir la figura apetecida es desnudar nuestra sensibilidad al grado extremo de sentir "derretirnos" cuando el otro nos mira, nos toca, o simplemente nos desafía con su pretendida indiferencia.

Las dos tendencias que movilizan a la personalidad en esta etapa son El Sí mismo y Los Otros.

La fuerza hacia uno mismo descubre emociones, pensamientos, capacidades propias, nos empuja a la decisión, a organizar un proyecto de vida. Es nuestra nueva realidad interna, diferente al resto, aunque compartamos con los demás pautas comunes. El interés por los otros, paradoja por medio, ayuda a confirmarnos como seres independientes. El entorno será una fuente de enriquecimiento permanente de las experiencias personales. Se incorporan nuevas reglas sociales y culturales que sirven como modelos de crecimiento, y por qué no, de lucha y desafío. El fervor sexual acompaña el interés existencial por descubrir cómo somos, qué somos y para qué somos. Estas tres cuestiones fundamentales aparecen en la conciencia buscando alguna respuesta posible. La presión que ejerce el entorno determina la adquisición de roles sexuales fuertemente influidos por los modelos culturales imperantes.

## La dimensión cultural

Está en íntima relación con la dimensión psicosocial. Es el "molde" que nos impone el entorno, los valores éticos y morales que hacemos propios y que pueden ser variables, dinámicos y de ninguna manera deben tener validez universal, ya que no pueden aplicarse a todas las personas. La familia es el primer "molde" o "matriz de identidad", luego vendrá la escuela, la socialización, la influencia de los medios de comunicación, las creencias religiosas, los adelantos y cambios que impone la ciencia, etc.

Todas estas dimensiones no son estables, están sometidas a constantes cambios que nos impone la fisiología, los estímulos del medio y el accionar de nuestro psiquismo.

## Los roles sexuales

Relacionado con la Identidad de Género aparecen los Roles Sexuales.

John Money dice al respecto:

"Son todas aquellas cosas que una persona hace o dice para revelar su status masculino o femenino".

El rol sexual se construye sobre el entramado biológico que es el punto de partida y sobre el que actuarán luego las dimensiones ya citadas, adquiriendo primacía en el armado de la subjetividad sexual.

Cuando hablamos de roles sexuales nos referimos entonces al papel como ser humano sexual y abarca infinitos tipos de conductas, sentimientos, deseos, maneras de vivir y de dar a conocer nuestras vivencias sexuales y nuestra identidad sexual. No olvidemos que los constantes cambios sociales y culturales han cuestionado y modificado la constitución de esos roles hasta borrar algunas diferencias. Esto no ha sucedido en todas las culturas y aún persisten firmes mandatos que impiden la libre expresión de los papeles sexuales.

# Las bases biológicas de la sexualidad

## Los órganos sexuales masculinos

El sistema sexual masculino está conformado por los testículos, los conductos deferentes, las vesículas seminales, la próstata, las glándulas uretrales y el pene.

Los testículos o gónadas masculinas se encuentran situados dentro de las bolsas escrotales. Durante la etapa embrionaria se alojan en la cavidad abdominal y posteriormente descienden hasta el escroto. La falta de descenso se denomina criptorquidia y requiere tratamiento médico, ya sea hormonal o quirúrgico. Cuando permanece en la cavidad abdominal el testículo está sometido a una temperatura superior (2 a 3°C más que en el escroto) provocando pérdida del tejido espermático con la consiguiente atrofia y esterilidad.

Los testículos están envueltos por una capa de consistencia firme denominada albugínea, la que emite ramificaciones hacia el interior del órgano, dividiéndolo en lobulillos. Es en el interior de estos lobulillos donde se disponen en forma radiada los tubos seminíferos, dentro de ellos encontramos las células responsables de la formación de espermatozoides. En los intersticios, entre los lobulillos, se localizan otros tipos de células que pertenecen al sistema endócrino u hormonal: son las células de Leydig, productoras de testosterona. Cada testículo suele tener unos 250 lobulillos, en su interior se hallan entre 2 a 3 tubos seminíferos enrollados en forma de ovillos. Los espermatozoides maduros se movilizan desde los lobulillos hasta una red de tubos (red de Haller o *rete testis*) y desde allí hasta el conducto deferente, previo paso por otra estructura localizada en la parte superior de los testículos: el epidídimo.

- **El conducto deferente:** es un tubo de unos 50 cm que transporta los espermatozoides hacia las vesículas seminales, formando luego el canal eyaculador hasta la próstata. Este conducto está rodeado por una fuerte capa muscular que se contrae favoreciendo el pasaje de los espermatozoides.

- **Las vesículas seminales:** se hallan situadas detrás de la vejiga y en la parte superior de la próstata. Se unen al conducto deferente surgiendo de la conjunción el conducto eyaculador que se mete en el interior de la próstata. La función de estas vesículas es proveer de líquido seminal a los espermatozoides (40 a 80% del total).

- **La próstata:** es un órgano único, situado debajo de la vejiga y que envuelve la uretra proximal (primera porción de la uretra apenas sale de la vejiga). Es una glándula que provee del resto de líquido seminal (aproximadamente entre 0,5 y 1% del volumen eyaculado). En este órgano asientan enfermedades: inflamaciones (prostatitis), tumores benignos (adenoma) y malignos (carcinoma de próstata).

## Glándulas uretrales

- **Glándulas de Cowper:** están situadas a ambos lados del bulbo uretral. Su secreción es mucosa, dándole esa consistencia al semen. Además, ayudan a lubricar la uretra.

- **Glándulas de Littré:** aportan más secreción mucosa y se localizan a todo lo largo de la mucosa uretral.

## El pene

Es el órgano genital que permite la penetración, además de la emisión de orina y semen. La estructura interna del pene consiste en dos cuerpos cavernosos, responsables de la erección durante la tumescencia vascular en el momento de la erección, y un cuerpo esponjoso por donde circula la uretra hasta el orificio distal, localizado en el glande. La erección es consecuencia del llenado de sangre de los cuerpos cavernosos y el cuerpo esponjoso, lo cual lleva a duplicar o triplicar el tamaño del pene y a darle la rigidez característica. El mecanismo de la erección se logra gracias al flujo arterial peneano, al aumento de la presión sanguínea en el interior de los cuerpos cavernosos, y a la disminución del retorno venoso o flujo de salida. Tanto los cuerpos cavernosos como el esponjoso están formados por un tejido especial con "celdillas" o sinusoides que permanecen cerradas en estado de flacidez y se abren cuando llega el torrente sanguíneo arterial para provocar la erección. Los cuerpos cavernosos están rodeados por una gruesa membrana de tejido conectivo, denominada albugínea la cual permite que la sangre se retenga en los sinusoides logrando la rigidez del pene. En cambio, en el cuerpo esponjoso la albugínea es mucho más delgada, por este motivo, la tumescencia del pene aumenta pero no llega al estado de rigidez.

El clítoris también posee un tejido similar al del cuerpo esponjoso (con una capa delgada de albugínea) y su comportamiento tumescente responde al mismo mecanismo. Existe otro componente fisiológico coadyuvante: la contracción de la musculatura del periné (músculos isquiocavernosos y bulbo cavernoso) permitiendo la retención de la sangre en el pene haciendo más sostenida la erección.

## La importancia del músculo liso de los cuerpos cavernosos y el óxido nítrico

Si nos detenemos un momento en la histología de los cuerpos cavernosos, vamos a ver que los sinusoides están revestidos por una capa de musculatura lisa que es sensible al influjo de algunos neurotransmisores del sistema parasimpático (acetilcolina) neutralizando la acción del sistema simpático (mediado por la noradrenalina), el cual ejerce una acción opuesta al anterior. La acetilcolina, además de inhibir la acción vasoconstrictora de la noradrenalina, activa la formación de óxido nítrico en el endotelio de los vasos y en las células musculares lisas de los sinusoides. La acción del óxido nítrico sobre la musculatura lisa de los cuerpos cavernosos es la relajación, distendiéndose para que llegue la sangre. El óxido nítrico es un gas derivado de la reacción del aminoácido arginina con oxígeno molecular. Sobre este sistema del óxido nítrico actúan los inhibidores de la fosfodiestearasa 5 (Viagra y derivados). El aminoácido arginina también se encuentra en algunos productos lubricantes para aumentar la sensibilidad (por vasodilatación) en labios menores y clítoris.

Los mecanismos nerviosos y vasculares coordinados permiten la llegada de sangre al pene y la distensión de los cuerpos cavernosos en la erección. El impedimento para obtener la dureza del pene, sostenerla durante el acto sexual, y la imposibilidad para penetrar, se denomina disfunción sexual eréctil.

# Patologías más frecuentes

## Fimosis

Es la dificultad para retraer la piel que recubre al glande (prepucio) en niños mayores de tres años. Durante los primeros años la descamación normal del prepucio se acumula y lo "despega" del glande. Además, las erecciones intermitentes ayudan a estirar la piel y que se retraiga fácilmente. Cuando existe fimosis, el glande queda cubierto por el prepucio y, cuando se intenta deslizarlo hacia atrás, provoca dolor.

## Micropene y pene pequeño

Es un pene con estructura normal pero cuyo tamaño está por debajo de los 7 cm en erección. La causa puede ser congénita o adquirida, por pérdida traumática del pene. Sin embargo, existen hombres que creen tener un pene pequeño y están sujetos a pensamientos obsesivos y a la falta de estima. Se denomina *síndrome del gimnasio,* con pensamientos recurrentes que llevan al varón a comparar su pene con el de los demás, acompañado de conductas de retracción y evitación (dismorfofobia o trastorno dismórfico corporal centrado en el tamaño del pene).

Las estadísticas respecto a la longitud del pene del varón caucásico son:
* Micropene: menos de 7 cm.
* Pene pequeño: menos de 10 cm.
* Pene medio: entre 12 y 17 cm.
* Pene grande: más de 18 cm.

Además, se definen los siguientes porcentajes:

- El 3% de los hombres tiene un pene de +/- 7 cm.
- El 4% de los hombres tiene un pene de +/- 12 cm.
- El 75 % de los hombres tiene un pene de +/- 15 cm.
- El 15% de los hombres tiene un pene de +/- 18cm
- El 3% de los hombres tiene un pene de +/- 20 cm.

El termino *alargamiento del pene* no es correcto porque las técnicas, mecánicas o quirúrgicas, no alargan el pene. La cirugía corta el ligamento suspensorio del pene y este aparenta mayor longitud (entre 2 a 4 cm más) en flaccidez.

## Enfermedad de Peyronie

Es un trastorno del tejido fibroso que provoca una cicatriz en la membrana (llamada albugínea) que recubre los cuerpos cavernosos del pene. Durante el estado de flaccidez la cicatriz se palpa como un pequeño nódulo fibroso, en la erección se hace más notorio e incluye la incurvación, acortamiento y dolor. No se sabe las causas de esta enfermedad, aunque los microtraumas durante el coito, con mala cicatrización, se citan como posibles factores. Además, se la asociado con diabetes, aumento del colesterol y triglicéridos, hipertensión y bajos niveles de testosterona. La prevalencia es de un 1% (para el estudio de Sommers llega casi al 10%) entre los varones de todas las edades, con incidencia más alta entre los 50 y los 59 años. Los síntomas son en orden de frecuencia: incurvación, dolor y nódulo palpable. La disfunción eréctil ocurre como consecuencia de: 1) la deformidad que puede impedir el coito, 2) el dolor intenso que lleva a que el hombre evite el encuentro sexual, 3) la ansiedad por rendir, 4) la fibrosis extensa que impide la llegada buena irrigación.

### El tratamiento de la enfermedad de Peyronie

El tratamiento conservador está indicado en el inicio de la enfermedad y consiste en fármacos antioxidantes (vitamina E), en inhibidores de la síntesis de colágeno o en vasodilatadores (inhibidores de la fosfodiesterasa 5). Sólo se debe optar por la cirugía cuando la enfermedad está estabilizada y causa disfunción eréctil. El factor psicológico es fundamental, ya que impacta en el estado de ánimo del paciente (angustia, rechaza tener relaciones, se deprime, etc.) lo cual lleva a provocar o agravar la disfunción eréctil. La detección precoz es fundamental, junto a la información clara y precisa de parte del médico, la indicación del tratamiento adecuado para cada caso, y saber que la enfermedad no progresa a la incapacidad sexual.

# Algunos datos sobre las prótesis de pene

Existen datos del uso de prótesis de pene en el Antiguo Egipto (prótesis de oro) y en el siglo XV (prótesis de madera en caso de amputación de pene). Las investigaciones más prometedoras comenzaron en 1965 y, cinco años más tarde, los médicos Small, Carrion y Gordon comienzan a usar prótesis de esponja de silicona con resultados satisfactorios.

## Existen tres tipos de prótesis de pene:

### Prótesis flexibles:

Consta de dos cilindros implantados en los cuerpos cavernosos que mantienen el pene constantemente en erección. Son las primeras que se usaron (perfeccionando el modelo de los pioneros Small, Carrion y Gordon). Ventaja: son de fácil colocación y de bajo costo. Desventaja: el problema estético por la erección permanente.

## Prótesis maleables:

Presentan una especie de articulación en su interior que permite "acomodar" el pene cuando está en reposo y volverlo erecto durante el coito. Tienen la desventaja de que pueden romperse y deben ser sustituidas.

## Prótesis hidráulicas:

Significan un avance en el tratamiento de la disfunción eréctil que no se puede resolver con tratamientos no quirúrgicos. El mecanismo es el bombeo de líquido y no de aire, por lo tanto no son inflables. Las de última generación son de tres cuerpos: dos cilindros de implantación intracavernosa, un reservorio-balón implantado detrás del pubis y un dispositivo de bombeo localizado en el interior del escroto. Cada una de estas tres partes está conectada por unos tubos que llevan el líquido (solución salina estéril) hasta el interior de los cilindros, distendiéndolos.

Las prótesis hidráulicas superan a las anteriores en efectividad (actúan sobre la longitud y el grosor del pene) y son más seguras. Aparecieron en el año 1985 y son las más usadas en la actualidad. Las indicaciones principales son la disfunción eréctil por: diabetes, enfermedad vascular, enfermedad de Peyronie, cirugía radical del pene, fractura de pelvis, luego de cirugía prostática, postpriapismo (con fibrosis de los cuerpos cavernosos), etc. En el 2000 se aprueba un nuevo dispositivo hidráulico (Narrow Base de Coloplast) que aumenta el tamaño del pene en casos de cirugía, amputación, o de micropene.

Es fundamental que el médico realice un diagnóstico exhaustivo y completo que incluya los aspectos emocionales provocados por la disfunción eréctil y las expectativas que deposita en los dispositivos protésicos. La indicación de este tipo de tratamiento quirúrgico se debe hacer cuando han fallado los tratamientos médicos con fármacos, ya sea inhibidores de la fosfodiestearasa 5 y las drogas vasoactivas de aplicación intracavernosa. La excepción que lleva directo a la cirugía son los casos de amputación, cirugía radical, u otro tipo de patología que impida el uso de tratamientos farmacológicos.

El paciente debe estar informado del tipo de intervención y de las diferentes opciones protésicas (flexibles, maleables e hidráulicas). Asimismo, se debe informar a la pareja de dicha indicación. Es frecuente que el ocultamiento redunde en contra de los encuentros sexuales ulteriores por no haber podido intervenir en una decisión tan importante para la vida sexual.

## Las hormonas masculinas o andrógenos

La testosterona es un andrógeno que se sintetiza en las células de Leydig, en el interior de los testículos. La LH, hormona sexual de la hipófisis, induce la producción y la secreción de testosterona. Existe una producción extra en las glándulas suprarrenales junto a otros precursores de andrógenos como la DHEA y la androstenediona.

El nivel normal de testosterona total debe ser superior a los 350 ng/ml (12 nml/l). Los valores inferiores a 22 ng/ml requieren tratamiento. También es importante hacer un dosaje de la inmunoglobulina transportadora de hormonas sexuales (SHBG) y la testosterona libre.

Las funciones de la testosterona son: estimula la aparición de los caracteres externos masculinos (forma corporal, nuez de Adán, vello corporal, crecimiento de los genitales, etc.) la formación de músculo, hueso, e interviene en el deseo sexual.

El déficit de testosterona se denomina hipogonadismo y puede ser primario o secundario. En el primer caso se produce por déficit en la producción de testosterona en los testículos, en este caso los valores de la hormona LH (hipofisaria) son altos. Por el contrario, los hipogonadismos secundarios se producen por baja síntesis de LH en la glándula hipófisis, razón por la cual, tanto los niveles de LH como de testosterona total, son bajos.

## Síntomas normales de envejecimiento en el varón (de AMS Scale)

- Deja de "sentirse en forma".
- Dolores osteoarticulares.
- Sudoración-sofocos.
- Trastornos del sueño.
- Nerviosismo, fatiga fácil, irritabilidad.
- Depresión.
- Disminución del deseo, pérdida de erecciones matinales, y de la *performance* sexual.

# Envejecimiento patológico del varón

## El hipogonadismo primario o Síndrome de deficiencia de testosterona

A este síndrome se lo llama "andropausia" para compararlo con la menopausia, argumento erróneo, ya que en el hombre no existe cese de la fertilidad como ocurre en las mujeres.

La prevalencia del trastorno es de 10% a partir de la quinta década de la vida y se incrementa al 20% durante la sexta década.

Los factores de riesgo son: la edad, enfermedades crónicas (diabetes, infecciones crónicas, insuficiencia renal, etc.), síndrome metabólico (hipertensión, resistencia a la insulina, diabetes tipo II, obesidad, grasa en abdomen, etc.), fármacos (corticoides, ketoconazol, finasteride, etc.), enfermedades del testículo (criptorquidia, torsión testicular, tumores, orquitis, etc.)

Los síntomas son el resultado de la depleción de la testosterona comprometiendo diferentes funciones:

- Baja libido.
- Disfunción eréctil.
- Osteoporosis, pérdida de masa y fuerza muscular.
- Obesidad, síndrome metabólico, riesgo de enfermedades cardivasculares.
- Síntomas cognitivos.
- Oscilaciones del ánimo.

## Tratamiento

Se indican preparados de testosterona por vía oral o en gel de absorción transcutánea, previa evaluación clínica y urológica del paciente (la testosterona puede aumentar los glóbulos rojos o agravar un cáncer de próstata).

# Los órganos sexuales femeninos

## Órganos internos

### Útero

Es una estructura única, en forma de pera, con una región superior o cuerpo y una inferior o cuello. Está limitado, por delante, la vejiga, y el recto por detrás. El útero es un órgano que comunica la vagina con las trompas de Falopio. La estructura consiste básicamente en una gruesa capa muscular y un epitelio (el endometrio) muy sensible a la acción de las hormonas sexuales. Está preparado para recibir al gameto que resulta de la unión entre el óvulo y el espermatozoide. Las hormonas sexuales preparan al endometrio para la suprema tarea de servir de "nido" nutritivo y cálido para el embrión. En la primera etapa del ciclo ovárico son los estrógenos los responsables de estimular el aumento de las células endometriales, luego de la ovulación, la progesterona secretada por el cuerpo lúteo del ovario, induce el alto crecimiento del endometrio, un verdadero colchón irrigado por vasos sanguíneos que llevan nutrientes. Cuando no existe fecundación, los niveles de progesterona caen, provocando el desprendimiento del endometrio en forma de hemorragia menstrual.

Por el interior del cuello uterino pasa el canal cervical, comunicando la vagina con el útero. Claro que el cuello no está siempre permeable, las glándulas de la superficie formadoras de moco, cierran el orificio de entrada impidiendo el ingreso de microbios. El moco se reblandece durante el acto sexual con la finalidad de dar paso a los espermatozoides.

### Trompas de Falopio

Son dos "tubos" en forma de trompeta situados en la parte superior y a ambos lados del útero. El extremo ensanchado se encuentra próximo al ovario, lo cual permite el pasaje del óvulo maduro al canal interior de la trompa para que se provoque la fecundación, siendo esta la función principal. El movimiento de las trompas y de las cilias (son como "pelos" en la superficie de las células) permite el pasaje del huevo fecundado hasta el útero, proceso que dura, aproximadamente, 5 días.

### El ovario

Es un órgano doble de 3 a 5 cm de diámetro situado a ambos lados del útero, por debajo de las trompas del Falopio, unido a ambas estructuras por un ligamento de tejido conjuntivo. El ovario tiene dos funciones: la producción de óvulos y la secreción de hormonas sexuales. Todos los meses uno de los gonocitos comienza su fase de maduración rodeado de células que lo protegen conformando un folículo. Cada óvulo contiene la información genética que se unirá a la otra mitad que le aporta el espermatozoide. Las células del folículo son productoras de estrógenos que estimulan el crecimiento del endometrio. Una vez que el óvulo madura (día 12 a 14 del ciclo), sale de la protección folicular (proceso llamado ovulación), siendo captado por la trompa de Falopio; comienza así su migración por el interior de este órgano hasta el posible encuentro con el espermatozoide. En la segunda mitad del ciclo (del día 14 al 28) el folículo que liberó al óvulo aumenta de tamaño por el crecimiento celular y se forma el cuerpo lúteo, convirtiéndose en una verdadera glándula de secreción de progesterona, hormona que actúa sobre el endometrio aumentando su espesor y la irrigación sanguínea con el fin de preparar el "nido" para recibir al huevo o cigoto fecundado. En caso de no existir embarazo la rica capa endometrial se desprende en forma de menstruación.

## Órganos sexuales externos:

### La vagina

Es un conducto virtual de unos 12 cm de largo y 3 de ancho que une la vulva con el cuello del útero. La cara anterior se contacta con la posterior creando una cavidad virtual que se abre en el coito o durante el parto. La estructura de las paredes vaginales consta de tres capas: la mucosa, con un epitelio resistente, una capa de tejido conectivo con abundantes vasos sanguíneos que favorecen respuesta sexual de excitación (lubricación) y, finalmente, una capa muscular.

La mucosa vaginal posee numerosos gérmenes benéficos (bacilos de Döderlein) que fermentan glucógeno para producir ácido láctico, se impide así la proliferación de bacterias u hongos patógenos. El pH vaginal es de 3,5 (pH ácido) y es el resultado de la acción de los lactobacilos. Cuando el hombre eyacula en su interior el pH se eleva a 7 (básico) pudiendo por un momento fomentar la proliferación de algunos gérmenes que aprovechan el cambio. Se sabe que cada mujer posee una flora vaginal propia y quizá, en un futuro, los tratamientos para las infecciones vaginales sean personalizados y se eviten las recidivas. También se está investigando el uso de probióticos para impedir la proliferación de gérmenes que producen el olor característico y que puede ser muy molesto para muchas mujeres. El olor vaginal no es por causa de mala higiene, cuando no existen infecciones como las provocadas por el *Mycoplasma* (flujo grisáceo, olor a pescado) o por *Candida albicans* (flujo blanquecino, picazón); la causa más común es la proliferación de algunos gérmenes de la flora autóctona.

La función principal de la vagina es el coito. La vagina tiene una elasticidad asombrosa que le permite adaptarse tanto al tamaño del pene como al de un bebe en el momento del parto. Las paredes vaginales no son lisas, por el contrario, tienen rugosidades transversales que incrementan el placer al ejercer fricción sobre el pene. Los movimientos vaginales son de expansión y retracción, aumentando el placer, siempre y cuando el juego erótico no sea apresurado. Durante la segunda fase de la respuesta sexual los vasos sanguíneos perivaginales se dilatan permitiendo la trasudación de líquido hacia la mucosa (lubricación). Contribuyen también un conjunto de glándulas del vestíbulo cuya secreción en algunas mujeres puede ser abundante.

## El famoso Punto G

Se localiza en la cara anterior de la vagina a unos 5 cm del introito vaginal y por detrás del clítoris ya que corresponde a la prolongación interna de este pequeño órgano de placer. Fue descrito por el ginecólogo alemán Gräfenberg y confirmada su localización en el año 1982 por científicos norteamericanos (Whipple, Perry y Ladas), si bien para otros anatomistas (Lenk) correspondería al bulbo uretral. La presión sobre este punto de unos 25 a 30 mm de ancho puede detonar la respuesta orgásmica y en algunos casos la secreción de líquido por la uretra, el cual a veces se confunde con orina y ha sido llamado "eyaculación femenina".

## La vulva

Es la representación más externa de los genitales femeninos. Está formada por los labios mayores, los labios menores, el introito y el clítoris.

Los labios mayores son dos gruesos pliegues que se disponen en forma vertical desde el Monte de Venus. Su conformación es de tejido graso cubierto por una capa gruesa de piel pilosa. La función de los labios mayores es la de protección de las estructuras internas, además de no exponer a la vista el orificio vaginal y, a la manera de embudo, dirigen el pene hacia la vagina. Cerca del ángulo inferior se localizan las glándulas de Bartholino cuya secreción mucosa aporta al acto sexual. Cuando el orificio de salida se obstruye provoca una inflamación muy dolorosa (bartolinitis).

Los labios menores son como dos guardias de piel más fina que protegen la entrada vaginal o introito. Ambos labios se unen en la parte superior con el capuchón del clítoris. Es

---

N.d.E.: "Iniciación" se publicó en la revista virtual *Siamesa* en mayo de 2011

una zona rica en nervios y vasos sanguíneos, lo cual favorece la producción de estímulos eróticos y la lubricación.

## El clítoris

Es un órgano exclusivamente sexual, a diferencia del pene que reúne dos funciones: la sexual y la urinaria. Es un pequeño órgano muy sensible, cubierto por una mucosa en forma de capuchón o caperuza. Está formado por tejido cavernoso, excepto el glande de tejido esponjoso, similar al del pene, por lo tanto, durante la excitación se llena de sangre, aumenta la consistencia y el tamaño (sin llegar a la rigidez). El clítoris tiene prolongaciones (como dos ramas en forma de Y invertida) dirigidas hacia la cara interna de la vagina lo que constituye el llamado Punto G u otros puntos con niveles altos de excitación, cuando se los estimula.

## Introito

El introito es la zona que dirige la entrada del pene hacia la vagina. Es una mucosa rica muy sensible que se lubrica durante la excitación sexual. El ángulo inferior del ingreso vaginal es la región menos sensible (se llama horquilla vulvar) y es usada por los ginecólogos para introducir el especulo sin generar molestias.

## El himen

Hoy parece extraño hablar de esta membrana que en otras épocas sirvió para demostrar la tan preciada virginidad. Las religiones le dieron un valor superlativo, tanto que se consideraba a la castidad símbolo de pureza. Más allá de las connotaciones represivas sobre la mujer, el himen es un resabio embriológico. Es rico en fibras elásticas, lo cual favorece la dilatación en caso de usar tampones, o para permitir el paso de la menstruación.

# Cambios fisiológicos en la plataforma orgásmica durante la respuesta sexual humana femenina

## Excitación:

- Lubricación vaginal.
- Tumescencia de clítoris, labios menores, bulbos, uretra y vagina.
- Alargamiento del fondo vaginal.
- Elevación del cuerpo y glande del clítoris.

## Orgasmo:

- Contracciones de la musculatura de la plataforma orgásmica de la vagina.
- Contracciones del ano.
- Emisión de fluidos por las glándulas uretrales y parauretrales (glándulas de Skene, lo cual se ha llamado "eyaculación femenina". No ocurre en todas las mujeres).

## Resolución:

- Disminución de la congestión pélvica.
- Retorno a la fase orgásmica (más de un orgasmo) o bien entrada al período refractario con pérdida de la tumescencia y de la lubricación.

# El cortejo: atracción y conquista

## El marco social de la modernidad tardía

Cambia, todo cambia, dice la canción. Y en materia de sexo nada será igual que antes, por lo menos por estos lares. Los cambios socio-culturales, promovidos en gran parte por las mujeres y las luchas de las minorías sexuales, han puesto en crisis los modelos de relación, la experiencia erótico sexual clásica heteronormativa y la moralina represiva aplicada por los estamentos de poder. No quiero decir que el falocentrismo, el machismo y las reglas poderosas de la heterosexualidad hayan dejado de ejercer poder sobre los cuerpos, por el contrario, el dominio sigue vigente y ofrece resistencias. No obstante, los otrora cuerpos postergados, castigados, sometidos a la oscuridad de las casas de muñecas o del closet seguirán su lucha por la singularidad de sus decisiones y el rechazo a la toda homogenización y control. Las mujeres de hoy toman la iniciativa, piden lo que necesitan y, más aún, cuestionan al hombre si este insiste en ser el macho que todo lo sabe y puede. Introducir variables en la relación heterosexual requirió de tiempo y mucho esfuerzo para modificar las mentes cerradas. Si bien los cambios en las estructuras de género son más que ostensibles, aún existe resistencia a aceptar los nuevos paradigmas en curso. Me atrevo a aseverar que las modificaciones se imprimen mejor en otras áreas, como el trabajo, el status y los vínculos sociales, más no ocurre lo mismo en las relaciones amorosas. Las personas se sienten más seguras de sí mismas, independientes, saben que, con formación o experiencia, pueden acceder a metas antes vedadas o de difícil acceso. Si décadas atrás, el ingreso a las universidades o a puestos de jerarquía estaba destinado a los "nacidos y criados" de clases acomodadas y eran preferentemente hombres, hoy tales privilegios no son tan marcados. No quiero decir con esto que se hayan eliminado en forma total, para nada, me refiero a que las nuevas reglas han instalado la convicción del perfil, o carácter, para ejercer la tarea requerida, además de la formación y la responsabilidad profesional. Un adulto joven que sale al mercado de trabajo y de la conquista amorosa sabe de antemano que debe contar con algo de sí mismo para llevar adelante sus aspiraciones. El valor personal ya no depende de la confianza ilusoria que los padres depositaron en las "cabecitas vacías" de los hijos, tampoco en la transmisión de privilegios de clase. La estima, creer en uno mismo, son valores obligados. Las sociedades modernas exigen que los vástagos se asuman como impulsores de sus deseos. La mayoría de las personas sabe que para conseguir algo del afuera debe afinar sus capacidades. Los conceptos desarrollados por el sociólogo francés Pierre Bordieu sobre los tres tipos de capitales (económico, humano y social) ponen de relieve la lista de potencialidades para tener un lugarcito en el nicho social. Y ni hablar si le sumamos una cuarta opción: "el capital erótico": atractivo físico, seducción, seguridad, simpatía, "estar a la moda", o transgredirla con originalidad. El capital erótico incluye a todo humano, sin distinción de género, raza, status social, y se hace extensivo a casi toda la vida de la persona, aunque saca su mayor provecho durante los años de adultez joven. La frase: "todo depende de uno" es un latiguillo persistente en el ánimo motivacional de la gente. La capacidad de crecimiento, de desarrollo personal está en cada una de las personas de este mundo occidental judeocristiano, sólo es cuestión de hacerla propia y llevarla adelante como un mascarón de proa. Sin embargo, la propuesta no es tan abierta ni democrática: A la frase: "Si te lo propones, conseguirás lo que deseas" habría que agregar: "en la medida en que cumplas con ciertas reglas ineludibles". La responsabilidad por conquistar terreno en todas las áreas (laboral, social, jerárquico, amoroso) no está exenta de codicia, estrategias anticipatorias, inteligencia, astucia y facilidad para identificarse y llevar adelante los modelos de éxito que las sociedades exponen como modos efectivos. A diferencias de las generaciones de antaño, las nuevas no pretenden superar a las anteriores. No quieren perder el tiempo tratando de superar el modelo de referencia familiar. El destino que cada uno elige no debe estar determinado por las postergaciones de las generaciones pasadas. El impulso es prospectivo, nadie quiere volver la vista atrás, ni siquiera hay interés por conocer qué hicieron los que nos precedieron. La vida es "aquí y ahora" y la "proactividad" es ley. El presente se instala como una plataforma de reacomodamiento para obtener certezas, y desde ahí, se proyecta el futuro con más seguridades y menos dudas. Los jóvenes y los adultos menores de treinta viven el presente en extremos opuestos: algunos ni estudian ni trabajan y otros se comportan como inspirados por el éxito. Los primeros esperan que aparezca como por arte de magia la motivación, los segundos, más seguros de sí, se lanzan a la aventura aunque no distingan bien cuál es el camino. La rebeldía actual es apenas un soplido inconsistente del viento de cambio que significaron los movimientos revolucionarios de los 60 o los 70. Hoy la idea generalizada entre los jóvenes es perfeccionar el modelo competitivo, o no serás nada. La modernidad tardía trae consigo más individualismo, egoísmo, carencia de empatía, escasa reflexión y autocrítica. Y así se construye la convicción irreductible de una subjetividad que discurre entre los polos del éxito y del fracaso, medidos ambos por un patrón cultural que no perdona. Hoy las sociedades no se dividen sólo entre ricos y pobres, sino entre capaces e incapaces para sostener el modelo de consumo; héroes y antihéroes gestados según el exceso o la carencia de responsabilidad individual. La escisión social antinómica apunta más allá de la billetera, va directo al ámbito de la subjetividad como basamento de las aspiraciones personales: capacidad/incapacidad; competencia/incompetencia; audacia/temor; ganador/perdedor; egoísmo/altruismo, histrionismo/inhibición. Esta diferenciación más sofisticada, no exenta de crueldad, corre de un plumazo el compromiso de los Estados, quienes deberían bregar por el bienestar de su gente, e interpela directamente a la autorrealización como fuente de crecimiento o de retraso. No importa ya si el logro proviene de un joven rico o pobre, importa que fue capaz de obtener un lugar social. La idea de "desclasado" alude a aquel que no supo usar los atributos innatos para encontrar un nicho en la sociedad. El "desclasado" es, ante todo, un incapaz que perdió la oportunidad de "ser alguien" y se convirtió en "nada". Para la sociedad de esta modernidad tardía "no tener clase" demuestra la carencia de habilidades para desplegar aquello con lo que todo ser humano cuenta, sobre todo en lo que se refiere a asertividad social. De esta manera se exige preparar al niño para que desarrolle su potencial innato y no desperdicie energía en estupideces que podrían correrlo del pretendido objetivo. El auge en los medios urbanos de las escuelas doble jornada y de los excesos de actividades que se someten a los niños, ponen en evidencia la ambición de los padres de crear sujetos que puedan responder eficazmente a las demandas externas. Las sociedades construyen seres cada vez más replegados en sus intereses con la convicción de que el modelo de éxito no tiene demasiados subterfugios de escape. No obstante, todo lo que sucede con una rapidez escalofriante, es una apariencia, una ilusión desenfrenada por conseguir aquello que, en realidad, no existe como tal. Los ideales son cada vez más ambiciosos y distantes de las fuerzas humanas. El sentido actual de la realidad tiene tantas capas como un exuberante follaje que se ofrece al sol. Sin embargo, seguimos siendo débiles, contradictorios, incapaces, oscilantes, y nos espanta la finitud. En este nuevo escenario de la modernidad tardía los actores ensayan una obra que fue escrita siglos y siglos atrás, aquella que a pesar de los tiempos y las modas imperantes, sigue vigente. Y si bien las condiciones de vida han variado, y lo seguirán haciendo indefinidamente, las bases de la condición humana permanecerán inalterables. Siempre habrá una pregunta para acicatear la conciencia, o aquella palabra del sabio callejero, o del académico, o la expresión excelsa del arte, aquellos que, por fin, nos devolverán una chispa de la esencia humana.

## El cortejo dentro del marco actual

Si la responsabilidad individual está impresa a fuego en la subjetividad actual, dependerá de nosotros convertirla en materia de reflexión para que no se convierta en una imposición. Lástima que en la mayoría de las personas terminará siendo un repiqueteo permanente, un superyó voraz que nunca se conforma. La ansiedad entonces ha encontrado un espacio privilegiado en nuestra vida personal y de relación. Para muestra basta un botón: salir a la conquista amorosa ha dejado de ser un acto espontáneo, lleno de energía, ganas, y por qué no, un poco de audacia. Aunque las personas (de cualquier edad) se nutran del desenfreno mediático, o de las redes sociales donde todo es posible, saben que en la realidad hay avances y retrocesos. No todo es como aparenta ser. El cortejo de las "mariposas en la panza" se ha convertido en un encuentro mediado por la virtualidad, con mucho de despliegue histriónico, mentiras y algún atisbo de realidad que, más que atraer, espanta. Las mujeres se quejan de la falta de compromiso de los hombres, los hombres se quejan de las demandas femeninas, es más, agregan que no están dispuestos a ponerle un nombre a la relación como ellas pretenden. Los vínculos tardan en consolidarse, y los que lo han logrado, están aprendiendo, a fuerza de chocarse contra la misma pared, a darse cuenta de lo difícil que es sostener el amor sin acciones que lo renueven. Los jóvenes retroceden ante el avance de las chicas, no saben qué ni cómo hacer para sentirse más seguros. En el acercamiento amoroso carecen de habilidades. El alcohol y otras sustancias han encontrado un espacio de crecimiento en la desconfianza, los miedos y la devaluación personal. La virtualidad, valga la paradoja, es el terreno de lo real, subvirtiendo el orden de los espacios de encuentro. Jóvenes y adultos creen que la conexión, máquina mediante, es un espacio en el cual pueden expresarse los anhelos, las angustias y las mentiras, mucho más que en el encuentro cara a cara. El otro tema de las relaciones vía Internet es la ilusión que se despierta en cada nuevo contacto, ilusión que se multiplica dada la posibilidad concreta de generar varios vínculos simultáneos. El poder de la realidad virtual es tan fuerte que una persona temerosa encuentra un refugio ideal frente a la envoltura luminosa de la pantalla.

# Ellas prefieren el apego, ellos la novedad

Si el amor a primera vista no existe como tal, ya que la atracción es un sutil proceso que dará paso gradualmente al afecto, bien podemos decir que las primeras líneas de conexión parten de los mensajes corporales, existiendo diferencias de género en el reconocimiento y valoración de los mismos. Un estudio publicado recientemente en la revista *Archives of Sexual Behavior* revela que entre hombres y mujeres el factor "flechazo" no sigue las mismas reglas. El estudio consistió en exponer "cara a cara" a un número significativo de hombres y mujeres que no se conocían y evaluar posteriormente los resultados, teniendo en cuenta los factores que fomentaban la atracción. Las conclusiones destacaron que las damas valoraban los rasgos de familiaridad, provocando en ellas sentimientos de agrado y apego, lo cual contrasta con los hombres quienes puntuaron alto para los rostros y expresiones nuevas, para nada asociadas a ninguna experiencia anterior conocida, ya sea familiar o de pareja.

## ¿Ellas sentimentales y ellos sexuales?

La investigación se focaliza en el encuentro breve entre varones y mujeres y no revisa los diferentes factores que intervienen en las primeras conexiones amorosas entre las personas, sin embargo los datos son importantes para entender por qué las mujeres tendrían más afinidad con hombres que les provocan la sensación de agrado, familiaridad y apego. Ellas se dicen más afectivas y ellos más sexuales. No creo firmemente en esta premisa que los determinantes culturales pretenden convertir en una verdad inamovible. Los cambios en los patrones de género en las mujeres, y en estas últimas décadas para los hombres, indican que aquello que parecía una estructura rígida, imposible de cambiar se está modificando. De acuerdo al estudio citado anteriormente podemos interpretar que los mensajes iniciales de atracción responden más a factores antropológicos que culturales, cuestión que luego sería superada por las aspiraciones individuales en etapas ulteriores de la relación, cuando cada uno de los miembros de la pareja manifieste sus necesidades y sus deseos y se dispongan a construir, en el mejor de los casos, una relación basada en la equidad y el acuerdo mutuo. Si revisamos los condicionantes que nos deparan la biología y la antropología, las conclusiones del estudio ponen de relieve la intervención de estos factores. No obstante, si las mujeres se conectan mejor con rostros y expresiones que les generan agrado, la conformación de un vínculo amoroso dependerá, y mucho, de estas primeras impresiones. Los hombres destacan la novedad, lo cual podría reflejar una adaptación para promover la adquisición de más parejas sexuales. En ellas recaería entonces el trabajo de sostener la relación hasta que los hombres se entreguen al amor.

## Ellas quieren certezas

En este contexto actual son ellas quienes piden más atención cuando están interesadas en un hombre. Ellos ponen distancia, o se preguntan si son necesarios tantos llamados durante el día, o se sorprenden porque a poco tiempo de conocerse ellas quieren saber "qué somos", es decir, darle un nombre a la relación. Ellas están ansiosas de certezas cuando ellos aún no están convencidos de si detrás de la novedad, se esconde el amor. Buscar seguridad en la relación es confirmar que las primeras impresiones de apego son ciertas y que es posible continuar. Las mujeres sufren más las frustraciones amorosas por dos motivos sustanciales: por la ruptura misma y, por sobre todas las cosas, por la decepción de las primeras impresiones que se tienen del otro. En síntesis, y siguiendo la línea de conclusión del estudio, de ellas depende en gran parte la elección del hombre, basada en sentimientos iniciales de apego y familiaridad. Y en caso de concretarse un vínculo duradero, lo que viene después para nada responderá a condiciones humanas primitivas: la responsabilidad será actual y compartida.

## El capital erótico

La sociedad occidental valora con creces los rasgos de sociabilidad. Todas las relaciones interpersonales necesitan de un conjunto de influjos de comunicación verbal, afectiva y corporal para establecer vínculos, aunque estos sean breves y superficiales. Se denomina capital erótico a un sinnúmero de expresiones personales que convierten al sujeto en un ser sociable. La belleza, la actitud, la simpatía, la honestidad, "el don de gente", la buena disposición, la empatía, la sensualidad, la carga erótica que se despliega en el andar y en la manera de establecer relaciones, el estatus social, la vestimenta, etc. En síntesis, toda la investidura con la cual el sujeto se presenta en sociedad. Poseer un buen capital erótico, ser consciente de los recursos con los que se cuenta, es garantía de mayor confianza personal y, según reportan muchas investigaciones, de éxito amoroso y laboral. La valoración externa es tan fuerte y determinante que premia con creces a aquellos que dan cuenta de sus capacidades de sociabilidad. Lo que no se puede determinar en forma inmediata es la veracidad o el carácter falso de estas expresiones. Y cuando digo falso no me refiero a que la persona imposte una forma de ser: es su carácter el que se expresa. Existen personalidades que sufren por ser dependientes de la mirada ajena, y otras que hacen sufrir a los demás por su egoísmo y carencia de empatía. Las personalidades histéricas (hoy denominadas histriónicas) están necesitadas del refuerzo externo: hacen lo imposible para agradar a los demás. Y para obtener tanta gratificación del afuera usan todo el capital erótico llevándolo al extremo de su expresión. Se las ve sueltas, espontáneas, con un envidiable manejo del cuerpo; simpáticas, sonrientes, llenas de amistades, o de personas que recién conoce que pasan a ser rápidamente "amigos íntimos". Las personalidades histéricas sufren por aquello que en su momento le brindó beneficios. Ellas creen que las personas siempre cuentan con la misma predisposición para colmar sus demandas. Y no es así. Se dan contra la pared cuando piden y no reciben como quisieran. Ellas creen que dieron mucho cuando en realidad se la pasaron pidiendo a gritos la presencia y la contención de los demás. Caso contrario sucede con las personalidades narcisistas. En este caso, el capital erótico que se despliega no tiene como finalidad llamar la atención. Si el afuera está y lo adula, fantástico, si lo rechaza, encontrará la manera de autovalorarse. El narcisista cree que está por encima de todo: es el mejor, el más bello, el más inteligente, el "ganador", el dueño de un estatus envidiable, el poseedor del "pene de oro". En las mujeres la personalidad narcisista se manifiesta en el liderazgo, en la actitud soberbia y en la descalificación de sus congéneres. Ellas se creen superiores y subestiman a las demás mujeres "ocupadas en enredos amorosos, en banalidades de la cotidianidad". Jamás entregarían su valorado tiempo a los enseres de la casa, al supermercado, o a satisfacer las demandas masculinas, excepto que ellos aporten mucho dinero para mejorar su estatus social. En fin, pequeñas transacciones de la vida en pareja. Las mujeres narcisistas solteras, separadas o viudas, disfrutan con creces de la independencia conseguida, se aferran a la autonomía y hacen gala de ser nuevamente solteras. Y en materia amorosa se tornan selectivas en exceso, ya que para ellas, ningún hombre ni sabe, ni quiere tratar con damas tan aguerridas.

## Con la belleza no basta

El atractivo físico sigue siendo el primer "enganche" o foco de atracción en los vínculos amorosos, y mucho más en los puramente sexuales. Los parámetros corporales valuados tienen en cuenta la altura, la delgadez, la conformación del torso masculino o el tamaño de las mamas en las mujeres. También influyen los rasgos faciales, el color y el largo del pelo, etc. En algunos casos el uso de tatuajes o *piercings* resaltan alguna región del cuerpo o brindan señales de agrupamiento ideológico, ejemplo: inclinación por el arte, los deportes, la música, o la pertenencia a una "tribu urbana". Pero la belleza como valor social destaca rasgos físicos cambiantes de acuerdo a las modas y a las pautas culturales imperantes. No obstante, más allá de las modas, la actitud es fundamental para poner en primer plano la belleza física. Sin actitud no hay más que aridez, "falta el *sex appeal*". Existen hombres y mujeres hermosos con poco y nada de contenido emocional. Sus gestos y sus palabras están vacíos de sustancia. Por el contrario, tenemos sujetos que no cumplen con los parámetros clásicos de belleza física y sin embargo se destacan por su simpatía, su carisma, cualidades que resultan muy atractivas para los demás. En el área del trabajo privado las pautas de belleza y buena presencia son condiciones imprescindibles para el ascenso de escalafón. No sucede lo mismo en los trabajos estatales, los cuales tienen menos requerimientos para sus empleados, excepto para los cargos superiores. El ámbito del trabajo sigue siendo el más resistente a considerar pautas más flexibles para su gente. El uso de "ropa adecuada" no sólo apunta a uniformar según el rango, sino a la excelencia de la indumentaria, lo cual da brinda un plus mayor de compromiso consigo mismo y con la empresa. Hoy en día la frase: "ponerse la camiseta" podría considerarse de mal gusto para las corporaciones del mundo capitalista, cuando son las marcas exclusivas las que ellos imponen, convirtiéndolas en las preferidas por los empleados en ascenso, más aún en los que han logrado escalafones superiores y necesitan mantenerlos para escalar más alto. A la vestimenta indicadora de estatus y a la obsecuencia a las leyes corporativas (aún a costa de un esfuerzo que relega la vida privada) hay que sumarle un conjunto de acciones enmarcadas dentro de la categoría de pertenencia a un grupo exclusivo: *after office*, partidos de golf o tenis, salidas a cabarets de lujo, cenas corporativas, etc. Sostener el capital erótico en el campo laboral es someterse a una serie de reglas de interacción que exigen del sujeto un esfuerzo permanente. Para algunos es un privilegio ser parte de una grey que disfruta de los beneficios económicos y de clase, para otros es una exigencia que sólo puede mantenerse un tiempo, para después cambiar por una vida mejor. No obstante, son pocos los que quieren dejar la excelencia de estatus que brinda un buen trabajo. El nudo entre el orgullo y la ilusión de pertenencia son suficientes para no desatarlos nunca, por lo menos hasta la jubilación.

## Acerca del amor

Si de historia de amor se trata, la de Romeo y Julieta será por siempre una de las más sublimes. Dos jóvenes adolescentes que con su amor desafían la enemistad histórica de sus familias e iluminan la oscuridad de la Edad Media se merecen un lugar en el imaginario popular. Poco importa si existieron o nacieron de pluma de Shakespeare, ellos son la expresión de un tipo de amor que hoy podría llamarse pasional, llegando al extremo trágico. Si bien la literatura o el cine nos muestran los diferentes niveles que puede asumir el sentimiento amoroso, no siempre tuvo el mismo significado para la mente de los enamorados.

## El amor romántico

Los preceptos de la Iglesia Católica en el Medioevo eran normas indiscutibles que regulaban la vida de los ciudadanos. El señor feudal y la Iglesia dominaban la vida privada y la pública construyendo un sistema de dominación y sumisión en todos los ámbitos. La concepción del amor romántico impregnó por siglos la vida amorosa y aún, a pesar de los profundos cambios de la modernidad, sigue ejerciendo su influencia. Los discursos basados en el amor eterno, la monogamia, la subestimación del erotismo y el sexo por sobre el compromiso amoroso, siguen siendo moneda corriente. El amor romántico mantiene una estructura en la cual los roles tienen escasa movilidad afectiva, cultural y económica. La distribución de las actividades según los roles y el manejo del dinero no dejan mucho aire entre las personas comprometidas. El hombre ejerce su rol proveedor y la ejecución de mandatos que afianzan las bases de la virilidad, y las mujeres, aunque dejen sus hogares para sus trabajos, seguirán cumpliendo las funciones destinadas a reforzar la estructura de la feminidad. El amor romántico aunque en estos tiempos se presente en apariencia flexible y adaptable, por lo bajo está sostenido por las mismas columnas que lo sostuvieron desde siempre, y como consecuencia, se hace extensible a las normas que regulan los géneros.

## El amor cortés

El amor cortes es una forma de amor que se extiende desde Italia al resto de Europa durante la Edad Media. Este tipo de amor puede quedarse en el orden platónico o ser consumado, pero lo importante es que el amor exalta la estima del hombre enamorado. "Rebotar" en la conquista o cualquier gesto negativo de la dama no convertía al hombre en poco habilidoso o asertivo, por el contrario, reforzaba su hombría. Sin duda, los hombres, por ganar o por perder, siempre sumaban puntos para sí mismos. Con el paso del tiempo la idea del amor fue cambiando. El amor da felicidad a los enamorados, despierta pasiones, frustraciones, tristeza, o se vuelve una obsesión. En el amor actual existe un "nosotros", no es sólo la experiencia de una de las partes como sucedía con los hombres rechazados del amor cortes, los cuales se nutrían de los rechazos femeninos. El concepto actual del amor comprende entonces al vínculo: ambos se nutren por la experiencia placentera.

## El amor confluente

Durante la década del cincuenta los aportes feministas, de la filosofía existencial y, una década más tarde, la revolución sexual, la aparición del anticonceptivo, el amor libre y la visibilidad de las minorías sexuales, traen a la palestra un nuevo tipo de concepción del amor basado en la independencia, el rescate del erotismo, y una noción del amor como fuerza transitoria o efímera que debe disfrutarse mientras esté presente. El amor confluente puede ser breve o prolongado, poco importa el tiempo que dure. No es eterno ni se debe fidelidad absoluta. Los amantes se comprometen en forma tácita a una comunicación franca, honesta, sin secretos, que incluye otras relaciones, sin alterar el amor entre ellos. El término fue acuñado en 1992 por el sociólogo británico Anthony Giddens y nombra este nuevo tipo de acercamiento amoroso más afín a los cambios actuales y lejos de la complementariedad ilusoria del amor romántico. El nuevo amante no busca en el otro la parte que lo completa, por el contrario, no existe "media naranja", cada sujeto es un ser individual, responsable de sus acciones, con deseos y proyectos que incluyen al otro sin considerarlo su objetivo vital absoluto. En el amor confluente no existen desigualdades, la relación es en esencia un vínculo de paridad. Simone de Beauvoir y Jean Paul Sartre fueron la pareja paradigmática del amor confluente. Ella provenía de una familia burguesa y católica, él había tenido una crianza materna que lo acercó a la lectura y al compromiso social. Para el filósofo, la existencia precede a la esencia humana, por lo tanto, los actos que realicemos dan núcleo y sentido a nuestro ser. El sujeto tiene la libertad y es responsable de su vida. Sin duda, para una mujer como Simone, que renegaba de todo corsé social, religioso y cultural, Jean Paul era el candidato ideal. Juntos construyeron una de las parejas más libres de la historia. Cada uno podía mantener relaciones con otras personas, pero el amor entre ellos estaba por encima de todo.

## El amor pasional

Las pasiones son emociones intensas, urgentes, de corta duración. Unen a los amantes con tanta fuerza que es imposible pensar en otra cosa. Se desean, esperan el momento para estar juntos, se revuelcan en la cama en un enredo frenético; también temen que el amor se esfume, se rompa, que todo termine. La pasión se siente en el cuerpo y ocupa parte importante en la cabeza, los vuelve torpes, poco concentrados, dos "tortolitos" suspendidos en el aire. La ciencia ha comprobado que estas emociones las generan diferentes moléculas cerebrales. La dopamina es un neurotransmisor que se libera en la denominada "área de la recompensa". Esta región cerebral es la misma que se activa cuando existen adicciones, por lo tanto podemos inferir que el amor pasional actuaría como una "droga" pasible de provocar intenso placer cuando se tiene, o abstinencia cuando falta. Como todo afecto fugaz despierta el temor a que alguna vez se pierda. Y aunque sepamos que la pasión se vuelve con el tiempo un sentimiento más reposado, intentaremos que se extienda todo lo posible.

## El amor obsesivo

El límite entre la pasión y la obsesión suele ser muy delgado. Sentir pasión es dejarse envolver por una emoción que rodea a los amantes: ambos se saben el uno para el otro. En el amor pasional, el amor no se pone en duda, cosa que sí ocurre en el amor obseso. La duda es la cizaña que se mete en la cabeza y rompe con la unidad de sentimientos y la confianza que todo amor supone. La "locura de la duda" subvierte el orden tolerable del amor en conflictos innecesarios: cualquier tema, por más banal que sea, puede resultar en una crisis. Los miembros del vínculo se acercan y se repelen en una ambivalencia que no encuentra salida. Se llaman, se encuentran, hacen el amor, vuelve el idilio, hasta que cualquier movimiento en falso (real o imaginario) rompe con las renovadas esperanzas. Y el amor cada vez queda más abajo, sepultado por nuevas capas de historias, un anecdotario de sucesos que salen a la luz en cada nueva oportunidad. Y en la lista entran todos: los amores del pasado, los contactos de Facebook, los mensajes de texto, las revisadas de teléfono, los hijos de uno, los hijos del otro, los suegros, las amistades, la dedicación al trabajo, los tiempos personales, sin olvidar, por supuesto, características propias, foco de reproches o de críticas: diferencia de edades, modos de moverse, de vestirse, de hablar, de pensar, etc. El amor obseso expande la idea dañina hasta convertirla en un gran problema que engloba a la existencia misma. Tiene el efecto de una piedra arrojada al agua, por ejemplo: si uno tuvo que quedarse más tiempo en el trabajo, se ponen en duda las prioridades (lo mismo sucede cuando existen hijos de otras relaciones), si una amistad del pasado reaparece se instala la sospecha, si en una cena con amistades se dijo una palabra "inoportuna" sobreviene el titubeo: ¿lo dijo para hacerme sentir mal o para vanagloriarse de su machismo? Todo amor tiene algo de obseso, sin embargo, las parejas encontrarán las maneras de sobrellevar las inseguridades que surjan.

## ¿Qué es el amor de pareja, entonces?

Ante todo, el amor de pareja es un sentimiento, un estado emocional que une a dos, o más personas, despertando sensaciones placenteras. Las acciones que resultan del sentir y la exaltación de las mismas mediante conductas consecuentes, tienen como fin reforzar la unión. El resto es cultura. Es tan determinante el influjo cultural sobre el amor que es imposible separarlos aunque medie la rebeldía para no atenerse a las reglas esperables. Si el amor une a las personas, la construcción misma de la unión requiere por lo menos de dos sujetos (los partidarios del poliamor desafían la regla del amor binario), cada uno con su personalidad, su mundo a cuestas, sus deseos y necesidades, y un vínculo que se establece entre ambos con la hechura de lo propio, de lo ajeno, que en síntesis es idea preconcebida, moldeada bajo la tutela del medio circundante. El amor, como falta que el otro completa, ha sido, y sigue siendo, una idea muy arraigada en la tradición occidental, de allí deriva la concepción del vínculo amoroso como complementario, como dos partes que encajan constituyendo un todo casi inseparable, por lo menos en el deseo inicial de los amantes. La "media naranja" o la unión indisoluble presente en "la salud y en la enfermedad", "en el dolor y en la felicidad", compromete a soportar el vínculo hasta en la más extrema adversidad. El amor como falta subestima la paridad, no deja ser al otro, ni a uno mismo. Las responsabilidades propias deben dejar paso al amor vincular que todo lo abarca. El modelo de complementariedad ha dado muestras de su fracaso: las parejas actuales no quieren dejar de lado sus intereses personales en pos de solventar una falta que en realidad no existe. Es más, concebir la relación como un encastre lleva a que en muchas veces se estereotipen roles de dominación y sumisión. Apuesto a un relación basada en la paridad, en la reunión de dos modos subjetivos, los cuales unidos potencien las capacidades de cada uno. Cumplir la "normalidad" predecible: "¿Y… para cuándo los confites?, luego… ¿Y para cuándo un hijo?..." y demás para cuándos, es dejarse llevar llevar lisa y llanamente por una linealidad que convierte los cuerpos y los deseos en objetos de obediencia. En esta tradición no hay metáfora que sustituya la rigidez del imaginario social en otra representación posible. Si el amor de pareja no respeta los deseos de cada uno: (estudiar, trabajar, desear, o no, tener hijos; no convivir, esperar, etc.), hará que todo lo propio se vuelque en la gran olla de la unión vincular, una mezcla informe donde lo personal se diluye esperando tiempos mejores para resurgir. Esta forma de amar, basada en la falta, fomenta la dependencia además de no permitir que uno, o los dos, exprese con libertad sus deseos de crecimiento. Y para los que defienden "que cada uno construye la felicidad como quiere y puede" los invito a preguntarse cuánto hay de personal en esa elección y cuánto de influencia externa. Y no somos los psiquiatras, ni los psicólogos, ni los sociólogos, ni los filósofos, los que cuestionamos los viejos e insalubres paradigmas. Son cuestionados por los damnificados, los que sufrieron el amor posesivo, o postergaron sus intereses por sucumbir al reglamento de la complementariedad marital.

## El dinero y el sexo

Las investigaciones realizadas rompen con el ideal romántico o bien confirman lo que se venía suponiendo: el dinero y el sexo hacen una buena dupla. Se sabe que los hombres con buena posición económica están mejor dispuestos para el sexo (óptimo deseo sexual), tienen mejores erecciones e incrementan la capacidad y la frecuencia de orgasmos de sus compañeras sexuales. Las causas confirman el lema: "el dinero no hace la felicidad, pero cuánto ayuda". Los hombres ricos dedican más tiempo actividades placenteras, ya sea deportes, viajes, comidas, reunión con amigos, y por supuesto, al sexo. El cuerpo se convierte en un objeto preciado al que hay que saber brindarle lo mejor. El uso de gimnasios, deportes, peluquería, cosmética, cirugías estéticas, ropa de marca o de diseñadores exclusivos son algunas de las preferencias obligadas. Ellos, como las mujeres con poder y dinero, saben usar el cuerpo con el carisma y la seducción necesarias para captar la mirada de los demás. Las habilidades sociales están en primer orden, destacándose rasgos histriónicos usados en un "vibrato" equilibrado para no desentonar, a menos que se quiera ser visto como un excéntrico. Y por si fuera poco, la ciencia acerca la "pastillita azul", sinónimo de seguridad (y felicidad) para aquellos inseguros crónicos (que el dinero no ha podido corregir), y para los más viejos con alguna secuela orgánica, pero ansiosos de seguir "volteando" candidatas, seguramente mucho más jóvenes que ellos. Pero no todos son laureles en la vida de los hombres adinerados y sus parejas mujeres. Los varones que han logrado ascender en la escala social y gozan de los privilegios del "buen nivel" saben que todo lo que sube en algún momento tiende a bajar. La juventud y la adultez joven son los mejores años, todo se siente con ímpetu y una energía a toda prueba. El mundo está a sus pies. El paso del tiempo es inexorable y aunque la ciencia aporte adelantos en materia de estética, o fármacos para la impotencia eréctil, la imagen que devuelve el espejo y la sucesión de achaques dan cuenta de las limitaciones corporales y anímicas. Las damas, que durante largo tiempo valoraron las virtudes mercantiles o las potencialidades para subir de status de los posibles candidatos, ahora piden más. Quieren que ellos estén en mejores condiciones físicas y emocionales para acompañarlas. Pretenden que, además de sus ocupaciones, se encarguen de generar programas para disfrutar juntos. Los intereses y el despliegue de acciones son obligaciones de los dos y no de uno solo. Quieren ser sorprendidas que, a pesar de tener todo a mano, el misterio de lo inesperado las deslumbre. Una cena en un lugar top, un ramo de flores, una joya, un viaje, las llaves de un auto, o de un departamento, colman expectativas, pero sobre todo, tapan conflictos y vacíos existenciales. Las incitaciones femeninas por pretender algo más de sus parejas adineradas también ponen a prueba los rasgos narcisistas de muchos de estos hombres. La valoración de la empatía que hacen las damas de sus queridos suele ser superficial: "si me sorprende me tiene en cuenta"; "está atento a todo lo que necesito", resaltando los aportes económicos o la "buena vida" que ellos les brindan. No obstante, están las que saben cuál es el límite, y sacan partido del vínculo, decidiéndose por un *statu quo* utilitario. Y están las otras, las que se sienten incómodas siendo objetos bonitos, expuestos en la amplitud de los lujosos *lobbys*; "señoras de", preparadas para sonreír, apenas él, persuadido por la ventaja que podría sacar de una situación, da la orden de ¡acción! Estas mujeres, agotadas, enojadas con ellas mismas por la conducta sumisa, frustradas por una relación que jamás pudo profundizar en un afecto verdadero, en algún momento dicen ¡basta! Y aunque hayan tenido los mejores orgasmos en los mejores hoteles del mundo, se habrán dado cuenta de que el amor que declaman los narcisistas adinerados nunca mira más allá de su propio ombligo.

## ¿Nuevas reglas de conquista?

Las diferentes formas de cortejo combinan comportamientos clásicos, con otros más osados, posesivos, o mentirosos al extremo. Los que recién salen a conquistar están muy influidos por los modelos que imponen los medios de comunicación, fundamentalmente las series y el cine americano. Los gestos, el uso del lenguaje verbal y corporal, los temas que se desarrollan, etc., poco y nada tienen que ver con el despliegue de una conducta personal. Asumir el estereotipo externo como propio suele ser una constante. Y no sólo es una asimilación pasiva que se impone en la subjetividad, por sobre todas las cosas cumple una función defensiva para aquellos que tienen dificultades en reconocer y expresar su propio estilo de conquista. El miedo, con la consiguiente inseguridad personal, ha hecho presa a las capacidades reales de muchos jóvenes. Desde los primeros escarceos amorosos sienten que "no van a poder", "que van a fallar", que siempre habrá un compañero con más habilidades y astucia. El aumento del *bullyng* o acoso escolar, las carencias afectivas en el ámbito de la familia, la extinción de la sociabilidad "barrial", de clubes o de otras organizaciones de interacción entre pares, lleva a que muchos jóvenes se sumerjan en la soledad, el ensimismamiento, o aparezcan conductas de franca hostilidad hacia el entorno. Hoy los jóvenes, más que nunca, se sienten presionados a desarrollar prematuramente habilidades sociales con el fin de no quedarse atrás en la carrera del éxito. La competencia por ganar lugares de privilegio desplaza el valor de la empatía, la astucia guía la inteligencia y la solidaridad es caridad encubierta o mera apariencia narcisista. Los valores humanos han sido desplazados por un conjunto de acciones que para nada asientan en la verdad o en la honestidad personal. Son tan aparentes como los múltiples gestos que identifican al género. Ser "hombre" o "mujer" sigue siendo un conjunto de acciones predeterminadas que las personas asumen sin cuestionarlas. En este escenario donde el histrionismo reina, preguntarse por el porqué de una conducta puede resultar un cuestionamiento molesto, por tanto pasible de ser borrado al instante de la conciencia. Poco vale preguntarse por uno mismo en una carrera por ganar lugares en una sociedad que no perdona la indecisión ni las contradicciones existenciales. La ansiedad que sostiene la ambición no soporta pérdidas de tiempo innecesarias. No se puede perder el tiempo en minucias dilemáticas. A medida que la brecha entre ricos y pobres se profundiza, el afán de superación de los jóvenes de clase media aumenta. Las motivaciones afectivas y amorosas se entrecruzan en este atolladero de fuerzas de crecimiento. Y todo bajo el amparo del exigente factor tiempo, quien premia, o reprende, según las ganancias obtenidas. Los amores también llenan las representaciones personales aún vacías, sólo que el amor no puede compararse con una aspiración de estatus (aunque en algunos casos sí lo sea). El amor es un sentimiento, y como tal, requiere de acciones para expresarse. Los problemas surgen cuando lo que se siente no condice con lo que aparece. En algunos, la incongruencia induce a la persona a hacer los ajustes necesarios para ser congruentes; otros harán caso omiso y dejaran todo librado a la buena disposición del otro. Si la frescura juvenil da paso luego a la obediencia involuntaria de las normativas sociales ¿qué les queda a los adultos superados los cuarenta, cuando ya pasaron por experiencias amorosas varias, convivencia, hijos, y pretenden volver al ruedo, o usando términos actuales, "insertarse nuevamente en el mercado de la conquista amorosa" donde más que nunca se juega la ley de la oferta y la demanda?

## Las damas están alertas

A muchas mujeres separadas les resulta una sorpresa cómo han cambiado las reglas de la conquista. Se sienten anticuadas, desinformadas, y sin los recursos necesarios para encarar los vaivenes de una nueva relación. Es que no sólo perdieron "roce social" por vivir en una "campana de cristal", al amparo de sus maridos, del trabajo, o de la crianza de los hijos. No comprenden los nuevos códigos de conquista basados en la fugacidad, o en la mentira. Tampoco entienden cómo amigas, o compañeras de trabajo, aceptan vínculos que ocasionan sufrimiento, falsedad e ilusiones vanas. Las mujeres que desean una nueva vida amorosa no saben cómo hacer para conocer, y mucho menos para conquistar a los hombres de hoy. Ante cada decepción surgen preguntas, cuestionamientos personales, reproches, y cachetazos varios a la estima. Si bien los hombres han cambiado sus maneras de cortejar y, sobre todo, de comprometerse en una relación, las mujeres se han vuelto inexpertas, o dudan de sus condiciones naturales, reemplazando la intuición por una imagen de hombre conveniente a sus intereses, o anticipándose al devenir con una ansiedad pasmosa.

## Rasgos masculinos actuales de conquista

- Buena "labia" y caballerosidad.

- Uso de las redes sociales o páginas de "contactos".

- Prolongación de las charlas vía chat postergando el encuentro.

- Discurso con tinte narcisista, centrado en sus potencialidades y logros materiales.

- Discurso basado en los fracasos anteriores y en la capacidad de superación.

- Desde el inicio expone la vida laboral y social con la intención de que se respeten los espacios individuales, cercenando la posibilidad de todo reclamo posterior:

"Yo te lo dije desde un principio: mi trabajo y mis amigos son sagrados".

• No se ponen tan insistentes con el primer encuentro sexual, "se hacen desear", tal conducta genera preguntas: "Qué raro que todavía no me quiera llevar a la cama: ¿será gay, tendrá impotencia, o es un caballero que sabe actuar con cautela?".

## El panorama para los hombres

Los hombres que salen nuevamente al mercado de la conquista no están exentos de sorpresas. Las mujeres cambiaron. Y mucho. Ellos se quejan de la independencia que las damas han logrado y, por ende, del selectivo ajuste en la elección del candidato. Si ellos están atentos a no caer en manos de damas posesivas o urgidas por la maternidad, ellas no desean someterse a las decisiones unilaterales de los hombres. Las mujeres están aprendiendo, a fuerza de muchos fracasos, a reconocer y a tener en cuenta las primeras impresiones del candidato, aquellas que tantas veces se han subestimado con excusas, o simplemente se negaban. Aun así, poner en duda la simpatía, la seducción, la labia, o la sensualidad masculina, es una tarea muy difícil. Cuando los hombres salen a la palestra con sus armas de conquista, llámese figura o simpatía, no hay nada que los frene.

Las quejas más frecuentes provienen de las damas, sin embargo, los hombres también se están poniendo a tono, y responden con conductas cada vez más esquivas, lo cual genera más dificultades para el encuentro. Como regla general podemos decir que el flechazo responde a diferentes incitaciones según el género: los varones heterosexuales responden más a los estímulos corporales femeninos (figura, seducción, sensualidad, simpatía, etc.) y las mujeres destacan en primer lugar las aptitudes de don de gente, afectividad, apego, caballerosidad, para luego detenerse en el aspecto físico. Las mujeres asalariadas occidentales urbanas, de clase media, con niveles educativos medios o altos, tienen más y mejores oportunidades de encontrar nuevas parejas por el hecho de tener contactos con más personas a lo largo del día, además de frecuentar eventos propios o ajenos. Las quejas de estas mujeres se basan en dos cuestiones fundamentales: "la autonomía asusta a los varones", o bien se topan con hombres con similares responsabilidades y beneficios de estatus, estableciéndose entre ellos una competencia acérrima por no ceder lugares conseguidos. Tanto una posibilidad como la otra, encubren el miedo a volver a sufrir, a "caer" en un vínculo desigual, a no poder afrontar los problemas de una familia ensamblada, o por el contrario, a no soportar la opción de ser una pareja "con cama afuera". La influencia de la educación familiar se hace notar en aquellas mujeres que salieron de sus casas para casarse, convivieron durante largo tiempo, tuvieron hijos y se separaron por diversas causas. Algunas, fieles a la ortodoxia, retoman la vida de "solteras" con los mismos códigos de antaño, otras de muestran desinhibidas, como si hubieran estado esperando este momento durante toda su vida. Y también están las que son todo oídos, abiertas a las experiencias ajenas, ejemplo: las que siguen a pie juntillas las sugerencias de las amigas más duchas. Encontrar un forma personal que las convenza puede resultar un camino difícil. La imposibilidad de hallar un hombre que las quiera, con quien compartir momentos, o proyectar un futuro juntos, las decepciona al poco tiempo de empezar. Prefieren pensar sus vidas solas, con la contención de amigas, sexo pasajero, sin compromisos ni ilusiones en juego. Cerrarse a todo encuentro fructífero suele acompañarse de creencias inamovibles: "ya no hay hombres"; "el tiempo del amor pasó 'para mí'"; "los hombres que me buscan están más cerca del arpa que de la guitarra", etc. Las mujeres desencantadas con el amor se aferran a pensamientos rígidos con el afán de convencerse de su incapacidad para conquistar a los hombres de hoy.

Las mujeres creen que a los hombres les resulta más "fácil" volver al ruedo. No obstante, los hombres son más temerosos a la incertidumbre que las mujeres. Ellos necesitan aferrarse a certezas, a objetivos inmediatos para mantener su eje personal. La incertidumbre los vuelve dubitativos, errabundos; buscan nuevas metas para evitar el dolor de lo incierto. En esta búsqueda para sostenerse se juegan también aspectos inconscientes: la herida narcisista golpea en la virilidad. Deben accionar con rapidez con tal de alimentar un aspecto tan esencial como arcaico en la construcción de la masculinidad. Virilidad no es "ser macho" como podría entenderse en una interpretación superficial del término. La virilidad asienta en la configuración personal de todo varón. Es figura y fondo simultáneamente. Representa el aspecto físico y toda experiencia interna: emociones, motivaciones, pensamientos, filosofía de vida, etc., que refuerce el mundo masculino. La identidad fundada en el "sentirse varón" conserva los lineamientos tradicionales esperables para el género y nuevas conductas que se han dado en llamar "la nueva masculinidad". El hombre proveedor, por tanto dominante, ha quedado desplazado o enmascarado por nuevas manifestaciones bien valoradas socialmente. El nuevo varón acepta la redistribución de roles, la movilidad de las tareas cotidianas, el cuidado del propio cuerpo y la sensualidad de su pareja, tolera la autonomía y defiende los espacios individuales (siempre y cuando sea una acción recíproca, sin conflictos). Pero este también necesita imponer sus decisiones, tener el sueldo más alto, tomar la iniciativa sexual y preparar su pene erecto para la penetración.

## La ansiedad en el cortejo

Los sentimientos genuinos también se ven afectados por la presión social. La frescura adolescente da paso a comportamientos espurios que poco representan lo que se asienta en la profundidad de sus afectos. La ansiedad se considera una reacción emocional ante posibles amenazas. La psique ha tenido que "crear" una reacción para que los humanos podamos tolerar la incertidumbre y la indefensión. La ansiedad saludable acompaña la vida humana sin provocar molestia. Sin embargo, poco queda de ese estado primigenio. Los humanos no toleramos la incertidumbre, buscamos certezas que nos brinden una rápida tranquilidad. El medio se ha convertido en el principal proveedor de certezas, presentadas a la manera de opciones de crecimiento, o de meros pasatiempos que poco requieren de ninguna elaboración reflexiva. La conquista amorosa no es ajena a esta búsqueda insaciable de certezas o vanidades fugaces. El amor no está exento de este dominio de la ansiedad como catalizador de deseos. Se busca calmar rápidamente una falta sin pensar siquiera en las condiciones necesarias para llevar adelante una relación. Sentir mariposas en la panza, extrañar al otro, llegar a altos niveles de placer sexual, son algunas de las bellas cosas que nos suceden cuando estamos enamorados, pero hay que sostener el sentimiento con acciones consecuentes cuando las mariposas se vuelven perezosas, y el sexo queda relegado a los fines de semana. El amor es deseo, acción y tiempo. Deseo como fuerza alentadora, acción como expresión externa, tiempo por la constancia que se necesita para atravesar las diferentes etapas vitales.

La ansiedad interviene en el cortejo amoroso de diferentes maneras:

- Anticipa las acciones de conquista quitando espontaneidad.

- Interpela al sujeto (si es apto o no).

- Potencia comportamientos histriónicos.

- Incrementa el uso de alcohol u otras sustancias para tapar inseguridades.

- Induce a la comparación con otros/otras "más hábiles".

- Potencia sentimientos de fracaso cuando las cosas no suceden como se habían programado, etc.

La ansiedad no respeta edades, todos pueden caer bajo su influjo. Los jóvenes se vuelven más ambiciosos por el apuro en ganar lugares de estatus, logros que tiene una alta valoración externa. En los adultos de más de cuarenta, la ansiedad incrementa las demandas y se respetan menos los espacios personales. El cortejo amoroso está teñido de miedo, lo que genera creencias premonitorias. Ellas dicen: "quieren sexo y después huyen", ellos, por su parte, dirán: "apenas nos conocemos y ya quiere formalizar". La ansiedad genera supuestos que obturan cualquier tipo de comunicación franca. El otro es un "sospechoso" antes de que demuestre lo contrario.

# Redes sociales y cortejo

La inclusión de la tecnología virtual dentro de la vida cotidiana es el refugio obligado de muchos que no se animan o no saben cómo lidiar con las relaciones humanas. No hace mucho tiempo atrás la psicología afirmaba que la fantasía servía de refugio defensivo a las personalidades aprensivas, hoy podemos decir que esa función la cumple la virtualidad. Se reemplaza la imaginación por un objeto real (la computadora) que opera como puerta de entrada a otra realidad, vivida como concreta, susceptible de ser aprehendida sin cuestionar lo que proviene de ella. La virtualidad se procesa como verdad objetiva indiscutible. Todo lo que sucede tras la pantalla es como si sucediera frente a nuestros ojos. Pocas cosas o ninguna se pone en duda, menos que menos cuando, en términos amorosos, la realidad virtual sostiene la ilusión. Escucho hablar, tanto en jóvenes como en adultos, de vínculos que aparentan ser "cara a cara", con datos biográficos que se han transmitido de un lado y de otro, con algún nivel de afinidad y de comprensión por la historia ajena, cuando en realidad nunca se ha producido un encuentro corpóreo. La juventud tiene más beneficios sociales que los adultos van perdiendo. La educación secundaria y universitaria permiten más contactos, por lo tanto se afinan las habilidades sociales; también salen, se integran a nuevos grupos y llevan adelante sus deseos en medios donde la interacción entre pares es predominante. A medida que dejamos la adolescencia, las responsabilidades ineludibles pasan a un primer plano. Y es en este momento, al dejar atrás la espontaneidad adolescente, cuando comienzan a modificarse las redes de apoyo (pertenencia, identificación, contención y emotividad) ocupando la virtualidad un lugar sobresaliente en la conquista amorosa.

# La sexualidad "disociada" de los jóvenes hoy

El cuerpo y la mente constituyen un todo integrado y funcional y no existe (como pensaba Descartes) ninguna división entre las partes. Desde la niñez los procesos madurativos van formando gradualmente las imágenes del cuerpo y sus posibilidades a medida que se conquista el entorno. Sin embargo, el desarrollo biológico y el psicológico no siempre se entrelazan en forma armónica.

## Los apuros de la adolescencia

Durante la adolescencia la biología apura al psiquismo del joven a incorporar los cambios corporales y a adaptarlos al entorno. La percepción y las emociones se abren a un mundo nuevo que incita a conquistarlo. En esta etapa la genitalidad adquiere fuerza de la mano del deseo sexual y pareciera que domina todo. La masturbación y las salidas en pos de descubrir el sexo con otros se impone en el imaginario: nadie quiere quedarse atrás, nadie quiere pasar por lento o falto de habilidades para el "enganche". La idea de pertenencia al grupo incluye la iniciación sexual.

## ¿Ansiedad o deseo por debutar?

Según una encuesta reciente de Salud Sexual en los adolescentes, la edad de "debutar" se sitúa entre los 13 y 15 años y no todos usan profilácticos.

Si bien la encuesta no precisa los factores que influyen en el debut a esas edades ni en las conductas de riesgo, se pueden inferir algunas hipótesis.

Es posible que en los tiempos que vivimos, la unidad funcional que constituyen los procesos biológicos y psicológicos sufra algún grado de "disociación", como si el cuerpo fuera el pivote o el ejecutor de comportamientos que aún no han sido "pensados" y sin considerar sus consecuencias. Y no me refiero a cuestiones morales, aunque también las incluyo entre posibles pautas a reflexionar, me refiero a pensar en si el sexo es una conducta deseada ("¿es lo que yo quiero?"), qué sentido tiene más allá del placer inmediato (¿me reafirma en mi estima?), cómo la viviré luego (¿me haré responsable del placer, o del dolor si siento culpa o miedo?).

La necesidad de pertenencia al grupo lleva muchas veces a conductas que no han sido "pensadas" y "hay que hacerlas porque todos lo hacen". El deseo sexual tiene sus urgencias, sin embargo, la ansiedad de no sentirse diferente a los demás suele ser mayor.

La influencia de las redes sociales y la hiperconectividad apura procesos que requieren sus tiempos. Los jóvenes usan la virtualidad para hacer realidad sus impulsos sexuales. Los adultos también lo hacen, pero en los adolescentes o en los apenas adultos, los contactos son más eróticos que amorosos. Para encontrar un amor tienen otros ámbitos: colegio, clubes, diferentes grupos, boliches, etc.

Los padres de los adolescentes de hoy pertenecen a generaciones más libres, que han roto con las clásicas pautas rígidas que ceñían los cuerpos de los jóvenes de antaño. No obstante, haber vivido épocas de represión no es garantía para trasmitir la rica experiencia del sexo con la libertad y los conocimientos que esa comunicación amerita. Aún hay mucha ignorancia, mitos que prevalecen, hipocresía y prejuicios. Cuando en el hogar no se obtienen respuestas, la ansiedad por saber algo más sobre sexo se busca en otros ámbitos. En el espacio familiar los mensajes están sesgados por género ("sos mujer, decile a mamá que te explique"), o imperativos con misterio ("¡no hagas eso, yo sé porque te lo digo!"), y a nadie se le ocurre preguntar ¿me querés contar qué te pasa?

## La primera vez

Recordar cómo fue la primera vez, para los que tenemos un recorrido de vida sexual, puede ser un suceso placentero o un recuerdo con alguna dosis de trauma. Allí estaban los miedos mezclados con las ganas de juntar los cuerpos en un frenesí inolvidable. Hoy en día, mucho no hay que esperar para estar sexualmente con la persona deseada. Después de una breve conquista se hace difícil frenar el deseo erótico. Y hasta las parejas más conservadoras y religiosas sucumben ante la tentación, ocultándose de los padres y de las rígidas normativas, para dar cuenta de su humanidad imparable. Porque el deseo sexual se instala allí, en el centro de nuestra existencia, convirtiéndose en una fuerza que nos conecta con nosotros mismos y con los demás. Seguramente hemos pasado previamente por experiencias autoeróticas que nos han ayudado a conocer el cuerpo, los puntos erógenos y la infinidad de sensaciones placenteras. Los jóvenes, tanto varones como mujeres, quieren probar sus capacidades amatorias, saberse seductores, descubrirse, y por qué no, compartir las experiencias con sus grupos de pares. Sin embargo, existen diferencias en la forma de encarar los comienzos de la vida amorosa. Los varones se volvieron más temerosos, se subestiman, creen que deben complacer a las parejas, ignorando que toda relación se construye de a dos. Por otro lado las jovencitas encubren sus miedos bajo una apariencia de seguridad, seducción, confianza en sus cuerpos vigorosos, reproduciendo los modelos que los medios de comunicación imprimen en la subjetividad femenina, aún desde muy pequeñas.

## Aprender a comunicar

Sabemos que la primera vez se acompaña de infinidad de dudas: ¿podré?, ¿qué voy a hacer en la cama?, ¿me sentiré bien?, ¿tendré los cuidados necesarios?, ¿qué pensará él/ella de mí?, ¿cómo me sentiré después?, ¿será la primera y la última?, ¿me llamará después?, ¿qué hago si me duele?, ¿qué hago si no se me para, o si se baja?, ¿qué hago si eyaculo antes?, ¿seguiremos haciéndolo si el himen sangra?, etc. Muchas preguntas para tan importante momento. Aprender a comunicar lo que nos pasa, las expectativas, las dudas, las ganas, los sentimientos, etc. , es una manera de disipar temores, conocer al otro, y disponernos con menos tapujos a la relación. Muchas veces, la primera vez ocurre en el cuarto, con los padres atentos, girando alrededor. La urgencia predispone a que los chicos no usen condones, penetren sin juego previo, eyaculen rápido; las chicas no llegan a lubricarse, tornando el coito doloroso. Sienten que todo ha sido fugaz, sin placer, o que ambos han perdido la oportunidad de disfrutar plenamente de una experiencia única. Los padres saben que la "encerrona" en el cuarto significa "franeleo" y contacto erótico. La casa no se vulnera, o se pierde el respeto porque los chicos tengan sexo. La casa se vulnera por la ignorancia, los tabúes, la violencia doméstica, la sumisión de la mujer, la represión de las fuerzas vitales con la que todo ser humano cuenta para ser feliz.

# Sexo y sexualidad

Los adultos se centran en el sexo como si este fuera un objeto que necesita moldearse a ciertas pautas conocidas. El discurso adulto se disocia a la manera cartesiana: sexo es cuerpo y necesita de la mente (léase: racionalidad) para ser controlado. Pareciera que el sexo prescindiera de toda singularidad, como si una ley general abracara toda la experiencia y existiera un estatuto que regula lo que se puede y lo que no. Si somos individuos, somos únicos, no existe otro sujeto igual. ¿Por qué entonces, algo tan íntimo y personal como la sexualidad, debería ser evaluado dentro de las generales de la ley?

El sexo como contacto erótico entre los cuerpos está incluido dentro de una experiencia más amplia que lo contiene: la sexualidad. Sexualidad es el todo: deseos, placer, identidad, libertad, pensamientos, estima, autoimagen, seducción, amor, respeto al otro, proyecto de vida amorosa, etc. Claro que la sexualidad no aparece en forma mágica, requiere desarrollo, maduración, dinamismo, pensarnos en relación a las experiencias que vivimos. Y cada uno la vive a su manera.

## La erótica al poder

Los modos actuales en la cama ya no tienen la penetración como una meta imprescindible, poco a poco el juego erótico se incorpora con todo su poder como una fuente de placer y de conocimiento del cuerpo propio y del partenaire sexual. Los sexólogos sostenemos que toda relación erótica empieza mucho antes, cuando alguno de los dos, o varios, o una persona, empieza a pensar o a fantasear en tener sexo, desplazando la supremacía del coito y poniendo especial acento en la amplitud que debe tener el contacto sexual. Muchos problemas sexuales aparecen como consecuencia de la presión que ejerce cumplir con la norma de la genitalidad (basado en la procreación y no en el placer), dejando de lado el cuerpo, las sensaciones erógenas y, fundamentalmente, el vínculo con la desnudez física y sensorial del otro.

## Más juego, más propuestas

Incluir el juego previo como una etapa necesaria e imprescindible dio paso a incorporar variantes que antes eran rechazadas por creencias absurdas que terminaban limitando el goce de las mujeres. Y fueron ellas, con pudor o franca osadía, las que empezaron a pedir aquellas prácticas que en el imaginario social eran reservadas a las "putas". La cama entonces fue un campo de prueba donde se podían ensayar nuevas formas sexuales: sexo oral, anal, cambio de poses y lugares, ropas y juguetes, inclusión de un tercero, intercambio de parejas, etc. Si antes el hombre tomaba la iniciativa porque creía que así debía ser, también se arrogaba el derecho de seleccionar las formas que lo favorecían, ejemplo: podía hacer sexo oral a su pareja pero no aceptaba lo contrario (¡cómo la elegida para ser la madre de sus hijos podía tener su pene en la boca!), es más, ni siquiera la mujer se animaba a pedirlo por considerarla una práctica humillante. Igual trato recibía el sexo anal. La asociación de estas prácticas con el sometimiento y la deshonra estuvo –y todavía está– en el imaginario de muchas mujeres y hombres. Ni que hablar de la estimulación del ano de la mujer hacia el hombre. Los hombres reniegan de esta práctica por considerarla de homosexuales y ofensiva para su machismo. Lo que no saben es que el ano es una zona erógena que, al ser estimulada, provoca placer, es más, las relaciones homosexuales pueden prescindir de la penetración anal ya que el erotismo homosexual refuerza el contacto entre los cuerpos y no están presionados por el objetivo de la penetración (típico de la las relaciones heterosexuales).

## Ya nunca me verás cómo me vieras

El hombre actual sabe que la mujer sabe. Ya no puede hacer gala de su machismo ni de su vasta experiencia con otras mujeres. Debe aceptar que la mujer ya no es la virginal jovencita que esperaba ser desflorada, ni la sumisa treintañera que aún no encontró la horma para su zapato. Las mujeres defienden sus experiencias sexuales previas, y aunque hayan sido escasas, tienen un conocimiento del sexo que antes no tenían. Este nuevo rol femenino asusta a muchos varones. No obstante, existen rezagados que no saben cómo adaptarse a los nuevos códigos de acercamiento. La simetría o la equidad en las relaciones han hecho perder el rumbo de la conquista y del sexo a aquellos machos que no han sabido —y aún no saben— cómo hacer para acercarse sin ser ellos los que guían. Lo mismo sucede con muchas mujeres de generaciones anteriores (cuarenta, cincuenta y más años), solteras, separadas o viudas, ancladas en modelos desiguales de cortejo (el hombre domina, la mujer se somete), quienes a la hora de salir nuevamente al "campo de conquista" no entienden por qué los hombres se han vuelto tan esquivos al compromiso.

## Me complazco, te complazco, nos complacemos juntos

La cama, como territorio real y simbólico del lazo sexual, puede ser un lugar de placer o de conflicto. Optar por lo primero requiere de una apertura antes inusual, pero frecuente en las nuevas generaciones. Los varones han incorporado las nuevas demandas femeninas e intentan satisfacerlas con el agregado fundamental de su propia satisfacción. Poco a poco van entendiendo que para brindar placer primero hay que sentirlo, lo cual requiere una vuelta obligada hacia el propio placer. Tal percepción de uno mismo y del otro invita a ampliar el contacto, y esto se traduce en más juego erótico. La mujer y el hombre están aprendiendo a disfrutar del sexo sin pensar en complacer exclusivamente en otro. La consigna sería: "me complazco, te complazco, nos complacemos juntos". Ya basta de sexo para autómatas: abrir las piernas para ser penetrada. Los modelos actuales, más saludables por cierto, rechazan todo tipo de rigidez o estereotipo de relación. Y no importa la edad, ni la figura, ni el estrés cotidiano. Muchas veces los supuestos impiden el avance o la innovación: "a mi pareja no le va a gustar", "va a pensar que soy una puta o que lo aprendí con otro". Hay que animarse. Cada día, cada instante, puede ser un buen momento para descubrir cosas nuevas en materia de sexo. Hay que tener la mente abierta, sacarse de encima las represiones absurdas, aprender a proponer, a pedir lo que se necesita y a gozar.

# Cambios en la cama

## Rarezas masculinas, inquietudes femeninas

Si en materia amorosa las mujeres quieren saber qué pasa por la cabeza de los hombres, ni hablar cuando pretenden entender fantasías o prácticas sexuales más cercanas al universo masculino que al femenino. Es posible que las respuestas típicas calmen inquietudes: "ellos son más sexuales", "la testosterona les da el impulso que a nosotras nos falta", "tienen más labia y menos vergüenza", etc. Todas estas explicaciones tienen algo de verdad y algo de mito. Es cierto que la biología marca diferencias, pero no olvidemos que la vida sexual de las mujeres estuvo censurada por siglos mientras la de los hombres siguió su curso a la luz de las velas o bajo las luces de neón. La testosterona, hormona masculina por excelencia (las mujeres tienen niveles bajos) influye sobre el deseo sexual, la fuerza ósea y muscular, pero no es determinante ni de las fantasías ni de los diferentes comportamientos sexuales. Si ponemos en una balanza los factores biológicos en un plato y los sociales en otro, el fiel se inclinará hacia estos últimos. Los hombres, impulsados por la testosterona aprendieron a ser más arriesgados, aventurándose a lo desconocido, con el consentimiento de las sociedades que aprobaron y dieron valor a las conductas de dominación. De esta manera aprendieron que el mundo puede ser un campo de conquista, y que solo basta usar algunas estrategias conocidas ¿será por eso que los machos somos tan previsibles?

## Los caminos de la satisfacción

Si hoy en día la masturbación asusta sólo a algunas mentes obsoletas, décadas atrás fue motivo de retos y prohibiciones, mito mediante: "¡si te tocás te van a salir pelos en la mano!". La imprecación iba dirigida a los jóvenes varones, las mujeres estaban comprendidas dentro de la ley del pudor y la moral; se creía que ellas estaban alejadas de esos deseos, excepto las otras, las "mujeres ligeras, o de mala vida".

La conducta autoerótica permite descubrir el cuerpo como un territorio con zonas ricas de placer, y es además, un estímulo inicial necesario para aventurarnos luego en el cuerpo del otro. Todo encuentro sexual requiere de dos direcciones simultáneas: satisfacernos a nosotros mismos y al otro. Cuando cerramos uno de estos caminos la excitación se vuelve egoísta, (solo busca el propio deleite), o en caso contrario, el objetivo se centra en complacer al compañero/a sexual prescindiendo del goce personal.

## No es bueno que el hombre esté solo

Los hombres estamos aprendiendo, a fuerza de liberarnos del peso de la virilidad como patrón de género (fuerza, vigor, pene erecto, proveedores, jactancia con el grupo de pares, etc.), a estar más relajados y a compartir las responsabilidades sexuales. Sin embargo, existen hombres anclados en la satisfacción autoerótica, buscadores de estímulos para satisfacer sus deseos más profundos, por tanto más personales. En algunos casos son fantasías que necesitan imperiosamente ser puestas en palabras, otras veces son objetos: películas porno, juguetes sexuales, disfraces, vestirse con ropa interior del sexo opuesto, o bien, calentarse previamente con contactos virtuales. En todos estos casos se la pierde la función de incentivar el placer mutuo para convertirse en una condición ineludible. La característica fundamental es la unión del sujeto al objeto estimulante, lo cual impide una conexión más intensa y real y con la persona amada. A las parejas de estos varones les resulta difícil entender el por qué de estas conductas solitarias, o bien, por qué, durante la relación sexual, es imprescindible que esté presente el objeto en cuestión. Pareciera, que sin este objeto de placer, el hombre no podría alcanzar niveles altos de excitación. Las parejas se preguntan, reclaman, se reprochan, se angustian. No saben cómo llegar a excitarlos y comienzan a competir con el objeto. Los hombres son más propensos a unirse a fetiches como complemento para llegar al placer más intenso. El uso de un objeto inanimado para incentivar el placer no significa que la persona padezca un trastorno. Muchas parejas usan recursos "fetichistas" por la connotación erótica que estos tienen. El uso dentro de un marco de acuerdo, entre personas adultas es una práctica que enriquece el encuentro. En sexología se habla de un trastorno sexual cuando esta conducta se manifiesta como un impulso irrefrenable a usar el fetiche, sin consideración del otro, es decir, cuando el comportamiento autoerótico es el protagonista exclusivo.

## Mi pareja mira porno

Y un día ella quiso saber por qué su marido se quedaba un rato frente a la computadora mientras ella leía cómoda en la cama, supuso que era por su obsesión por el trabajo, hasta que descubrió que el motivo eran las páginas porno. Que los hombres se estimulen más con el porno que las mujeres no es novedad. Las películas "triple X" están pensadas para ser vistas por los varones: mucho coito, poca erótica, una o más mujeres exuberantes desafiando la prodigiosa potencia viril, algunos accesorios fetiches, todo musicalizado con gemidos y frases pidiendo más y más. A la hora de usar estímulos visuales las mujeres prefieren películas con más despliegue erótico que sexo explícito. Se aburren de ver siempre la misma secuencia de hechos aunque las historias de encuentros sexuales sean diferentes.

## A puertas cerradas

Las primeras experiencias en relación al descubrimiento del cuerpo y la sexualidad son determinantes para el futuro. Muchos hombres que gustan de ver porno reproducen un habito fijado en la adolescencia, cuando se encerraban en el baño o en el cuarto para masturbarse. La vida en pareja no excluye necesariamente estas conductas tan arraigadas, ya que por medio de ellas se accede a un nivel de excitación que es exclusivamente personal. No olvidemos que la sexualidad se construye en la intimidad del mundo propio, siendo incorporada a la subjetividad como un aspecto más de la singularidad. También hay hombres que necesitan masturbarse para bajar la tensión o las preocupaciones y, para tal fin, se conectan con el porno. Cuando se les pregunta por qué no lo hacen con la pareja responden que el fin es la descarga y no el encuentro erótico, lo cual llevaría más tiempo y una disposición diferente. En estos casos lo recomendable es no dar lugar a que la pareja cree conjeturas o se disparen conflictos que dañen la relación. En aquellos vínculos que suponen que todo se debe saber y compartir, la aceptación de una conducta íntima, personal, suele ser difícil. Comunicar las necesidades propias ayuda a terminar con los supuestos y, si están dadas las condiciones afectivas, a desarrollar una sexualidad con otras variantes.

# Deseo sexual alto

## Caso 1:
## hombres muy deseosos con mujeres apocadas

Hay hombres que gustan mucho del sexo y quieren que sus mujeres los acompañen cuerpo a cuerpo. Ellos están siempre bien dispuestos y lo hacen saber con gestos, dobles mensajes, llamados *hot* y un cuerpo preparado para el sexo. Piden a sus damas igual participación y compromiso. Sin embargo, no siempre consiguen la paridad. Hay mujeres que no alcanzan tal nivel de excitación y otras que, aún teniendo un buen nivel de deseo, parecen apocadas ante sus maridos o parejas "hipersexuales". Ellas creen que tienen un deseo sexual bajo cuando, en realidad, el deseo del compañero está aumentado. Estas mujeres pueden replegar su iniciativa frente a las reiteradas demandas de sus parejas. En algunos casos se dejan llevar con una mezcla de placer y temor: "si no lo complazco se va a ir con otra".

## Caso 2:
## mujeres expansivas con hombres esquemáticos

Las mujeres expansivas que se vinculan con hombres obsesivos, conformistas, formales, rígidos, o poco entusiasmados por el sexo, se quejan de lo poco vigorosos que son estos varones. Aunque parezca raro existen hombres con libido baja, que siempre ha estado en esos niveles, o que bien, ha perdido el vigor que tuvo en un principio. Es posible que ellas traten de amoldarse a la actual situación hasta el pronto aburrimiento, presentando sus reclamos correspondientes. Si el hombre en cuestión ha sido su única pareja seguramente tendrá necesidad de saber, de consultar con sus amigas cómo es esto de la frecuencia sexual, de los tipos de orgasmo y de otras yerbas. Ellas intuyen que la cosa no anda del todo bien, o se reprochan por tener un deseo sexual que no condice con el de su querido. Las más audaces darán rienda suelta a sus inquietudes y pasarán a la acción con otros hombres. La contribución del amante puede convertirse en un verdadero descubrir sexual: cuerpo, sensaciones nuevas, poses insospechadas, forman parte de todo lo que ofrece el "cuerno de la abundancia". Sólo que hay que saber dosificar, sin caer en demandas imperiosas (de un lado y del otro), en enamoramientos imposibles, ni en la "doble moral". No quiero hacer una apología de la infidelidad. Sólo describo situaciones que suceden en una pareja, cuando el amor y el sexo discurren por caminos separados. Por supuesto que la primera condición es comunicar a la pareja el problema en ciernes, llámese insatisfacción sexual, disfunciones, o dudas respecto al sexo, y tratar de buscar las soluciones al problema. Sucede que hay hombres que no aceptan ningún cuestionamiento, se hallan cómodos con su deseo y descreen de todo tipo de ayuda terapéutica. Ante este panorama muchas mujeres están más abiertas a nuevos estímulos, sobre todo si ellas tienen habilidades de seducción, y un cuerpo grácil que no quiere entregarse al olvido. La presencia del amante en la vida de estas mujeres es una especie de *coach* espontáneo que guía a la mujer en el descubrimiento del sexo. Ellas sienten que el cuerpo se abre a nuevas sensaciones y variantes que jamás hubieran soñado con su actual pareja. Claro que para tal fin, el amante, debe estar a la altura de su condición, y para nada debe constituirse en un ser posesivo ni previsible. Es así como este tipo de uniones se mantienen ocultas durante largo tiempo cumpliendo una función compensatoria de aquello que no está destinado a aparecer en el ámbito del amor de pareja. No se puede decir que estas mujeres tengan un deseo sexual alto (aunque podrían tenerlo sin problemas), sólo que la intensidad de sus ganas no condice con el poco deseo de sus parejas hombres, lo cual las incita (en forma voluntaria o involuntaria) a querer saber por qué ellas sienten de esa manera. Y en algunos casos, la necesidad de saber las lleva a tener amantes. Ahora bien, no considero que la búsqueda de experiencias novedosas sea la motivación exclusiva, ni tampoco para escarmiento de sus maridos. Existe una necesidad muy íntima, muy personal, que supera la instancia de relación con un otro. Una especie de asignatura pendiente, de deuda subjetiva que tiene que ser saldada. El discurso abunda en frases como: "él (por el amante) me dice cosas que nunca nadie me dijo"; "me pregunta, me cuida, se preocupa por mí", "él me enseño a ser mujer". Claro que no toda mujer habla maravillas de aquel que oficia de amante: están los violentos, los posesivos, los manipuladores, los donjuanes, los borrados, etc.

## La hipersexualidad

Hay palabras que aluden socarronamente a comportamientos sexuales, favoreciendo a un género y denigrando al otro. Un hombre con alto deseo sexual será considerado un "buen macho", Sin embargo pocos saben que el término "satiriasis" designa a estos hombres insaciables. Por el contrario, una mujer que demuestre una vida sexual muy activa será considerada, desde el vamos, "ninfómana", afectada de "fiebre uterina", "perra", o simplemente "puta". Se denomina "Hipersexualidad" al incremento del deseo sexual. Sin embargo, tener un deseo alto no es sinónimo de patología o trastorno. El problema surge cuando el deseo sexual se acompaña de una fuerza inevitable que mueve al sujeto a tener contactos sexuales urgentes, o a masturbarse, con una fuerte carga de culpa posterior. En este caso, la sensación erótica no es placentera: hay fantasías intrusivas, búsqueda de contactos rápidos, dificultad para pensar en otros temas y un inevitable deterioro en la vida social, laboral, académica y de pareja. La persona siente que tiene que saciar en forma urgente su necesidad sexual, lo cual provoca inquietud interna, ansiedad, conductas de riesgo, descalabros económicos (gastos en prostitutas, casas de masajes, pornografía, tour sexuales, etc.), pérdida de trabajo (inasistencias, falta de concentración, aislamiento), etc. Para algunos autores esta conjunción de deseo e impulsión es considerada una adicción, por lo tanto cumpliría con los requisitos de dependencia psicológica (necesidad subjetiva), física (perturbación corporal) y tolerancia (tener cada vez más contactos para saciar el deseo). Se la denomina "la adicción silenciosa" porque no tiene la visibilidad de los abusos de sustancias, los adictos al juego, las compras sin control o los desórdenes en la alimentación. Casi un 6% de la población mundial sufriría de algún tipo de hipersexualidad compulsiva. Es importante, entonces, diferenciar que tener deseos intensos y frecuentes no es sinónimo de hipersexualidad.

Todos solemos reconocer cuándo estamos más dispuestos a los contactos eróticos, hasta es posible determinar qué tipo de estímulos incrementan el deseo. Es una grata sensación que nos sensibiliza, preparándonos para sentir placer. En la hipersexualidad compulsiva el deseo se mezcla con el impulso, el placer con la tensión, la tentación con la moral, el riesgo con la preservación de uno mismo. La hipersexualidad compulsiva la encontramos tanto en hombres como en mujeres, en edades que van entre los 20 a los 45 años (etapa de constantes cambios y mayor energía física y mental). No se saben las causas que la provocan, aunque los estudios apuntan a desórdenes en los neurotransmisores (aumento de la dopamina), y fundamentalmente factores emocionales: narcisismo insatisfecho, inseguridad, sentimiento de inferioridad, temor a ser humillados o avergonzados por los demás. En muchos casos hay trastornos obsesivos, evitativos (sujetos miedosos), o depresiones subyacentes. La hipersexualidad "pura" o primaria debe diferenciarse de los estados de alta excitación sexual provocados por drogas como la cocaína (y derivados), anfetaminas u otros estimulantes, en estos casos el incremento del deseo erótico se debe a la acción de la sustancia. No hay tratamientos que "curen" la hipersexualidad patológica, aunque se puede controlar con terapias cognitivas combinadas con antidepresivos que eleven los valores de serotonina y grupos de contención ("sexoadictos" o "sexópatas anónimos").

Según el National Council of Sexual Addiction de Estados Unidos un 40% de los pacientes compulsivos sexuales pierden su pareja, un 72% tienen ideas suicidas, un 17% ha intentado quitarse la vida, un 27% tiene problemas laborales, un 68% tiene probabilidades de contraer VIH, un 40% tiene embarazos no deseados y un 36% aborta.

# Hombres travestidos, hombres que desean travestis

La sexualidad es tan amplia y diversa que limitarla a unas pocas opciones (aprobadas por la sociedad) es quitarle la riqueza que en su esencia tiene. En esta variedad existen hombres que gustan vestirse de mujer, no por excitación sexual, sino por gusto y por el placer de rozar lo femenino (¿es tan categórico el límite entre lo masculino y lo femenino?). El *cross-dresser* se define como un hombre (hetero, homo, bisexual) al cual le gusta "montarse" sobre tacos, vestirse y maquillarse. Es una práctica extendida en Europa con seguidores en Argentina. En algunos casos sus parejas mujeres aprueban y acompañan a sus maridos travestidos a comprar la ropa así como a eventos *cross*. En otros casos son hombres sin pareja que gustan vestirse con ropas femeninas, o con menor frecuencia, se ven mujeres que visten ropas masculinas, en este caso el factor cultural se vuelve más permisivo con las damas: a nadie llama la atención que una mujer vista ropa o accesorios varoniles.

Diferente es un hombre que desea estar o desarrollar un proyecto de pareja con una travesti. Estos varones no tienen que salir del closet de la homosexualidad porque no lo son. No se sienten homosexuales porque su orientación no los guía hacia la búsqueda de personas de mismo sexo. Gustan de mujeres transgénero. Ya sabemos que el sexo biológico no define exclusivamente la identidad de una persona, sino un conjunto de experiencias subjetivas que le aportan identidad: su forma de sentir, de identificarse con un género (femenino, masculino, transgénero, o están aquellos que no se sienten identificados con ninguno de ellos). El género como vivencia propia, singular, está sujeto a la variabilidad, más cercano a la versatilidad de la condición humana que a la construcción biológica y cultural que ha ceñido el cuerpo real y simbólico a reglas inamovibles. Los sujetos masculinos que se sienten atraídos por personas transgénero son heterosexuales (o en todo caso, pansexuales) ya que su orientación los incita a estar con mujeres trans y no buscan otros hombres en el sentido biológico e identitario. Y, para confundir un poco más en este tema de los diferentes caminos que puede tomar la orientación sexual, debemos incluir a las mujeres que desean hombres trans y las diferentes variantes de relaciones con personas transexuales que han adecuado su cuerpo a su sentir por medio de tratamientos hormonales y de intervenciones quirúrgicas. Estas diferentes maneras de sentir y expresar la sexualidad son ejemplos de la diversidad que esta puede adquirir. Será hora, entonces, de que estas fuerzas deseantes (que no son nuevas, sino más visibles) se consideren dentro de un campo de mayor flexibilidad.

El deseo de estar en pareja, de amar a una persona transgénero o transexual tiene que salir del closet que impone la normativa heterosexual y de las dificultades sociales para aceptar este tipo de relación. Por tal motivo, los varones que desean a las travestis, mantienen en secreto su disposición y deciden estar en parejas con mujeres que los complacen parcialmente. Ellos saben que el máximo placer sexual y amoroso lo consiguen con una mujer transgénero, y son pocos los que sea animan a pensar más allá del sexo, es decir, a construir una vida en pareja, casarse, tener hijos, etc. Si décadas atrás era frecuente que el sujeto homosexual, sea hombre o mujer, atravesara una vida de relaciones heterosexuales ocultando su verdadero sentir, hoy en día, el mismo proceso de ocultamiento lo viven aquellos seres que desean, sexual y emocionalmente establecer un vínculo con personas transgénero/transexuales.

## Ellas también ocultan

Para una pareja mujer, descubrir que *su* hombre gusta de personas transgénero o transexuales no resulta demasiado agradable. Hay un saber en las parejas mujeres de estos varones que ellas no se atreven a revelar. Es frecuente que ellas los descubran frecuentando páginas, o lugares de encuentro con travestis. También las fantasías, puestas en palabras durante las relaciones sexuales, corren la cortina a deseos que ya no se pueden ocultar, a menos que la negación actúe como una defensa resistente a toda evidencia. El descubrimiento supera la instancia de una mera infidelidad: es una confesión áspera, pero necesaria. El heterosexual infiel con otra mujer seguramente recibirá la crítica moral, la reprimenda, el reproche, o la separación, sin embargo, la revelación de otro tipo de relación (homosexual, y mucho más con una/un transgénero) estará impregnada de incomprensión, asco y categorización dentro de lo perverso.

El deseo sexual puede orientar a un hombre a tener una, o varias experiencias con travestis, pero necesariamente estos contactos no marcarán la orientación. Sólo dicen de la diversidad de la experiencia sexual cuando encuentra cauces de salida. Diferente situación se da cuando el varón desea ir más allá e imagina posible armar un proyecto de vida con una mujer transgénero (o una mujer con un hombre trans u otros tipos de variantes) Podría decir entonces que la orientación sexual tiene distintas metas, no obstante, existiría una más fuerte, pasible de brindar mayor completitud cuando se convierte en experiencia amorosa real.

# Parejas desparejas

Las parejas actuales ya no son la imagen del compañerismo y el afecto recíproco que nos acostumbramos a ver en las tiernas relaciones de nuestros abuelos y padres. Ya nada será igual, fundamentalmente porque aquella "vieja" estructura de relación no era tan inocente, y el aparente respeto mutuo, encubría sutiles comportamientos de sumisión y dominación. Por supuesto que la trama de interacción de esos hombres y mujeres era el resultado de la entrega de las personas a los esquemas clásicos e incuestionables de lo que se consideraba "ser una pareja". En el fondo, nos seguimos sirviendo de las clásicas normativas de género, y aún falta un tiempo largo de educación, información y apertura perceptual para aceptar que la vida de relación es, ante todo, la unión de singularidades que acuerdan un proyecto en común.

## Vínculos armoniosos

En esencia la naturaleza de una pareja armónica es la paridad. Si existe dicha igualdad o simetría en la configuración del vínculo amoroso las posibilidades de acuerdo en otras áreas se incrementan. Sin embargo, la influencia del medio es fundamental en la construcción de los ideales vinculares. Se pueden citar cinco aspectos fundamentales que son bien valuados por la sociedad: el capital subjetivo, el capital cultural, el capital económico, el social y el erótico.

- **El capital subjetivo:** se refiere a la conformación del mundo propio: deseos, motivaciones, amor, valores, sexualidad, capacidades de desarrollo, estado de ánimo, pensamiento, ideologías, filosofía de vida, etc.

- **Capital cultural:** comprende el capital humano: títulos, formación, aptitudes, experiencia laboral, conocimientos que se valoran socialmente: arte, ciencia, la cultura internalizada que define el gusto personal.

- **Capital económico:** suma de capacidades intrínsecas que usan las personas para obtener dinero, bienes, tierras, etc.

- **Capital social:** Recursos reales o potenciales que tienen las personas para conseguir el acceso a la sociedad (ejemplo: pertenencia grupos, clubes, etc.).

- **Capital erótico:** es cambiante según las sociedades, las modas, la época, etc. Comprende la belleza, la estética del cuerpo, el atractivo sexual, la seducción, la actitud, el *sex appeal*, la vitalidad, la energía social, el buen humor, etc.

Por lo tanto, podemos definir la armonía vincular como el resultado de la combinación de los cinco elementos anteriores, permitiendo el crecimiento de la relación, además de ser fuente de estima y satisfacción personal.

## Todo es posible

No obstante, la armonía vincular puede ser un ideal difícil o inalcanzable y no por eso se convierten en relaciones fallidas. Existen diferentes formas de combinación entre los capitales (subjetivo, cultural, económico, social, erótico) que no alteran sustancialmente el crecimiento de la pareja. Pensemos por ejemplo en esos amores signados por diferencias antagónicas y que, sin embargo, funcionan: pobre/rico; joven/viejo; ignorante/culto; linda/feo; sociable/retraído; pesimista/

optimista; confiado/desconfiado; audaz/temeroso… y tantas otras formas. La capacidad para adaptarse a las modalidades del otro es infinita, siempre y cuando en las áreas subjetivas predomine el deseo, el amor y el respeto mutuo.

## Desparejos en el carácter: expansión vs rigidez

La disarmonía se vuelve rígida, pasible de provocar estancamiento y angustia cuando se aleja de la paridad saludable y se vuelve complementaria, es decir basada en la desigualdad. Es frecuente que una persona con carencias primarias inconscientes busque colmarlas con relaciones dependientes. Las mujeres sociables, expansivas, independientes, que se vinculan con hombres obstinados, conformistas, formales, rígidos, respetuosos de reglas, tratarán de amoldarse a ellos hasta el pronto aburrimiento. En cambio, estas mismas mujeres mostrarán su verdadero carácter en el trabajo, con amigas y en toda situación social. Son mujeres que se apagan al atardecer y se encienden a la mañana, cuando comienzan sus actividades fuera de la atención de su cónyuge. Se enteran de los logros de sus esposos, mas ocurrirá lo contrario con los propios ya que ellos ni preguntan ni ellas se animan a comentarlos. Ocultan los frutos de sus capacidades, son reticentes con sus parejas "sabelotodo": temen ser ridiculizadas, disminuidas o simplemente que el otro actúe indiferente. A pesar del silencio o la incomprensión de sus compañeros no claudican ni se dejan amedrentar; continúan con sus proyectos y aspiraciones. Lástima que, con quien debieran compartir este aspecto significativo de sus vidas, se sienten impedidas de hacerlo. Estos maridos ordenados, parcos, formales al extremo, gozan de más beneficios vinculares que sus mujeres sociables o expansivas. Ellos necesitan "una punta de lanza", una especie de delantera locuaz y convincente que abra el camino a sus objetivos, casi siempre, mercantilistas. De esta manera, las mujeres expansivas convocan, atraen y consiguen aquello que sus maridos no pueden conseguir con la parquedad y aridez emocional que los mueve. Involuntariamente o no, se dejan llevar por sus parejas masculinas estableciéndose un vínculo utilitario. Las veremos organizar eventos, o será la invitada jovial y desinhibida que convoca al diálogo, a la diversión, mientras ellos, esperan el momento para entrar en escena cuando el público ya está caldeado, preparado para recibirlo.

## Expansión vs sumisión

Cuando estas mismas mujeres se vinculan con hombres sumisos o "poco motivados", son ellas las que llevan las de ganar. Son más libres y afianzan sus proyectos sin encontrar resistencias. A la vez, los hombres dependientes, obtienen el beneficio de tener un *partenaire* que cubre sus requerimientos. Se muestran felices y orgullosos de los logros de sus mujeres; no les preocupa que ellas tengan mejores trabajos, ni sufren por las críticas de los demás. Cómodos en sus roles, se dejan llevan por la acción y el optimismo de las damas. Claro que la dicha durará poco... y las quejas, como era de prever, vendrán del lado femenino; sobre todo cuando decrecen los éxitos alcanzados. Es frecuente que los lamentos comiencen en el terreno sexual, y se extiendan como reguero de pólvora a otras áreas. Tarde o temprano las esperanzas de cambio se verán frustradas y los hombres, "arrinconados" por sus damas rebeladas, tendrán que dar respuestas concretas a sus demandas. Se les pide que tengan más iniciativa sexual y en la vida en general; se los compele a un erotismo más variado, a poses novedosas; a "subirse al ropero" cuando lo máximo ha sido "tirarse de la mesa de luz". Las mujeres expansivas, siempre voluntariosas, incansables, directivas, buscadoras de placer, ahora se han convertido en seres insatisfechos, hartas de la apatía conyugal. Las disfunciones sexuales hacen su aparición: pérdida de entusiasmo, del erotismo, del deseo sexual. Ellas desean algo diferente que colme el profundo descontento. Raro es que los hombres sumisos lleguen a satisfacerlas y mejorar así una relación destinada al fracaso. Ni las fantasías llegan a incitarlas, tampoco el deseo de estar con otros hombres. Así las cosas se tornan cada vez más difíciles.

Si con los hombres muy formales y los sumisos las mujeres sociables o expansivas no encuentran obstáculos a su desarrollo, lo contrario ocurrirá con los hombres narcisistas y los antisociales. Con los primeros se establecerá un vínculo competitivo, con los segundos sufrirán la humillación y la violencia.

## Parejas con los Tipos Narcisistas

Las mujeres expansivas deberán trabajar arduamente para conseguir lo que los narcisistas logran con pocos recursos. Aun así saldrán perdiendo. Los narcisistas tienen una alta valoración de sí mismos, imaginan que sus capacidades son exclusivas, que pertenecen al linaje de las personas favorecidas por la vida. Si no consiguen la consideración del medio la buscaran en ellos. Se nutren de fantasías de éxitos ilimitados, son altaneros y soberbios. Comparten con la mujer expansiva la seducción, el trato afable, la conversación que atrapa la atención de los escuchas, la autoafirmación y el estilo conquistador. Con tal de sobresalir, los narcisistas (con prodigiosa amabilidad y sutiles modos), subestimarán a las mujeres expansivas: ellas serán "las preciosas ridículas"; amordazarán sus bocas y limitaran sus acciones; todo bajo una fachada amena, superficial. Nada debe entorpecer el propósito de destacarse de los varones narcisistas. Sin embargo, las mujeres expansivas, no se dejarán reducir fácilmente; presentarán batalla con el fin de recuperar la posición perdida. Una mujer puede sentirse herida por la indiferencia, la deslealtad, o por la violencia de sus cónyuges; mas reaccionará con saña frente al sarcasmo, la ironía o la manera solapada de intimidarlas de su parejaególatra. Con elegancia, sin perder la compostura ni el "glamour", ellas ejecutarán el desquite. Saben cuáles son los puntos débiles de sus parejas narcisistas; los que han callado durante tanto tiempo con tal de no contradecirlos ni desilusionarlos. Ahora hablarán sin tapujos, con honestidad, deschavando la irrealidad del mundo megalómano de sus queridos compañeros. En la cama dejarán de gemir y exigirán el máximo de rendimiento, hasta dejarlos exhaustos, cuando eran ellos los que se arrogaban el derecho de pedir placer. Ellas se encargarán de revelar el verdadero estado de las cosas. La imagen de la "parejita feliz" se rompe. Cada expresión que sugiera "felicidad conyugal" se someterá a una crítica feroz. Nada será tratado con indulgencia. La paciencia se acabó. Es probable que frente a la crisis el hombre narcisista se acomode a las circunstancias con tal de sostener ante al medio social, el status del matrimonio; sobre todo si saca réditos de dicha unión. Puede vestirse de "corderito" y ser el más dolido de los hombres sobre la tierra: "Nadie como él puede sufrir el escarnio y la desdicha de la rebeldía femenina".

## Parejas con los Tipos Antisociales (manipuladores)

Recordemos que las mujeres expansivas se vinculan con facilidad con distintos tipos de personalidades. Nadie como ellas puede dar cuenta de que el ser humano es un ser social por antonomasia. Son amables anfitrionas, buenas personas, afables y buscadoras de emociones. Hacen servicios comunitarios, tratan de contemporizar en relaciones conflictivas y siempre salen bien paradas por su gracia y buena predisposición. Hay personas que obtienen de estas mujeres beneficios para sus vidas: aprenden a asumir una postura más optimista, abriéndose a una comunicación más franca y espontánea. Pero hay otras que reniegan de estos dones de sus parejas y los rechazan en forma de maltrato físico, humillación y sometimiento.

Para los antisociales subyugar a las mujeres expansivas que no se doblegan fácilmente y les ofrecen resistencia es un desafío. No les produce el mismo efecto someter a las damas expansivas que a las sumisas o las dependientes, mucho más fáciles de vencer. Las hembras expansivas ponen en el tapete el *status* de macho vulgar, pendenciero, desafiándolos. ¿Quiénes son estos hombres que primero han ganado su corazón, y ahora, con ánimo impetuoso, destructor, lo hacen trizas?

Para ellos la simpatía, la buena disposición, las libertades que mueven el modo femenino son meras provocaciones. Los hombres antisociales asumen el compromiso de "ponerlas en vereda", volverlas al estereotipo clásico de mujer dominada, oprimidas por el maltrato, la vejación permanente. Son muy astutos para ingresar en el mundo emocional de estas mujeres, y de todas las personas en general, para tenerlas pronto a sus pies. Juran que las provocadoras son las mujeres; que han caído en la trampa, que han sido víctimas inocentes; "engatusados por el talante tierno y sensiblero" y que "mal no les viene una zurra".

En el sexo, las personalidades antisociales o manipuladoras son impulsivas, teñidas de componentes sádicos. El uso voluptuoso de la seducción y el erotismo ardiente, hacen que la actividad sexual sea motivo fuerte de "enganche", sobre todo para las mujeres inmaduras, que buscan un sexo variado, con altos niveles de excitación. En la cama disfrutan ser sometidas, fuera de ella sufren. Los hombres antisociales saben hacerlas gozar hasta el extremo, de esa manera ellos alcanzan un umbral eficiente de estimulación. Necesitan transgredir, romper la barrera de la media general para lograr el goce. La pasión brutal, las tentaciones, la ruptura de convencionalismos, las fantasías hechas realidad; este es el mundo erótico que se abre sin medias tintas, sin discusiones previas, sin acuerdos. El hombre antisocial actúa solo, es independiente de las críticas o de los tiempos personales de los demás. No le interesa si el otro está o no de acuerdo. Pasa a la acción. Sin consultar a su *partenaire* hará uso de prácticas sádicas, contratará servicios de prostitución femenina o masculina y los meterá en la cama sin más opción que su determinación. Ellas, confundidas pero tentadas por la propuesta, accederán sin mucha resistencia. Se dejan llevar por un mundo plenamente excitante, por tanto, peligroso para su integridad física y emocional. Las que han vencido resistencias y convencionalismos pedirán a su hombre, proveedor de estímulos, que las arrastre a ese mundo donde las pasiones se funden con la locura. El sexo pasa a ocupar un lugar exclusivo en la vida de las mujeres expansivas con los hombres antisociales. Pensarán día y noche en la "buena nueva" que el hombre les tiene preparada. El deseo se acrecienta, la atención por otros temas decrece, incluidos la humillación y el descrédito a las que siguen siendo sometidas. El macho antisocial cumple en la cama con el imaginario del sexo brutal, con fuerte carga de perversión y desborde emocional. "Con este tipo no me importa morir si muero cogiendo". Yo agregaría: "No pidas romanticismo, suaves caricias, luz de velas, Frank Sinatra ni aromaterapia. Todo será como en un granero, en un callejón sucio o en ascensor de una vieja fábrica abandonada. Allí mismo, en ese lugar sombrío despertarás, y quizás sea imposible regresar al hogar de tus sueños".

## Hombres con buenas intenciones

Y, desde el punto de vista de los hombres, la disparidad vincular más acentuada se da con mujeres siempre insatisfechas y quejosas. Existen hombres (¡sí existen y no es un recurso para ilusionarlas!) que se enamoran, desean estar en pareja, construir su nido de amor y tener un sexo de maravillas. Pero a veces no dan con la compañera que los siga en tan magna empresa. Empiezan a ser cuestionados y cada acción que provenga de sus más sinceros deseos estará sujeta a la sospecha o al descontento: "¿qué me habrá querido decir?", "¿me quiere comprar con un ramo de rosas? Y además *sabe* que detesto las flores", "le dije que trabajara menos pero ahora no lo aguanto tanto tiempo en casa", "quiero que sea más abierto en el sexo pero no me voy a dejar llevar siempre por el ritmo que él pretende", "yo sé que insistí para que fuera al sexólogo y acepté la 'pastillita azul', pero ya es suficiente, quiero que se le pare porque yo lo excito. Así no me siento mujer". Los hombres que conocen a estas mujeres deben hacer un esfuerzo para que el cortejo amoroso se deslice por caminos de seducción y entrega. Ellas suelen molestarse con los rodeos, lo poco original (gestos, frases, temas), descreen de las promesas y no quieren dejar librado al tiempo la confirmación de las hipótesis iniciales. Algunos hombres pecan de ingenuidad, creen que el carácter de sus conquistadas es un artilugio de seducción: "esta mujer es diferente a todas, me dice las cosas sin vueltas". Se equivocan de cabo a rabo: son así y lo seguirán siendo hasta que ellas estén muy seguras de que pueden entregarse. Y aún así, las quejas seguirán siendo un latiguillo permanente. Con ellas mismas también son implacables: no se ven atractivas, se recriminan haber sido descuidadas, se proponen cambios infructuosos (cirugías, bajar de peso, nuevas amistades) sin verdadera convicción, generando nuevos y urgentes ideales de superación. Los cambios corporales provocados por el paso del tiempo son otro gran motivo de enojo. Envidian a mujeres jóvenes; sienten ira y un deseo ferviente de recuperar la lozanía, la gracia de la juventud (¡como si alguna vez la hubieran disfrutado!). En esta etapa de la vida la irritación se convierte en angustia, en tristeza, pudiendo llegar a la depresión. Las que cuentan con medios económicos se someterán a costosas cirugías con tal de verse mejor. Ningún medio físico puede cambiar la "cara de culo" y los malos modos para con los demás.

# Acerca del deseo

La vida de todas las personas está dirigida por necesidades, deseos, motivaciones. Estas diferentes fuerzas innatas tienen como predecesor al instinto, impulso primigenio que une al recién nacido con el seno materno a través de la succión, o permite que responda con una sonrisa frente a los rostros conocidos. El instinto es fundamental para los primeros contactos con el mundo externo, sin él sería imposible la diferenciación entre lo propio y el afuera, entre el niño y el entorno. El niño y la madre u otro adulto cercano que provea el alimento material y afectivo será generador de respuestas de apego mediadas por los instintos. Formaran una unidad funcional difícil de romper. Claro que no estamos toda la vida sacudidos por los instintos. A medida que progresa la maduración del Sistema Nervioso también lo hace el psiquismo, dando origen a las primeras vivencias personales, reconociéndolas como propias y diferenciándolas del resto. Así, el niño deja atrás al instinto y se aventura a explorar el afuera con las primeras necesidades y deseos. La intervención de la neocorteza cerebral (región más evolucionada del cerebro) convierte a los instintos en deseos, los modela bajo el influjo de la civilización y la cultura. Dejamos la naturaleza primitiva, animal, para adentrarnos en el mundo de lo social. Serán estas instancias las que ahora modelaran la vida humana, convirtiendo el caos inicial en un orden controlado por las normativas sociales. Sin embargo, no todos los deseos son obedientes, y aún dentro de un marco de respeto al otro, intentamos hacer lo que nuestro fuero interno requiere para lograr la congruencia deseada. Las pautas impuestas por lo social han tenido que modificarse ante el avance y la lucha de deseos, antes domesticados o cercenados. Muchas culturas aún son hostiles con la libre determinación de las personas, impidiéndoles ser más felices. No obstantes, los deseos son fuerzas poderosas que saben resistir y esperar.

## Las limitaciones propias

En un mundo hostil, injusto, desparejo, salimos con nuestros deseos a ofrecerle el pecho. No queremos quedarnos con la sensación de impotencia, bronca, o resignación. Cada uno, desde su "pequeño universo", lucha por vivir mejor. No nos quedamos con lo conocido, tratamos de crecer, de desarrollar lo mejor de nosotros. Y, si existe oposición, trataremos de hacerle frente. La adversidad está en todos lados y cada acto que realizamos puede tener su "riesgo". Integrar la vida propia a la social (pareja, familia, trabajo, amigos, etc.) ya implica un desafío: "incluir al otro" en nuestra existencia. No obstante, es una dinámica vital, flexible, movediza, cambiante, pasible de ajustes, confirmaciones y renuncias. Y ahí, por lo bajo, estará el deseo, dirigiendo los movimientos en pos de ser lo más congruente posible con nuestra visión del mundo. La salud psíquica es un concepto muy subjetivo y difícil de conceptualizar o de lograr una definición común a todas las culturas. Sin embargo, podemos decir que una visión más amplia del mundo propio y del ajeno traería aparejada la aceptación de infinidad de formas de pensar, sentir y actuar. Y por el contrario, cuando más ceñida es la cognición (el conocer) más se restringen las otras funciones cognoscitivas. Los deseos se sienten más cómodos y menos coaccionados cuando tienen diferentes alternativas a la vista. Las limitaciones propias surgen de esta mirada acotada de la vida. En algunas personas esta rigidez se convierte en desconfianza, críticas constantes, malestar hacia todo lo que provenga del afuera. Nada los conforma, excepto el saber que ellos "tienen la verdad". En otros, las limitaciones los vuelven temerosos, con sentimientos de inferioridad. Al contrario del caso anterior, el afuera es para ellos algo inaccesible, sólo para los que tienen habilidades. También existen personas dolidas por las experiencias, sobre todo amorosas, que se llaman a sosiego; se resignan, no quieren poner en marcha nuevamente sus deseos, los vuelven hacia sí mismos buscando una reparación. Y sufren. En fin, distintos ejemplos de cómo los deseos pierden su impulso de crecimiento, de desarrollo y se vuelven esquemáticos, defensivos. Y así la vida de estas personas se empobrece, pierde salud.

# El deseo sexual saludable

El deseo es la fuerza interna que orienta nuestras acciones, incluida la sexual. Puede ser urgente, moderado, susceptible de ser reprimido, lábil a los factores externos, víctima de la rutina, o ser una potencia que siempre está preparada apenas aparece la oportunidad para descargarse; en fin, el deseo sexual es cuerpo al servicio de una tensión que lo orienta hacia el placer. ¿Existe el deseo saludable? Considero que todas las personas tenemos deseos sexuales saludables, así como todos poseemos emociones y sentimientos que preparan nuestras conductas para la supervivencia o la preservación. Sucede que muchas veces estás condiciones basales o innatas se ven sumergidas bajo presiones sociales, o se mezclan con sentimientos hostiles o dañinos para la persona o para los demás. Sin entrar en terrenos patológicos como las parafilias (deseos sexuales incómodos e impulsivos hacia objetos, niños, sadismo, etc.), el deseo sexual se ve impedido de expresarse libremente por factores que hacen a la vida cotidiana. Todos sabemos cuánto influye el estrés, la monotonía, las obligaciones que impone la sociedad de consumo. El deseo sexual se ve envuelto entonces en una encerrona que deja poco aire para su expresión feliz. Decía antes que el deseo sexual es cuerpo por el mero hecho de activar sensaciones en diferentes regiones corporales (genitales y extragenitales), de dejarnos imbuir por la acción de otro, de llenar el cerebro de fantasías, de concentrar toda la atención en el acto erótico y de sentir satisfacción luego del encuentro. Es una de las pocas fuerzas internas que necesita una puesta a punto de todas las funciones psíquicas para poner en foco la cognición, las emociones y las acciones a desplegar. Si bien la experiencia autoerótica es placentera, la concreción de una relación con otro, (u otros) cuerpos, cumple con el merecido del deseo sexual humano: la conexión con otro sujeto que acuerda la unión. Según demuestran algunos estudios científicos la experiencia sexual compartida tendría más beneficios emocionales que la masturbación. Los niveles de Oxitocina (hormona del apego) son más altos al igual que los de prolactina (hormona que provoca satisfacción postcoito), liberándose grandes cantidades luego del orgasmo.

El deseo sexual no es mensurable, es variable durante la vida de la persona (aún con mínimas variaciones), es lábil (sujeto a la edad, cultura, problemas personales, estrés, enfermedades, fármacos, etc.), es adaptable a las diferentes situaciones eróticas; se modifica (en más o en menos) durante el acto sexual; está influido por las fantasías, las emociones, los estímulos externos; reafirma al sujeto en su estima y confianza personal; por el contrario, cuando falta provoca preocupación y problemas de pareja (excepto en las personas que se consideran asexuales). Desde el punto de vista biológico, podemos decir que existen neurotransmisores que lo incitan: la testosterona, la dopamina, y otros que lo disminuyen: la serotonina, el cortisol plasmático (hormona del estrés). Las cuestiones emocionales menoscaban la motivación erótica actuando como potentes estresantes que alejan el cuerpo de la experiencia placentera. Si el deseo se repliega del cuerpo la consecuencia inmediata será el distanciamiento del otro. Se espera que algún momento más promisorio el deseo vuelva cual fuerza mágica. Con esta falsa ideas las personas hacen poco o nada para volver a acercarse y que las acciones reales y concretas ocupen el espacio otorgado a la ilusión. Cuanto más baja el deseo, más hay que hacer para acercarse. Y no hablo de un acercamiento puntualmente sexual, digo que los cuerpos no tienen que perder la conexión: las caricias, los besos, los abrazos, los masajes, todo ayuda para que los "poros" de la sensualidad y el erotismo se mantengan abiertos estimulando el regreso de la libido.

## Sexo en la pareja

El deseo es la fuerza vital humana por excelencia. Superamos el instinto, reprimimos las pulsiones, damos paso al deseo como una actividad que impulsa la vida. La decisión de formar una pareja se basa en un anhelo con proyección futura que comprende la motivación sexual. Si se quiere poner en números basados en encuestas, el sexo representa entre un 40 a un 60% de la vida en pareja. Más allá de las diferencias sociales y culturales, el sexo es parte fundamental de toda relación amorosa. Y aunque el tiempo pase, mantener viva la "llamita del deseo" seguirá siendo un desafío, y por qué no, un problema para muchas parejas. Pensar o convencerse de que las ganas se encienden con sólo insinuar, "apretar el botón", o por el simple hecho de "juntar los cuerpos", es un error. El sexo tiene sus tiempos, sus códigos de acercamiento, sus pautas de acuerdo. En los primeros años de la relación es una fuerza espontánea, a veces movilizada por la pasión que no requiere de muchos recursos para hacerse presente. No obstante, las fogosidades del principio se apaciguan con el tiempo, dando paso a un deseo más calmo, no por eso exento de intensidad. Es frecuente escuchar, no sin cierta nostalgia, como las parejas se quejan por el vigor perdido, apareciendo reproches mutuos e incertidumbre por el futuro. Y no ocurre sólo con quienes llevan varios años juntos, también los jóvenes se quejan: "nos llevamos bien en todo, pero en el sexo no".

## En la semana somos como amigos

La imposibilidad para encontrar un espacio de intimidad cuando la rutina y las responsabilidades personales ocupan gran parte del día es uno de los temas planteados con más frecuencia. En este contexto de trabajo, hijos, preocupaciones, pareciera que el sexo no tiene cabida, relegándolo para los fines de semana y prescindiendo de todo contacto anterior que pudiera indicar que se está insinuando un encuentro erótico. Si el deseo sexual está tapado por la rutina o el cansancio, no debiera correr igual suerte las caricias, los besos, la ternura o la comunicación más atenta, mirando y escuchando al otro. La falta de estos "ingredientes" fundamentales hace más difícil entregarse y disfrutar el "buen plato" del sexo. Después vienen las quejas: "quiere que me caliente enseguida"; "durante la semana ni me habla y ahora quiere que sea una diosa en la cama"; "enseguida va al grano y no me da tiempo a que me excite", etc.

## El saber erótico se construye de a dos

La falta de acuerdo puede quedar escondida bajo el "deber ser". Muchas mujeres no se atreven a plantear el malestar a sus hombres por temor a "herir su orgullo". Se callan, no reclaman para que se respeten sus tiempos, no piden lo que les gusta o simplemente no lo saben, dejando que el hombre haga lo suyo. Aún muchas mujeres desconocen su cuerpo y sus posibilidades erógenas. No se tocan con fines de exploración, ni tampoco se animan a guiar a sus parejas por un recorrido de búsqueda erótica. La represión actúa sobre el cuerpo limitando el placer a lo genital. Y, si están con hombres con escaso interés, tendrán pocas posibilidades de saber algo más sobre sí mismas, excepto que rompan sus corazas y comiencen a preguntarse (y a reclamar) por sus carencias. Otras delegan todo el "saber carnal" en los hombres. Creen que ellos son "sabelotodo", que tienen un conocimiento intrínseco propio de la masculinidad para hacerles descubrir el placer. Craso error. Los hombres están tan perdidos como ellas. Pueden dirigir su pene erecto hacia la vagina, pero de ahí a recorrer el cuerpo femenino con dedicación, tiempo y pericia, hay un abismo. Y esa brecha, necesaria para la construcción de un vínculo sólido y singular para la pareja, sólo puede ser sorteada por la dedicación mutua.

# Deseo y cansancio

La vida cotidiana exige respuestas inmediatas en las distintas áreas: trabajo, familia, hijos, vida amorosa, vida social, etc. Es posible que no demos abasto ante tantas demandas; es posible que ni nos quede tiempo para pensar si lo que hacemos es congruente con nuestros deseos o sólo estamos reproduciendo conductas fijas o estereotipadas. La ansiedad se ha metido en nuestras vidas con su efecto dominante sobre las motivaciones y la realización de metas cada vez más ambiciosas. Apenas concretamos un objetivo cuando ya existe otro en espera.

La sensación de cansancio o fatiga es uno de los síntomas que acompaña al estrés, a los trastornos de ansiedad y a la depresión. Los síntomas de fatiga han sido clasificados en: cansancio físico y cansancio mental.

## Cansancio físico

"Me canso con facilidad"
"Necesito descansar más"
"Me siento dormido o somnoliento"
"Ya no puedo empezar nada"
"Siempre me falta energía"
"Tengo menos fuerza en los músculos"

## Cansancio Mental

"No tengo deseo ni fantasías sexuales"
"Tengo problemas para concentrarme"
"Tengo problemas para pensar con claridad"

"Tengo muchos actos fallidos o no encuentro la palabra justa"
"Tengo problemas de visión"
"Tengo problemas de memoria"
"Ni pienso en hacer el amor"

## Cansancio y vida sexual

El cansancio inevitablemente afecta al deseo sexual. Es frecuente que la persona reconozca que desde hace un tiempo (como mínimo tres meses) la capacidad para generar encuentros y para fantasear se encuentra disminuida. Respecto a la frecuencia del trastorno no hay datos epidemiológicos sistemáticos, pero se estipula que estaría entre un 15 a 33%, siendo más frecuentes en las mujeres. En los hombres, los problemas en el deseo sexual suele aparecer con más frecuencia luego de los cincuenta años, coexistiendo con una disminución de la testosterona. Es frecuente que se acompañe de disfunción eréctil.

La fatiga mental impide que la persona pueda dejar de lado las preocupaciones y dar paso a pensamientos y fantasías eróticas. Se siente abrumado, aturdido y no puede imaginarse en una situación sexual. Esta inhibición sobre el deseo y la imaginación obtura cualquier posibilidad de encuentro. El cuerpo cansado acompaña el retraimiento: "no me imagino ni tengo fuerzas para tener sexo". Las personas con cansancio y baja del deseo sexual no se permiten tener ningún gesto de contacto físico (caricias, abrazos, masajes, etc.) por temor a que desemboquen en una relación sexual y decepcionen a sus parejas. La justificación aparece como recurso defensivo: "demasiado trabajo, demasiados problemas". Si durante la semana es imposible el encuentro también lo será el fin de semana porque hay que descansar y recuperar algo de fuerzas.

## Una decisión saludable

Cada nuevo día nos desafía a encararlo con una cuota de espontaneidad, creatividad y compromiso personal. Evaluar los problemas a encarar, dar prioridades, abrir la percepción, aprender a delegar, tener una visión optimista, dar curso a las emociones, disfrutar del tiempo libre, promover la sociabilidad, darnos el tiempo para pensar o para la introspección, acentuar el placer por sobre el dolor, son algunas de las premisas para estar más saludables. En el área sexual, estimular las caricias y todo tipo de expresión de ternura ayuda a no perder la conexión de los cuerpos. Sabemos que el estrés requiere de un estado de vulnerabilidad de base, es decir, de estar más inseguros y frágiles, con las capacidades internas en inferioridad de condiciones. Una persona estresada vive los hechos cotidianos como grandes problemas cada vez más difíciles de resolver. Perder las potencialidades actuales para encarar la vida diaria reaviva carencias y nos sumerge en la incertidumbre, o, por el contrario, en la certeza de un futuro fracaso.

Un cambio de perspectiva supone centrarnos en nosotros mismos con el fin de reflexionar acerca de la vida que deseamos construir. Volver al eje de nuestra existencia nos convoca a hacernos responsables de cada acción, dejando de lado las múltiples defensas que apuntan al entorno o a situaciones traumáticas. La vida cotidiana entonces no es tan inocente, en ella podemos expresar los anhelos más profundos y coherentes con nuestro Ser, o bien, pretender que cada día nos ofrezca soluciones para cubrir los vacíos del pasado.

# El sexo y las evasivas

En muchas ocasiones, tomar la iniciativa se convierte en un problema: el estrés y/o las dificultades vinculares, ocasionan problemas en la respuesta sexual, etc. Para algunas personas no tener un rendimiento "óptimo" suele ser tan frustrante como una disfunción crónica, otros sienten que el sexo no tiene variantes y no saben cómo hacer para inspirarse y provocar cambios. En fin, múltiples "no" son indicadores de que algo está pasando en la pareja y merecen la debida atención. Cuando la comunicación entre los amantes no es franca abundan los "no sé" y las excusas. Tanto una como otra maniobra de "no comunicar" incrementan el malestar y dan paso a las conjeturas: "¿estará enojada?", "¿tendrá otra?", "ya no le intereso". Entre las excusas, la clásica, "la típica" es el dolor de cabeza. Y ha quedado como patrimonio de los argumentos femeninos para no tener sexo. El hombre cuando no quiere pasa a la acción: "puso la cabeza en la almohada y se durmió", repiten las mujeres con angustia e intrigadas por lo que pasa.

## ¿La cefalea en crisis?

Si la excusa de la cefalea ha persistido, ha sido por mera costumbre. Desde la década del '70, con el descubrimiento de las endorfinas o encefalinas se sabe que el sexo libera cantidades suficientes para calmar con creces el dolor de cabeza, además de relajar y amplificar las sensaciones placenteras. Las endorfinas son péptidos endógenos que actúan sobre receptores para el dolor, por tal motivo, su incremento provoca analgesia inmediata. El ejercicio físico así como cualquier acción corporal promueve su liberación.

Además de la acción física, el contacto cuerpo a cuerpo se ve favorecido con la aparición de otras sustancias. La oxitocina, también llamada "la hormona del amor" o del "apego" incrementan los sentimientos afectivos y sus manifestaciones: caricias, ternura, desinhibición corporal, palabras o frases estimulantes, etc. Atravesar la barrera de la evasiva no sólo supone entregarse a las bondades del sexo, sino también darse el tiempo para reflexionar sobre el porqué de su uso como una barrera para el encuentro.

## El rinconcito como trinchera

No sirve darse vuelta en la cama y atrincherarse en un rincón. Hay que afrontar la realidad con otras armas más persuasivas. El uso de las clásicas defensas: el cansancio, las responsabilidades diarias, los conflictos laborales, pueden quedar por un momento en un segundo plano. La intimidad debe imponerse con toda su contundencia. Todos sabemos y sufrimos la influencia de la rutina y el peso de la cotidianidad y cómo orbitan en nuestra vida. Sin embargo, las usamos como argumentos para evitar cualquier mínimo contacto con el otro. Inmersos en las preocupaciones dejamos de acariciar, de besar con ganas, de manifestar ternura, de ver y escuchar al otro con atención. La distancia corporal y afectiva fuera de la cama impacta negativamente en el deseo sexual. ¿Cómo disponerse a tener sexo cuando se han dejado de lado estímulos fundamentales para mantener vivo el contacto de los amantes? Las parejas que pierden esa conexión vital sienten que el sexo se vuelve "automático", casi "animal", desprovisto de los condimentos pasionales necesarios. En este contexto, las evasivas comienzan a ocupar el lugar de la verdad.

## Vencer las barreras

Las parejas saben que mantener la intimidad en un contexto de exigencias es un desafío diario. No obstante, no es una tarea ardua. Requiere tomar conciencia de que el vínculo amoroso necesita acciones de ambos lados: escuchar, acordar, comunicar, estar atentos, acariciar, besar, buscar momentos de intimidad, son algunas de las acciones posibles. Y, si no existe el deseo suficiente para tener sexo, abrazarse y acariciarse, mantienen la sensibilidad encendida.

# Sexo Vainilla

Y un día ella se preguntó: "¿será posible que entre tantas poses él siempre elija la misma?". A la pregunta le sucedieron pedidos de cambio, pero nada: él volvía siempre al misionero. Esta forma tan extendida de tener sexo de manera convencional, con escasas variantes, recibe el nombre popular de "sexo vainilla", en alusión a que, ante una oferta variopinta de helados, se elije el gusto más común: el de vainilla. "El sexo vainilla" prescinde de la riqueza de opciones eróticas, repitiendo las mismas formas de acercamiento: "la iniciativa para el hombre", breve juego previo, prioridad a la penetración, y un final con más silencio que gemidos.

## ¿Todo sexo pasado fue mejor?

En la consulta sexológica se escucha con frecuencia (no sin cierta nostalgia y resignación) que en los inicios del vínculo de pareja, el sexo era más "espontáneo" "pasional", y con el paso del tiempo se fue convirtiendo en "aburrido", "esquemático".

"Cuando éramos novios, apenas nos tocábamos ya estábamos calientes", "nos pasábamos horas cogiendo", "hacíamos de todo…". En estos casos de iniciación vigorosa y final apagado, son las mujeres son las que más se quejan de sus parejas hombres. Se animaron de entrada a expresar sus saberes en materia de sexo, ya sea por experiencias anteriores, o por la fuerza del deseo, sin miramientos ni inhibiciones. Otros modelos de relación revelan que fueron los hombres los que animaron a sus mujeres a gozar del encuentro entre los cuerpos. Sin embargo, el paso del tiempo, o dar por sentado que la relación "funciona sola" y que ya no necesita estridencias que la saquen de lo conocido, se dejaron llevar por la monotonía. Si a este panorama que evoca lo mejor del sexo pasado sumamos la incomunicación del presente, el conflicto se agrava.

## Los hombres también se quejan

Si las mujeres se quejan de sus hombres "achanchados", ellos tampoco se quedan atrás, sólo que sus reclamos por salir del "sexo vainilla" se remontan al comienzo de la relación. De sus bocas se escuchan el clásico: "ella siempre fue así" y describen con pocos ejemplos la pobreza de recursos: "no le puedo tocar las tetas", "no quiere que le haga sexo oral y ni pensar que me lo haga a mí", "no sé si alguna vez tuvo un orgasmo". Los varones se resignan más rápido que las mujeres y se valen de justificaciones que aluden a mitos de la condición femenina: "las mujeres son menos sexuales que los varones", "tuvo una educación muy represiva", "las mujeres son más pudorosas", o la típica creencia: "no le voy a pedir a mi mujer cosas que haría con una puta". Los hombres que pueden salir de estas pautas rígidas que subestiman las capacidades eróticas femeninas están mejor dispuestos a ayudar a sus mujeres a romper con las inhibiciones sexuales. Por supuesto: tiene que existir deseo de cambio, acuerdo mutuo, comunicación y dar prioridad a los momentos de intimidad.

## Consejos para salir del sexo vainilla

- Como en el ejemplo de los helados: elegir otros gustos.
- Intercambiar la toma de iniciativa.
- Tomarse el tiempo para acariciarse y sentir al otro.
- La meta es todo el encuentro erótico, no la penetración.
- Usar estímulos externos: luces, música, películas eróticas, juguetes sexuales.
- Introducir gradualmente las novedades.
- Comunicar qué sintió cada uno.
- Potenciar el encuentro siguiente: "ir por más".

# Deseo sexual: ¿diferencias entre hombres y mujeres?

El deseo sexual sigue siendo motivo de diferentes investigaciones con el objetivo de saber no sólo sus aspectos cuantitativos sino sus cualidades: intensidad, oscilaciones y sus diferencias respecto al género. Un artículo publicado en la revista *Journal of Sex & Marital Therapy* concluye que las mujeres son más propensas que los hombres a experimentar una disminución del deseo sexual a medida que el vínculo amoroso progresa en el tiempo. El estudio reunió a 170 personas (hombres y mujeres entre 18 y 25 años, con aproximadamente dos años de vínculo heterosexual). Los investigadores coinciden que es difícil extrapolar los resultados a vínculos constituidos por adultos de más edad y más tiempo de compromiso mutuo. La elección de jóvenes no es azarosa: pone en evidencia lo que sucede con el deseo sexual cuando se comienza con los primeros escarceos amorosos y aún no se han asumido compromisos mayores como la convivencia, el matrimonio, las responsabilidad de ser padres, etc.

## La influencia de los patrones de género

Los hombres jóvenes de la misma muestra reportaron altos índices de deseo sexual, no decayendo con el paso del tiempo. Una de las explicaciones posibles asocian el deseo sexual masculino a los férreos patrones de género: "los hombres deben estar preparados para el sexo". Recordemos que a pesar de los cambios en la masculinidad las reglas de rendimiento, potencia, fuerza viril, buena erección y jactancia entre el grupo de pares, son pautas que aún se sostienen a ultranza. Por el contrario las normativas de género propias de la feminidad no incluyen al deseo sexual como prioridad, en cambio resaltan el amor romántico, la distribución afectiva dentro del grupo familiar, el deseo de ser madres y el cuidado de la prole. Los estudios sobre las diferencias en la expresión del deseo entre los hombres y las mujeres se verían influidos por las clásicas (y resistentes) normativas de género.

## ¿La satisfacción es masculina?

Otra de las evidencias del estudio revela que los hombres valoran más la satisfacción sexual que la longitud en el tiempo de la relación, en otras palabras: los varones mantienen alto su deseo si la relación es placentera, no importa si es breve o prolongada; en cambio para las damas la longitud del vínculo puede hacer decrecer el deseo sexual pero aumentar la intensidad en otras áreas como el compromiso, el amor romántico, la concreción de proyectos comunes y la maternidad.

## Trabajar para el deseo

Es probable que el hombre confíe más en la expresión libre y espontánea de su deseo. Los varones naturalizan la fuerza deseante con un aspecto inherente a la masculinidad. Dicha creencia genera confianza, por lo tanto se preocupan menos por el juego previo o por cualquier "trabajo" para estimular al deseo. La presencia de disfunciones sexuales los lleva a pensar que el deseo necesita de acciones para estimularlo y que la prolongación del encuentro erótico incrementa el deseo sexual y el conocimiento de las sensaciones placenteras que propio cuerpo y del cuerpo del otro. Muchos son reticentes o minimizan los efectos del contacto erótico; dan prioridad a la penetración como si fuera el objetivo fundamental. Basan la satisfacción sexual en el coito y se pierden la riqueza de los estímulos que brinda la prolongación del encuentro. En cambio las mujeres son defensoras del caldeamiento erótico, lo necesitan para incrementar el deseo, para tener una buena lubricación y obtener mejores orgasmos.

# Lo amo pero me aburro

En la vida de pareja las buenas intenciones se deben convertir en acciones concretas que sacudan lo cotidiano y desempolven el placer. Si no estamos atentos, la rutina se apodera de todos los espacios de encuentro e intimidad, convirtiendo los mejores deseos en actos predecibles y esquemáticos. Y no estoy hablando de generar grandes cambios que provoquen movidas de igual tenor, me refiero a pequeños hechos que nos devuelvan algo de la audacia y la espontaneidad de los primeros rodeos amorosos. En esta vorágine de exigencias laborales, crianza de los hijos, organización del hogar y otras demandas, cumplir con el "deber ser" es prioridad: "ser buena madre o buen padre", "ser un trabajador competente", "ser buen hijo para la familia de origen", etc. Poco o nada se dice (y menos se hace) de ser "buen amante". Pareciera que las estrategias de conquista hubieran quedado en el pasado, una especie de salto a otra etapa de la relación en la cual los estímulos debieran surgir por "arte de magia" sólo por el hecho de estar juntos. O quizá la convicción de que ser un buen amante en la pareja es sostener un rol puramente sexual, olvidando que todo amante que se precie de tal debe saber seducir, sorprender, comunicar con el lenguaje verbal y corporal, y un aspecto que muchos olvidan: tener buen humor. Muchos hombres y mujeres se aman, pero se aburren. Existen distintas maneras de dejarse llevar por el tedio y no saber qué hacer para salir de él.

## Dar por sentado

Una de las formas de entrar de cabeza en el aburrimiento es creer que la vida en pareja es una secuencia de etapas predeterminadas por la sociedad: noviazgo, casamiento u otro tipo de unión, tener hijos, criarlos, esperar que crezcan y hagan su vida, reencuentro con la pareja y no saber qué hacer juntos... y así hasta el final. Tal secuencia de hechos puede parecer demasiado reducida y hasta penosa, sin embargo muchas uniones "dan por sentado que debe ser así". En estos casos los deseos de cambio quedan relegados o reprimidos y recién tienen oportunidad de aparecer cuando se dan por cumplidos los deberes anteriores. Es en este momento, cuando se ha vivido la mitad de la vida, cuando aparece la necesidad de "ser uno mismo" y exigir igual proceso en el otro con el fin de que el vínculo recupere intensidad. Es aquí cuando surgen propuestas para salir, para estar más tiempos juntos y rescatar el placer sexual. En el mejor de los casos, ambos dos asumen este compromiso de reencuentro, trabajando a dúo para lograrlo. En casos menos felices, tantos años de monotonía fueron creando hábitos difíciles de erradicar: "dejame tranquilo, no me vengas con cosas nuevas", suele ser una frase que se escucha con frecuencia de la boca de muchos hombres, o, "si mi marido no me acompaña no salgo a ningún lado", dicen muchas mujeres.

## No sé con quién estoy

En otros casos el aburrimiento se instala porque uno ha decidido crecer, desarrollarse en alguna actividad y el otro se queda instalado en la "comodidad" de la rutina. El desequilibrio puede ser tan manifiesto que la persona en pleno desarrollo cree estar viviendo con un extraño. Puede haber oposición, comentarios despectivos o indiferencia. Hay mujeres que deciden salir de sus casas para estudiar, trabajar, recuperar la vida social (favorecida por las redes sociales), o programar actividades de cuidado personal (deportes, grupos de ayuda, etc.). La vivencia de soledad se acompaña de bronca hasta la resignación: "yo no voy a dejar de hacer porque a él se le antoja". Las mujeres de hoy defienden sus motivaciones de desarrollo ante el rechazo de sus hombres monótonos.

## Personalidades aburridas

Los hombres obsesivos son los más aburridos: rigidez de pensamiento, conductas predecibles, tendencia al perfeccionismo, poca expresión emocional, dificultades para entregarse al ocio y a las actividades recreativas; sexo escaso, "tradicional", sin variantes, etc. Aunque hay mujeres obsesivas, las sumisas le ganan en frecuencia. Las sumisas o dependientes se entregan a las tareas del hogar con abnegación, hacen todo lo que el hombre quiere y sufren porque temen ser abandonadas. Las quejas constantes, el pesimismo, el conflicto como tema de toda comunicación, las actitudes posesivas, son otras formas de instalar el tedio en medio de la relación.

## Tips para romper con el aburrimiento

- "Con el amor no basta"; hay que "trabajar" para mantener la intensidad.

- No se requieren grandes acciones: un llamado cariñoso, la sorpresa, una invitación, el contacto afectivo, la insinuación sexual, etc.

- No aferrarse a esquemas preconcebidos, cada pareja debe construir su forma de atravesar las etapas vitales.

- Por cada problema evaluar una solución o una alternativa de cambio.

- Atreverse a incorporar variantes en el contacto erótico-sexual.

- No subestimar el ocio, las actividades recreativas o expresivas.

- Defender la capacidad para disfrutar.

## El sexo siempre está

El deseo sexual no siempre es constante ni tiene el mismo nivel de intensidad. La experiencia erótica puede verse influida por distintos factores, personales o del vínculo. Hay momentos o etapas en las que el deseo se apaga, o naturalmente se va estableciendo en las parejas un acuerdo tácito de estar juntos "pero sin sexo", sin olvidar también que hay personas que están solas y no quieren "exponerse" a encuentros que podrían resultar conflictivos o riesgosos. Y sin embargo, en todos los casos, "aunque no aparezca, el sexo siempre está".

## Cuando el deseo se apaga

La vida en pareja no siempre conlleva niveles estables de interés sexual. Hay parejas que notan el cambio y extrañan las etapas pasadas llenas de pasión y de "acrobacia" erótica; otras ven como el alicaído deseo baja cada vez más. Y están las asimétricas: cuando uno desea más que el otro. El deseo sexual requiere de una delicada mesura entre las exigencias externas y las internas. Saber aunar ambas fuerzas lo integra al desafío humano de aprender a vivir en plenitud. Al fin y al cabo nos pasamos la vida tratando de lograr un mínimo equilibrio entre las responsabilidades que adquirimos y el propio cuidado, incluido el sexual. Sin llegar a padecer una disfunción, la mayoría de las personas sienten cambios en el deseo sexual, sobre todo una disminución pasajera del deseo. El estrés de la vida diaria, con el cansancio que provoca, es una de las causas más frecuentes. Algunos desfallecen después de las tareas cotidianas y sólo resurgen los fines de semana instalando una costumbre difícil de cambiar. En otros casos el sexo reflota con las vacaciones encontrando los momentos antes inhallables, verdaderos tesoros para enriquecer la intimidad. Hoy en día, quizá como antaño, tener un "compañero de ruta", que sienta afecto, respete, se comprometa con el vínculo, es garantía de un futuro compartido. A diferencia de los vínculos actuales, muchas de aquellas relaciones de padres y abuelos estaban basadas en el dominio patriarcal: el hombre impartía normas de convivencia y la mujer se sometía a ellas sin discutirlas. Los cambios en las estructuras de género, sobre todo en los roles sexuales, producen nuevas configuraciones vinculares, con más paridad, respeto por los espacios personales, y postergación de la maternidad. Hay parejas que no toleran la falta de sexo por más compensación que tengan en otras áreas, pero existen otras que dan prioridad a la estabilidad y la autonomía, dejando de lado el sexo y sin cuestionar (por lo menos por un tiempo) la falta del mismo. "Nos queremos, la pasamos bien, somos muy compañeros, pero no tenemos sexo. Somos como muy buenos amigos". En algunos casos existe tal convencimiento que se hace imposible hablar: "ya está discutido, existe acuerdo, estamos bien así". En estos casos "el tema no se toca".

# Tips para mejorar el interés sexual:

## Para las parejas

- Comunicar lo que ocurre con el interés sexual.

- No dar lugar a supuestos: "dejé de atraerle", "debe tener otra" o "está demasiado cansado".

- Dar prioridad a la intimidad frente a otros compromisos.

- Manifestar cariño, ternura, u otras formas de expresiones de afecto.

- No dejar que el desinterés opaque la simpatía, la sensualidad, la expresión del cuerpo.

- Romper con la rutina: proponer encuentros fuera de la casa, organizar minivacaciones o "escapadas" de fin de semana.

- Mantener la sorpresa, el acto imprevisto.

- No usar a amigos o reuniones sociales para impedirse el encuentro "cara a cara".

- Tener sexo no implica "penetración". Disponerse a un contacto libre con la finalidad de brindarse placer mutuamente. "Nos tocamos, nos besamos, nos sentimos…".

## Para los que están solos:

- No dejar que el enojo, los rencores, las desilusiones te impidan recuperar la vida sexual.

- Nada debe opacar la sensualidad, la seducción, el cuidado personal.

- Hazte un "lugar" entre tus ocupaciones para pensar en el sexo o fantasear.

- No intentes que el hombre que conociste encaje en el molde preconcebido. El ideal no existe. Ni para vos ni para él.

- Hay hombres que huyen. También hay mujeres que se cierran al amor y creen que están dispuestas al encuentro.

- Las redes sociales tienen sus pros y sus contras. El encuentro cara a cara será siempre insuperable.

- Anímate a salir solo. Cambia la soledad de tu casa por un café, un cine, una exposición, etc.

- No te quedes con el relato de tus amigas "desahuciadas". En estas huestes, como en la vida en general, hay que hacer la propia experiencia.

# Analfabetos sexuales y asexuales

Desde los primeros escarceos amorosos, vamos desplegando un "alfabeto" hecho de gestos, palabras, sentimientos, caricias, fantasías, movimientos, que tienen como fin acercarnos a la experiencia de contacto más íntima y placentera. El aprendizaje del alfabeto erótico se basa en la incorporación de modelos culturales generalmente basados en pautas heterosexuales clásicas ("el hombre debe tomar la iniciativa", "mujer pasiva, hombre activo", "darle prioridad a la penetración", etc.) para después transgredirlas y construir su propio estilo de comunicación sexual. No obstante, quedarse fijado en el modelo tradicional no es ninguna rareza: hay hombres que no mueven "una letra" de su rígido alfabeto y mujeres que no reclaman por novedades, es más, piden que nada cambie. En el extremo opuesto están los buscadores de placer, hombres y mujeres ansiosos de estímulos originales, un abecedario abundante, con infinitas combinaciones de prácticas. Y en el medio de ambas polaridades están los que responden a las pautas clásicas, pero se animan a probar nuevas sugerencias, a veces con reticencia, pudor o poniendo en duda la efectividad del diferente despliegue de habilidades.

## Los que nunca aprendieron

Existen personalidades que tienen dificultades para "aprender" las artes de la conquista y del sexo. La poca motivación sexual los vuelve torpes y con escasas maneras para comunicarse. Su alfabeto erótico se basa en unas pocas letras que aprendieron del grupo de amigos, de ver videos "porno" o de alguna indicación brindada por los padres. Pero el problema no está en los estímulos del medio, que pueden ser variados o hasta ricos en sugerencias, sino en la pobre motivación que tienen para instruirse en las lides sexuales. Los sujetos con rasgos de caracteres solitarios, indiferentes, obsesivos, son los que más dificultades tienen para dar curso a sus deseos. Viven sin preguntarse demasiado por sus anhelos, parecen "anestesiados" al placer y a la búsqueda de incentivos de toda índole, no sólo sexuales.

## Los que olvidaron lo aprendido

La baja del deseo sexual, cualquiera sea la causa (aunque una de la más frecuente es el estrés), no sólo distancia los cuerpos del contacto erótico, además hace perder gradualmente las destrezas conseguidas hasta el punto de dudar de ellas o de no saber cómo hacer para recuperarlas. En las parejas que han dejado de tener sexo (aunque sea por poco tiempo) se instala la incertidumbre sobre las capacidades amatorias ("¿cómo hago para acercarme?", "¿y si me rechaza?", "¿debo hablar antes o paso directamente a la acción"?, ¿"comienzo con un beso"?), la escases de contacto actúa no sólo como un inhibidor de la conducta de acercamiento, sino también como un factor amnésico, como si de un día para otro se hubiera borrado todo lo aprendido. Es así que el rico alfabeto conseguido, con infinidad de frases dichas y por decir, va perdiendo su capital amatorio. A diferencia de los analfabetos primarios (aquellos que lo son desde el origen de su vida sexual), los analfabetos que aprendieron, disfrutaron y ahora creen que olvidaron sus destrezas, tienen chances de reaprender lo que creían olvidado.

## Los analfabetos que desconfían del alfabeto ajeno

Y están los que nunca faltan: aquellos que sospechan del saber del otro. Los individuos desconfiados son inhábiles estructurales, además de estar atentos a cualquier innovación que el otro pretenda infructuosamente introducir en el juego sexual. Esquemáticos y prejuiciosos por naturaleza, no habrá nada que se les escape a su vista de lince. Quieren saber por qué el otro cambió de pose, por qué modificó el ritmo o dejó escapar un gemido en el momento que no era el esperado. Y no se quedarán con la duda, querrán explicaciones con argumentos que lo convenzan, aunque el recelo no se acalle nunca. La sospecha está en la base de estos sujetos duros hasta llegar a extremos de violencia cuando "descubren" algún indicio de deslealtad. Para ellos, cualquier cambio en el alfabeto sexual de la pareja puede significar que el otro esté aprendiendo conocimientos nuevos en otra "escuela", que no será la que él/ella dirige precisamente. Los celos, los cuestionamientos, las preguntas insidiosas, serán moneda corriente. Las personalidades desconfiadas quieren dominar el lenguaje sexual con las pocas letras que lo constituyen. Y el otro debe someterse sin chistar.

# Decálogo para recuperar el alfabeto erótico

1) No dejar de acercarse: caricias, besos, masajes, manifestaciones de ternura, etc., todo viene bien para restablecer el deseo de estar juntos.

2) El alfabeto sexual se restablece practicando, con acciones concretas, no pensando.

3) Hablar de lo que les pasa. No dejar que las cosas "las resuelva el tiempo".

4) El contacto no tiene por qué tener un fin sexual. Cualquier tipo de comunicación es fundamental para mantener el vínculo sensorial.

5) No dejarse vencer por las inhibiciones o las conjeturas: "me va a rechazar", "tengo vergüenza", "no sé cómo empezar", etc.

6) No pensar que la falta de encuentro sexual va a ser para siempre. La proyección futura aleja de la realidad y genera más incertidumbre.

7) El "aquí y ahora" ayuda a objetivar el problema, darle un encuadre actual e induce a buscar alternativas para superarlo.

8) Afrontar es mejor que evitar. Es usual que el sentimiento de inhabilidad o torpeza embriague la confianza personal, por ende, hay que "pasar a la acción".

9) Romper con los esquemas preconcebidos, usar variantes de encuentro. Sorprender al otro.

10) Desdramatizar el hecho. Usar el humor ayuda a relajarse.

# Asexualidad: ¿trastorno o una forma de ser?

Desde hace un tiempo a esta parte viene adquiriendo visibilidad social el movimiento de asexuados o AVEN *(The Asexual Visibility and Education Network)* con representación en diferentes países.

El concepto de asexualidad se refiere a la falta o a la disminución de atracción sexual encontrando otros recursos para sostener la relación de pareja. Las personas asexuadas consideran que no sufren ningún trastorno en la sexualidad (deseo sexual hipoactivo o fobias sexuales), por el contrario, se sienten saludables y aceptan la disminución del deseo como una de las diferentes formas de identidad sexual. La mayoría de los sujetos asexuados se sienten así desde el inicio de su vida sexual, otros han pasado por un periodo de deseo más alto, volviendo luego a niveles bajos. Existen asexuados hétero, homo y bisexuales, en todos los casos se estimulan otras áreas para sostener a la pareja: romanticismo, comunicación, afinidades, gustos, trabajo, etc. Sin embargo, se aclara que se pueden masturbar o tener encuentros sexuales, sólo que estos no son frecuentes ni son una prioridad.

## Sufrir la asexualidad

La asexualidad puede aparecer desde el principio: sujeto joven (hombre o mujer) que se siente diferente al resto de pares por carecer de interés o atracción sexual. Muchos jóvenes se aíslan y no comparten actividades por temor a sentirse discriminados por no hablar de sexo, o por no compartir con sus pares experiencias de ésa índole; otros mienten para ser aceptados. Cuando se enamoran, dejan que el otro se dé cuenta de su nivel bajo de excitación o se exponen a relaciones sexuales para "probarse". Es muy común que estos adultos jóvenes tengan la esperanza de que en algún momento el deseo se intensifique, construyendo un "ideal" inalcanzable, con el consiguiente sufrimiento o extrañeza de sí mismos "por ser diferente a los demás". En todos estos casos observamos cómo las pautas de "normatividad" influyen en la vida de los jóvenes imponiendo su estatuto de normalidad: sentirse estimulados, seducir, conquistar y tener relaciones sexuales como consecuencia inevitable.

## Descartando causas

Las personas asexuadas no quieren ser consideradas "enfermas" ni catalogadas con diagnósticos médicos (deseo sexual hipoactivo o trastorno por aversión al sexo), también rechazan interpretaciones psicológicas que explican "su problema" como el resultado de las defensas: la represión, sublimación o desplazamiento del deseo hacia otros objetivos. Los asexuados definen la asexualidad como una de las tantas formas de identidad sexual y son congruentes con su forma de sentir. Defienden las relaciones vinculares basadas en el romanticismo sin tener el sexo como objetivo prioritario. No obstante, se debe tener en cuenta que muchos problemas del deseo sexual son provocados por problemas médicos (endócrinos, efectos adversos de fármacos, etc.) y psicológicos (traumas sexuales, parejas conflictivas, violencia, poca estimulación, rutina, etc.). El descarte de estas y otras causas que puedan afectar al deseo es fundamental.

Reconocerse como asexuados implica entonces asumir esta condición como un aspecto de la identidad en general, aceptando que no es una forma rígida, sino que está sujeta a variaciones según el momento de vida y las relaciones amorosas, pero el denominador común seguirá siendo un nivel bajo de atracción sexual y la búsqueda de otros recursos amatorios.

## La actividad sexual no coital

Los sexólogos seguimos insistiendo en la importancia de las caricias y los juegos previos al coito, aunque todavía hay resistencias a considerar: patrones de género (los hombres son los que más los subestiman), la urgencia (temores de perder la erección); escasa intimidad (los hijos andan rondando el cuarto); o simplemente por automatismo (resultado de la rutina y de las pocas variantes). En todos los casos, la pobreza en el contacto corporal –y sensorial– influye en forma negativa en las relaciones amorosas y eróticas.

Existen diferentes maneras de tomar contacto con el otro: la mirada, el acercamiento insinuante, la sensualidad, las caricias, abrazos, besos, "el franeleo" como contacto más intenso y con fuerte carga erótica, el roce cuerpo a cuerpo, la estimulación con lengua de zonas erógenas, los gemidos, las palabras, los susurros, las frases cariñosas o subidas de tono, etc.

El cuerpo, tanto físico como psíquico, necesita ser despertado del letargo de lo cotidiano. La rutina lo somete al trabajo, al cuidado de los hijos, a los problemas del "aquí y ahora", al pasado y al porvenir. Por momentos somos como máquinas que debemos responder a los diferentes estímulos de la vida diaria, como si cada momento fuera un obstáculo por resolver. Y una vez resuelto mereciera tacharse con la felicidad del deber cumplido. Sólo en pocos momentos pensamos en nuestra vida, si es lo que habíamos deseado, cómo haríamos para mejorarla, cómo podríamos acercarnos a los seres que amamos con igual o mejor disposición que dedicamos a encarar otros problemas. El sexo requiere de una atención especial, no podemos dejarlo para el final o como una tarea a ejecutar los fines de semana. La cama no es un espacio mágico que recupera la intensidad perdida con sólo correr sus sábanas. No, de ninguna manera es así. Antes de desplegar las sábanas es imprescindible abrir al otro la percepción y la comunicación verbal y corporal. Escuchar y oír, ver al otro en toda su dimensión, expresar la ternura con caricias, besos, o un llamado agradable a lo largo del día son maneras de mantenerse cerca. Con este preámbulo de conexión, saltar a la cama y hacer el amor, será un paso casi necesario, sin solución de continuidad.

# Diferentes tipos de erótica

## La erótica heterosexual

Los determinantes biológicos, sociales y religiosos, convirtieron durante muchos siglos al acto sexual en un mero encuentro para la procreación. Es más, todavía hoy, siglo XXI, la iglesia católica, como otras religiones, promueve la abstinencia hasta el matrimonio e impone formas rígidas para que el acto sexual quede comprendido bajo normas morales. La heterosexualidad y el patriarcado dominaron el panorama de la expresión de los géneros hasta que los movimientos de mujeres y las minorías sexuales cuestionaron con fuerza sus imperativos. Ellas empezaron a hablar, a debatir sobre los roles sociales y sexuales, aprendieron a reclamar y a pedir por su derecho a gozar. A partir de estas nuevas oleadas de liberación, la configuración de la erótica heterosexual se quedó sin argumentos para sostener sus prácticas. El hombre tuvo que aceptar que su compañera sexual había dejado de ser un objeto para sus prácticas ortodoxas. Ellas pedían cosas que ellos sólo hacían con las "putas". La madre de sus hijos se convirtió de golpe en un ser humano deseoso de probar y disfrutar del sexo.

## Caricias y besos

Ambas son tan importantes como el *cunnilingus* o la *felatio*. La estimulación de los labios y de la mucosa oral induce un fuerte sentimiento de conexión. Cerrar los ojos durante el beso ayuda a concentrarse en las sensaciones que produce, condición necesaria para adentrarnos en la primera dirección que tiene el vínculo sexual: conectarnos con nosotros mismos. La atención autoerótica en el adulto reproduce el desarrollo de la sexualidad desde el comienzo de la vida: descubro y reconozco mis placeres para luego abrirme al otro. En esta interacción dinámica entre uno mismo y el otro se basa todo vínculo sexual. El refinamiento de la conexión incluye dar y recibir con un conjunto de prácticas que nos complace y complace al otro. Cuando se abandona este delicado equilibrio y la balanza orienta el fiel hacia los extremos, la conducta varía entre el egoísmo (estar centrado en el propio placer) y la necesidad por complacer (centrado en el placer del otro).

Las caricias por todo el cuerpo deben cambiar de intensidad a medida que el juego progresa y los niveles de excitación aumentan. Y como "sobre gustos no hay nada escrito" a algunos/as les gusta más suave, a otros más fuerte y están los que combinan las intensidades pasando del frenesí a la calma placentera. Esta última opción permite encontrar pausas dentro del juego erótico sin perder nada de lo que se viene logrando, suavizar para brindar placer y rotar la experiencia para que cada uno disfrute de las sensaciones brindadas por el otro, es un recurso valioso. Las caricias en los genitales recorriendo cada una de sus partes anatómicas introducen a los amantes en la dimensión de un goce alto. Dependerá de las habilidades de cada uno para convertir estas regiones del cuerpo en fuente de exquisito placer.

## Para el hombre:

Recorrer suavemente, primero con los dedos y luego con la mano, las diferentes partes de la región pelviana (la entrepierna) de la mujer, sugiriendo empezar de afuera hacia adentro: desde la cara interna de los muslos hasta los labios mayores, desde el abdomen hasta el monte de Venus. Las caricias pueden acompañarse con besos en la boca, en el cuello, recorrer los senos, la areola mamaria y los pezones. La mujer puede invitar, con movimientos corporales, gemidos o palabras, a que el hombre permanezca en esa zona por el placer que le produce. La lubricación femenina ayuda a recorrer los labios menores, el clítoris y a la exploración suave con los dedos del interior de la vagina. El clítoris debe ser estimulado desde la base y no desde la punta porque la alta sensibilidad de la zona puede generar irritación. El uso de lubricantes íntimos a base de agua, sean los comunes, o los que poseen L-arginina (son vasodilatadores y dan calor y mayor sensibilidad), ayudan al contacto, sobre todo en aquellas mujeres con problemas de lubricación. La introducción de los dedos en la vagina, o un *dildo* (consolador), haciendo presión en la parte superior de la vagina puede provocar el orgasmo por acción sobre el punto G. No debemos olvidar acariciar la región de la nuca, la espalda, los glúteos y la parte dorsal de muslos y pies. El ano también puede recibir los beneficios de las caricias. El esfínter y la mucosa anal están muy inervados, por cual su estimulación despierta sensaciones muy placenteras. El camino intermedio entre la vagina y el ano es también una zona del periné muy sensible a los estímulos táctiles y orales tanto en la mujer como en el hombre.

## Para la mujer:

Escuchamos de muchas mujeres casadas o en pareja: "él no me besa". Así como de ellos nos llega el clásico: "no quiere que le chupe las tetas, y ni hablar de pedirle que me chupe el pene". Cuando investigamos en detalle la intimidad de la relación sexual (semiología de la intimidad) nos damos cuenta que las diferencias no sólo asientan en inhibiciones personales, si no también, y en gran medida, en la revancha por no hacer lo que al otro le gusta: "si no me besás no te hago sexo oral". Una cosa trae la otra, sobre todo cuando en las relaciones sexuales se dirimen cuestiones de poder que no pueden resolverse fuera de la cama. La cama puede convertirse en el Edén del placer (con manzana de la tentación incluida) o en un ring donde se ajustan temas de dominación y resistencia a la sumisión. En un escenario de acuerdo, tanto la mujer como el hombre, alternan sus roles para dar y recibir placer.

Ella puede montarse sobre él, besarlo, recorrer con la lengua su cara, cuello, tórax, abdomen, mientras sus dedos acarician los muslos hasta acercarse a los testículos y al pene. Los hombres también tienen una alta sensibilidad en los pezones, en las axilas, la cara interna de los muslos, etc. Es importante detenerse en esas zonas corporales y variar la presión y el ritmo para provocar distintas sensaciones. Más allá de la *felatio* y el recorrido genital, el intermedio entre los testículos y el ano puede generar mucho placer. Para algunos hombres el ano es zona vedada al placer por la connotación homosexual que aún posee. No saben lo que se pierden por prejuiciosos y por sostener esa pauta absurda del machismo. Si la mujer se aventura en esos terrenos y el hombre permite tan grata intromisión, el placer obtenido puede ser superior a otras prácticas, tanto para el hombre como para la mujer. ¿Por qué digo esto? Por lo menos existen dos motivos fundamentales: el goce que deriva de la sensibilidad de la región y la ruptura de un mito que ayuda a disipar la virilidad a ultranza. La mujer que estimula a su hombre en el ano y este disfruta, tiene que tener también la "cabeza abierta" para no detenerse en falsas creencias. Vencer los mitos y prejuicios que se crean alrededor del sexo es el camino para arribar a un concepto más amplio: somos dos personas desnudas de *todo* ropaje celebrando el encuentro.

## La erótica homosexual

¿Quién hace de hombre y quién de mujer? Se pregunta el imaginario social. La representación de que toda relación debe seguir las reglas de la heterosexualidad machista es imperante: activo y pasivo, dominante y dominado. Este pensamiento frecuente demuestra la insistencia de crear roles fijos basados en que uno dirige la relación (el hombre) y el otro se somete (la mujer). Si un hombre homosexual presenta algún comportamiento "afeminado" o la mujer lesbiana destaca algún rasgo de virilidad, casi en forma espontanea se le otorgara un rol sexual: pasivo para el primero, y activo para el segundo. Si existen comportamientos sexuales rígidos, previsibles de antemano: "lo esperable", es por la construcción de estereotipos de conducta, regidos por normas sociales y culturales que determinan lo que se debe hacer y lo que no. Entrando en tema: la erótica homosexual es un conjunto de prácticas dinámicas que da prioridad al encuentro erótico, siendo el coito una práctica aleatoria (no urgente ni imperante) ya que no está determinada por pautas rígidas de procreación. Tanto la erótica homosexual masculina como la femenina dan lugar a un juego rico en variantes: caricias, besos, abrazos, sexo oral, cambios en la intensidad de los contactos, cambio de lugares, uso de lubricantes, juguetes sexuales, juego de roles, etc., pudiendo terminar masturbándose o masturbando al otro, y/o usando la penetración (en las mujeres el uso del *dildo* para penetrar) como parte del juego, o al final del encuentro para llegar al orgasmo. Al contrario de lo que se piensa, la erótica homosexual masculina no culmina siempre con penetración, siendo la masturbación conjunta una de las variantes aceptadas. Estos conceptos también sirven para desmitificar la asociación entre el ano y la homosexualidad masculina. El ano como zona erógena produce placer cuando se lo estimula y para nada debiera asociarse a ninguna práctica específica. El cuerpo y las emociones, bien dispuestos para disfrutar del sexo, no deben ser restringidos por esquemas de comportamiento socialmente esperables. No obstante, es difícil no dejarse influir por las construcciones de género, ya que forman parte del entramado mismo de la personalidad, tanto que la rebeldía o la osadía, no pueden con sus poderes. El feminismo, los movimientos Queer y LGTBI son fuertes promotores de concientización y cambio. En nuestro país, las leyes sancionadas de matrimonio igualitario y de identidad de género, no sólo han permitido otorgar derechos civiles a las personas homosexuales y trans, también ayudan a la visibilidad social y a cuestionar las normativas del género binario.

## La érotica lésbica

Puedo afirmar que "sólo una mujer sabe lo que a otra mujer le gusta". El erotismo lesbiano hace honor al clítoris. Ellas saben cómo contactarse, como entrelazar los cuerpos de manera tal que el roce siempre llegue al órgano del placer. Una mano acaricia los senos, la otra busca en la entrepierna; la lengua hurga desenfrenada en la boca buscando y rodeando la otra lengua mientras las manos allí abajo, húmedas, calientes, se meten en los huecos y pulsan el clítoris. El erotismo homosexual de las lesbianas pone en evidencia la importancia del contacto corporal, del juego, de las zonas erógenas femeninas. Los hombres (y mujeres heterosexuales), apurados por penetrar y ser penetradas, pierden de vista la importancia del juego erótico con tal de ir a los "papeles", es decir, al objetivo falocéntrico de la penetración. Parece mentira cómo sucumben hasta las damas más evolucionadas, llenas de información y de experiencia. El falo sigue siendo el eje de la cultura erótica heterosexual y todo debe girar a su alrededor. El falo solo quiere cumplir con su función, la que le da sentido a su soberana existencia. Y las damas se arrodillan, o mejor dicho "se abren de piernas" frente a su poder omnímodo. Las mujeres lesbianas, aunque usen *dildos*, consoladores, o jueguen a reproducir la erótica heterosexual, siempre tendrán que ceder al influjo del clítoris. Sin embargo, nunca he escuchado decir "la cultura del clítoris", o algo similar que aluda a normativas sexuales "ginecéntricas". No existe un equivalente femenino del falocentrismo, así como no existe un equivalente femenino del machismo. El falocentrismo y el machismo son distorsiones culturales que han llevado al dominio masculino y del patriarcado por sobre el soma y el sentir de las mujeres. Ni el feminismo de la igualdad (o equidad entre los géneros), ni el de la diferencia (el que propugna la autonomía femenina y la decisión sobre sus cuerpos y sus acciones personales) pretender crear una cultura del clítoris que se imponga como soberana. Las mujeres bregan por sus libertades personales, así como los hombres deberíamos luchar por sacarnos siglos de imposturas para sentirnos también más libres, con menos responsabilidades para cumplir el "rol masculino" que la sociedad espera. Si el género es una construcción performática, como nos enseña Judith Butler, entonces… ¿qué habrá detrás de esa investidura de presentación social que nos convierte en sujetos sexuados bajo diferentes normativas sociales y culturales? ¿Habrá quizá, sujetos desvalidos, temerosos, desnudos como vinimos al mundo, pidiendo a los gritos alguna vestidura social que dé sentido a la existencia? ¿O quizá la desnudez sea necesaria para un recambio saludable?

## La erótica trans

Y es en este contexto de cambios promovidos por la militancia LGTBI y las revolucionarias teorías de género que definimos la erótica trans como la expresión de conductas sexuales que tienen sus diferencias con la hétero y la homosexual. Si consideramos al género como una construcción subjetiva que da identidad sexual, se hace imprescindible definir la identidad en un contexto mayor, que supere al sexo biológico, ubicando al sujeto en un nivel de conocimiento personal y social. En síntesis: el género permite que la persona amplíe su percepción de ser sexuado. La identidad masculina/femenina/trans/ no la define la anatomía, sino cómo cada persona construye su mundo propio, sus deseos y motivaciones en relación a la vida social, amorosa, y por supuesto, sexual. El género, como construcción de identidad, es tan singular como individuos existen en la tierra. "Cada uno es un ser único, individual y personal", y el género debe estar incluido dentro de esta premisa fundamental. Sin embargo, todos sabemos que existen pautas, que a pesar de lo distintivo de cada uno, nos unen a los demás organizando un conjunto, o grupo de pares. Las personas trans desde la temprana edad sienten que no condice su identidad sexual con el cuerpo físico. La adquisición del lenguaje no sólo da sentido al mundo percibido, también, y por sobretodo, interviene en las confi-

guraciones de género. Cuando nombro un objeto, o un sujeto del entorno, lo conozco, identifico, simbolizo y le doy valor
genérico, y como tal se incorpora al conocimiento general y
de la subjetividad. El desarrollo madurativo trae consigo las
representaciones del cuerpo, la individuación (un niñ@ sabe
que él es él o ella y no el otro) y la noción de identidad de
género (se nombra y nombra a los demás y a los objetos de
acuerdo al género que aprendió del entorno). Cuando un
niñ@, o un@ adolescente trans, da cuenta de las diferencias
entre su cuerpo físico y la representación del mismo en el
plano de identidad de género, buscará alguna forma de lograr integrar ambas partes disociadas, logrando algún grado
de adecuación. Ahora bien ¿la búsqueda de adecuación o de
congruencia entre lo físico y lo psíquico es una respuesta a
las determinaciones binarias de género (convertirlo en alguno
de los polos: masculino o femenino), o es un deseo basado
en buscar la integración entre las partes? ¿Si alguien nace
hombre (genética XY, caracteres sexuales masculinos), pero
se siente mujer, es posible convivir sin adecuar, por lo menos
su aspecto físico, a los parámetros sociales de feminidad? ¿En
todo caso, qué es la feminidad y qué es la masculinidad? ¿El
género trans es una tercera forma de concebir la estructura
subjetiva sexual? ¿Y si existen más construcciones posibles,
dado que la sexualidad es singular y cada uno vive, siente y
acciona sexualmente según su propia manera idiosincrática?
¿Y si no existiera el influjo del entorno, cómo sería nuestra
vida sexual? Para estas y otras tantas preguntas existe, por lo
menos para mí, una sola respuesta: haz lo que deseas, pero
no sufras. El medio puede ser adverso, y se resiste a que
las personas trans salgan del closet y adquieran visibilidad
social, se eduquen, luchen por sus derechos, por trabajo y
sueldos dignos. La ignorancia y la oposición imperan a pesar
de los cambios logrados en materia de derechos civiles. Lo

que cada uno porta entre sus piernas llega a ser más importante que el don de gente, su voluntad para el trabajo y las ganas de vivir en una sociedad más justa e igualitaria. El dedo se levanta para señalar a las prostitutas trans, a la creación de comunidades o grupos trans, a las malas condiciones de vida, a la pobreza, a la etnia, a la marginación, como si ell@s se sintieran felices y aceptaran que esa es la única manera de vivir. Las sociedades crean nichos para los marginados, los excluidos por sexo, raza, etnia, religión, y además de recluirlos en ghetos o zonas rojas, se los culpa por su destino. La vida privada de las personas trans se debate entre la marginalidad y los deseos de superación y aceptación social. Algun@s están pudiendo salir de esas zonas oscuras para conseguir mejores fuentes de trabajo donde impere el respeto, el buen trato, y tengan posibilidades de superación. En este contexto, conseguir y planificar una vida en pareja puede ser un objetivo difícil, doloroso. La ayuda colectiva entre ell@s suele servir de contención y ayuda. La formación de ghetos o grupos cerrados es una manera defensiva de resistir a la mala predisposición del medio circundante.

Pensar en una erótica trans es despojarla de todas estas connotaciones que sólo sirven para crear representaciones sociales dañinas basadas en la "amoralidad", la mercantilización del sexo, el sarcasmo, la burla, la violencia, hasta la muerte de much@s de ell@s. En el mundo privado de una persona trans conviven las mismas ilusiones, deseos, y necesidades, como en cualquier persona sobre la tierra. ¿Quién no desea tener un amor, generar proyectos de crecimiento, trabajar, tener hijos, un hogar, vivir con alguien acurrucados en el hogar de los sueños? Todos lo deseamos, es parte del devenir humano. Y si alguien desea la soledad y así es feliz, también estará dentro de los caminos que lleven al bienestar. De lo que sí estoy seguro es que nadie quiere sufrir.

Aun aquel que se queja a diario y hace de su existencia una cueva oscura con un cartel que lo señala como una víctima de las circunstancias, está pidiendo a gritos vivir mejor. Las personas trans no son diferentes en sus deseos, sólo que tienen más dificultades para conocer y sostener un amor. Y no porque no tengan candidatos, si es por el mero vínculo sexual, existen a rabiar. Faltan aquell@s pretendientes que ansíen salir de la mentira, del miedo, del "qué dirán" si ama a una mujer o a un hombre trans. Tienen que dar necesariamente un golpe de volante, parar en cualquier boliche, ir a la fiesta de trabajo, a la reunión de amigos acompañados de sus querid@s, llegar al cine abrazados como cualquier enamorado; luego arribar a la casa familiar, y decir, con todo orgullo: "les presento al amor de mi vida". En este contexto quiero hablar de la erótica trans.

Uno de los temas en la erótica de las personas trans es la orientación sexual. Para poder entender esta forma de vínculo es imprescindible arrancar de cuajo la idea de que la sexualidad está determinada por la biología y su expresión en el cuerpo (caracteres sexuales externos). Reducir la sexualidad a los condicionantes biológicos es subestimar la esencia humana, tanto como aseverar que el pensamiento, el lenguaje y los afectos son "antinaturales" porque no están presentes en el resto de las especies. En las personas trans no hay acuerdo entre el sexo biológico (genético y caracteres físicos externos) y su identidad, es decir en su manera personal de sentirse seres sexuados. En el caso de la transexualidad, las personas pueden operarse para readaptar el cuerpo físico a su identidad de género o bien, en el caso de l@s transgénero, mantener sus genitales, adecuando, por medio de tratamientos hormonales, el resto de su fisonomía a la forma de sentir su identidad. Existirían por lo tanto diferentes formas de sentir y expresar la sexualidad además de la fórmula binaria clásica:

masculino/femenino. El colectivo Queer incluye otras variantes de género (además de las citadas): personas que no están conformes con su género y reniegan de toda categoría que las encasille, así como las personas intersexuales (pseudohermafroditismos) que quieren decidir por su identidad y no que el poder médico decida por ell@s.

La idea general es ver a las personas transgénero o transexuales (y podemos agregar a todos aquellos que salen de la heteronormatividad), como sujetos que sólo piensan en el sexo y es lo único que buscan en una relación. Para el lego, todo aquello que sale de las reglas vinculares "aceptadas" socialmente es sólo cuerpo y sexo. La discusión sobre el matrimonio igualitario, y la posterior sanción de la ley, puso sobre el tapete el amor entre personas del mismo sexo, el transgénero, el transexual y otras formas de vínculo. Ya no son sólo cuerpos irreverentes luchando contra el poderío corporativo de la iglesia y una sociedad rígida, anquilosada en pensamientos crueles y arcaicos. El "desorden" de los cuerpos militantes sale del closet mostrando la esencia de su "enfermedad perversa": personas que quieren vivir en libertad, pudiendo expresar sus deseos amorosos, formar una familia, trabajar, estar bajo el amparo de los derechos civiles y de una sociedad que no juzgue ni critique la diferencia.

En el erotismo trans, las múltiples formas de conexión del cuerpo físico, pueden incluir la penetración, aunque no es un objetivo que esté siempre presente. El juego previo es prioridad. En una relación entre un hombre y una mujer trans (genitales masculinos, identidad de género femenina y orientación heterosexual o pansexual), el hombre puede disfrutar si es penetrado o al hacer una felatio a su pareja trans. Son prácticas sexuales posibles y frecuentes en este tipo de erotismo, sin embargo este hombre que es penetrado o hace sexo oral al pene de su compañera trans no se siente homosexual, se siente hombre realizando una serie prácticas eróticas que le dan placer. Las categorías sexuales son meras construcciones académicas y sociales que intentan "poner un nombre" a formas de sentir y de actuar y para nada deberían servir para encasillar o rechazar a aquellas que salen de lo esperable. Sin embargo, sucede así: las categorías según el sexo biológico, psicológico, legal, la orientación y las formas de vincularse, entran en estratos o clasificaciones limitantes. Por este motivo existen teóricos que postulan una ruptura con las categorías imperantes, aun aquellas que se abren a nuevas expresiones de género, por considerar que toda categorización restringe la diversidad de comportamientos y sentires respecto al amor y el sexo. Desde mi punto de vista, defiendo la sexualidad y su aspecto fundamental: la singularidad, por lo tanto existirían tantas formas de expresión como personas existen en la tierra, cada una con su construcción subjetiva y las acciones que derivan de ella. No obstante, existirían comportamientos semejantes que se agrupan en categorías con el fin de estudiarlos, entenderlos, no con el fin de separarlos como *rara avis* de la sociedad, sino con la finalidad de romper con la ignorancia y los mitos que se crean alrededor y así promover la inclusión que siempre deberían haber tenido por la simple y tan olvidada condición humana.

# Trastornos sexuales

## Las disfunciones sexuales: causas psicológicas

Un alto porcentaje de las disfunciones o problemas en el contacto sexual se debe a causas psicológicas o factores psicosociales que inhiben de una manera u otra la expresión erótica, el resultado no sólo compromete al área específica, la sexual, sino a toda la vida del sujeto. La dimensión sociocultural ejerce una influencia perjudicial cuando las pautas impuestas ciñen el entramado subjetivo. Las creencias erróneas se reúnen en mitos que se trasmiten de generación en generación, además de presentarse en todas las culturas.

El mito es una construcción social que sirve como prototipo de control al ser reconocido como una regla general. El concepto de "normalidad sexual" es un conjunto de mitos seleccionados por las sociedades, trasmitidos de generación en generación, resistentes a los cambios y amparados celosamente por las instituciones de control (religión, Estado, escuela, familia). A lo largo de los tiempos la sexualidad ha sido "arrancada" del espacio subjetivo personal para ser patrimonio de la valoración social. El status sexual "normal" contempla la dimensión binaria de género; la congruencia extrema entre el sexo genital y el psicológico; el sexo genital o cromosómico como sostén "natural" indiscutible; la adaptación del comportamiento general al sexo genital; predominio del objetivo procreativo en menoscabo del mundo erótico; la primacía del deseo heterosexual, rechazo al deseo homosexual, estereotipo de roles sociales y sexuales, zonas erógenas y prácticas sexuales "aceptadas" y otras "prohibidas"; la institución del matrimonio como reguladora de los compartimientos sexuales ("con mi mujer no, con la amante sí"), la negación como defensa para mantener el vínculo instituido; la función de padres como modelo de obediencia, de subordinación a lo previsto por el orden social; los hijos como depositarios de frustraciones y de hipocresías, el modelado perverso de la inocencia y la libertad sexual de los jóvenes.

## Mitos más frecuentes

- Orgasmo vaginal versus orgasmo clitoriano.
- El hombre debe estar siempre preparado.
- El hombre es activo.
- La mujer es pasiva.
- La mujer tiene menos deseo que el hombre.
- Si el hombre no se excita "no funciona bien".
- El pene pequeño no produce placer a la mujer.
- El hombre no debe decir nunca que "no" al sexo.
- Los problemas de erección son naturales e irreversibles en el hombre mayor.
- La vida sexual de la mujer termina con la menopausia.
- La ausencia del himen prueba que la mujer no es virgen.
- La mujer llega al orgasmo al sentir la penetración del pene.
- El orgasmo verdadero es por penetración.
- Si el orgasmo no es por penetración es incompleto.
- No está bien visto que la mujer tome la iniciativa.
- Una buena relación sexual requiere de un orgasmo.

- El juego previo es innecesario.
- El juego previo es para la mujer.
- Un hombre debe tener sexo para penetrar.
- La simultaneidad en el orgasmo es regla de mayor placer.
- Es peligroso tener relaciones durante la menstruación.
- Durante "la regla" la mujer no debe ducharse ni practicar deportes.
- La masturbación es una práctica masculina.
- La masturbación es dañina y afecta la potencia sexual.
- La masturbación es para jóvenes y personas inmaduras.
- La eyaculación precoz la padecen los hombres jóvenes.
- Sólo tiene eyaculación precoz el hombre que eyacula antes de penetrar.
- Las relaciones homosexuales (entre varones) siempre terminan con penetración anal.
- En las relaciones homosexuales uno "hace" de hombre y el otro de mujer.
- Una travesti es un hombre disfrazado de mujer.
- Si me gusta que me penetren soy homosexual.

Estos son algunos de los mitos que circulan por el mundo con las variantes que cada cultura les imprime. Todos tienen las mismas características: se "graban" en el imaginario social como verdades, limitan la vida sexual y no se cuestionan. Por el contrario, cuestionarlos es iniciar un cambio favorable. Reflexionar, investigar, consultar, todo ayuda al conocimiento cierto. Romper con los mitos es entregarse a una sexualidad más verdadera, plena, libre y, por sobre todo, singular.

Las disfunciones sexuales de causa psicológica se reconocen como consecuencia de la presión de los mitos más los motivos actuales o factores estresantes. La eclosión de estos factores rompe con las defensas del Yo, apareciendo síntomas compatibles con ansiedad.

La ansiedad hace estragos en la sexualidad: baja el deseo sexual, aparecen sentimientos de inferioridad, vergüenza, se exacerban los imperativos para cumplir según las normas de la masculinidad o feminidad y el sujeto se siente invadido por la ambivalencia entre el deseo que quiere manifestarse y la censura moral. La denominada *performance anxiety* es la inquietud molesta que invade a la persona cada vez que tiene que exponerse a un encuentro erótico. Por lo general, este tipo de ansiedad es consecuencia de haber "fallado" antes, lo cual lleva a que el sujeto se deje invadir por la inseguridad y el miedo cada vez que tiene la oportunidad de un nuevo encuentro. No es condición haber pasado por varias situaciones "fallidas" para quedar intranquilos, con una vasta y sobra. Existen hombres que se desesperan luego de una (sólo una) pérdida de la erección, y aunque la hayan superado con buenas erecciones posteriores, estarán pensando en aquella vez que no pudieron "cumplir".

Se denomina "rol de auto espectador" a la mirada sobre sí mismo que juzga, evalúa y critica el accionar sexual. No es para nada cómodo sentir cómo los pensamientos intrusos se meten en la cabeza y dicen: "vas a fallar de nuevo", "se te está parando, entonces apura la penetración", "esa pose que ella te pide no te favorece: se te va a bajar", etc. Las personalidades ansiosas, o aquellas con rasgos temerosos son las más afectadas ya que constantemente están "rindiendo examen" ante ellos mismos; se sienten ridículos, con pocas capacidades amatorias.

Dentro de las causas psicológicas de las disfunciones sexuales, el estrés, los síntomas depresivos, los trastornos de ansiedad y de la personalidad también suman diferentes síntomas en el área sexual.

# Causas orgánicas de las disfunciones sexuales

En general las enfermedades orgánicas sistémicas no afectan sólo las funciones sexuales ya que alteran otros sistemas y las fisiologías correspondientes. La diabetes es una de las enfermedades que provoca lesiones específicas en la microcirculación (microangiopatía diabética) , comprometiendo la llegada de sangre a los genitales. Otras patologías son la hipertensión (y los fármacos hipotensores); las dislipemias, la conjunción de diabetes tipo II, grasa abdominal, insulinorresistencia, denominado Síndrome metabólico, la aterosclerosis, la insuficiencia renal, enfermedades neurológicas desmielinizantes, aumento de la prolactina, insuficiencia hepática, cirugías en la región pelviana, traumatismos severos en la médula espinal. No podemos olvidar que muchas veces la disfunción eréctil es un síntoma centinela que avisa de la existencia de una patología mayor de tipo cardiovascular, sobre todo insuficiencia coronaria.

Existen también causas locales que afectan sólo a los genitales: enfermedad de Peyronie (fibrosis de cuerpos cavernosos, curvatura de pene), fimosis (dificultad para retraer el prepucio), infecciones, etc.

Los fármacos y tóxicos también pueden provocar disfunciones. Los antidepresivos tricíclicos y los ISRS son causa frecuente de disminución del deseo, retraso en la eyaculación y el orgasmo. Se ha informado priapismo con el uso de trazadone (Taxagón) y eyaculación retrógrada con la tioridazina (Meleril).

El alcohol es un potente depresor del SNC. La cocaína y las anfetaminas son excitadoras, al comienzo de la adicción la respuesta sexual se ve incrementada, con el paso del tiempo disminuye hasta que se hacen constantes los problemas del deseo, el orgasmo y la erección. Y no podemos omitir la acción del tabaco sobre los vasos sanguíneos, además de su efecto deletéreo sobre el sistema respiratorio.

Es importante aclarar que las causas orgánicas y psicológicas pueden actuar en forma simultánea, o ser una consecuencia de la otra, en este caso hablamos de etiología mixta o combinada.

# Trastornos en el deseo sexual

La clasificación de las disfunciones sexuales que sigue este libro corresponde al *DSM IV* (*Manual internacional diagnostico y estadístico de los trastornos mentales* elaborado por la Asociación de Psiquiatría Americana o APA). En 2013 aparece la nueva versión (DSM V) a la cual se agregan algunos cambios: los trastornos del deseo sexual y de la excitación femenina, antes separados, ahora se reúnen bajo el nombre de desorden de interés y excitación sexual o (*Sexual Interest/ Arousal Disorders*, o SI/AD).

## Deseo sexual hipoactivo

Como su nombre lo indica es la disminución del deseo sexual y de fantasías sexuales en forma persistente y recurrente. Es importante evaluar que no sea producto del abuso de sustancias o enfermedad médica. La persona con deseo sexual hipoactivo (o inhibido) refiere no sentir "ganas" de tener relaciones sexuales, ni actividad autoerótica, ni fantasías sexuales. Puede ser que el deseo haya sido bajo durante toda la vida del sujeto o, lo que es más frecuente, que sea adquirido por diferentes factores orgánicos, psicológicos o combinados.

La vida diaria, repleta de preocupaciones y sucesos de toda índole, la presión laboral para cubrir las necesidades básicas o para sostener un estándar de vida, el aislamiento que sume a los miembros de las parejas, cada uno con sus problemas; la dedicación casi exclusiva a los hijos, son algunos de los motivos más comunes para que el deseo sexual baje. Una vez que se produce la distancia cuesta recomenzar, ninguno se anima a tomar la iniciativa porque no cuentan con el deseo suficiente para el arranque. Hay una idea general de que el deseo debe surgir espontáneamente, esto puede ser cierto siendo un adolescente o un adulto joven, luego el deseo "pide" una atención especial, sobre todo si la monotonía o las crisis invaden a la pareja. Es cierto que la convivencia "desgasta" el vínculo, sobre todo si se hace poco y nada para mantener el deseo vivo.

## Trastorno por aversión al sexo

Se define como el rechazo a tener todo tipo de contacto sexual o fantasías sexuales. En muchos casos existen experiencias traumáticas como abuso, violación, o represión de la sexualidad. Por el comportamiento que adquieren (miedo irracional, síntomas físicos, conductas evitativas) se las consideran verdaderas fobias de tipo sexual. El paciente se inhibe y tiene síntomas de angustia apenas fantasea, se anticipa, o mientras está teniendo un encuentro erótico. La inhibición motora, el mutismo, la taquicardia, las dificultades para respirar, las ganas de "huir", son las manifestaciones más comentadas. Aquellas personas que han sufrido abuso pueden revivir en forma de imágenes, pensamientos intrusivos, sueños, sensaciones físicas o sensoriales, el trauma sexual, lo cual las lleva a sentir repulsión y a evitar todo encuentro erótico.

# Trastorno de excitación femenino

Es la incapacidad persistente y recurrente para lograr una buena lubricación y tumefacción genital. Descartando las causas orgánicas y los efectos colaterales de los fármacos, pensamos en los factores psicológicos: ansiedad, autocontrol, miedo al orgasmo, rol de autoespectador, conducta de sumisión, no poder expresar lo que necesita y le gusta, relaciones sexuales sin variantes. El hombre, empujado por el determinante cultural de "tener que penetrar" no le da tiempo a la mujer a que se excite (lubrique). Además, el mito de que la mujer debe excitarse tan rápido como el hombre completa el panorama patógeno de la disfunción.

Las técnicas de focalización en las sensaciones placenteras, la disminución de la ansiedad, el poder expresar los gustos personales, son algunas de las pautas de ayuda.

# Trastorno de la erección o disfunción sexual eréctil

Se define como la incapacidad persistente y recurrente para lograr o mantener la erección durante el contacto sexual, con el consiguiente malestar personal y de la pareja.

A veces es suficiente la pérdida de la erección por una única vez para que se desate el problema. Es increíble con qué rapidez se instala la disfunción cuando las pautas de virilidad y potencia están estrechamente ligadas al pene erecto. La necesidad imperiosa de recuperar la erección provoca más ansiedad, llevando al individuo a "probarse" en cada nuevo encuentro y a repetir la experiencia desagradable, cerrando el círculo de más preocupación y angustia.

# Bases psicológicas de la disfunción eréctil

En un principio se consideraba que la disfunción eréctil era eminentemente psicógena, llegando entre un 75 a 95 % de los casos y el resto correspondía a alguna causa orgánica. Actualmente se habla de disfunción eréctil de causa psicógena (entre un 10 a 25%), de causa mixta (entre un 33% a 60%, según diversos autores) y de causa orgánica pura (30 a 37%). Sí se puede afirmar que en toda disfunción eréctil suma el componente emocional.

La ansiedad de base (por vulnerabilidad o personalidad previa) es causa predisponente para la falta de control sobre el cuerpo erógeno, sumada a ésta la ansiedad secundaria ante un nuevo fracaso. Los varones que han tenido dificultades para lograr la erección (ya sea por una causa orgánica, psicógena o mixta) se anticipan mal a un nuevo encuentro. La vivencia anticipatoria desfavorable les juega una mala pasada: la profecía de un nuevo fracaso se cumple. Esta ansiedad que tiene como historia la pérdida de erección en una o varias ocasiones y el temor a un nuevo encuentro se denomina ansiedad de ejecución. Están atentos a sus pensamientos críticos, a la autoobservación, a la exigencia por lograr buenos resultados, y a una conducta que tiene mucho de altruista (complacer al otro), y poco de egoísmo sano (complacerse a uno mismo). El placer erógeno debe tener necesariamente dos direcciones: las sensaciones propias, las que provienen del cuerpo estimulado, y las del cuerpo del *partenaire*. Todo vínculo erótico que se precie de tal debe permitirse este ida y vuelta, la interacción entre las partes crea un todo cada vez más rico en sensaciones. Cuando la atención está puesta en uno mismo, o por el contrario, en complacer al otro, la balanza se inclinará hacia una de las partes generando desigualdades, quejas y/o demandas, y disfunciones sexuales.

Los hombres con disfunción eréctil sienten que ya no pueden cumplir con su "deber" de machos, hacen lo imposible por complacer a sus compañeras sexuales, sin embargo, el rol de autoespectador, los sentimientos de inferioridad, la mirada crítica que tienen sobre sí mismos, les juega una nueva mala pasada. Es posible que ante los primeros fracasos se vuelvan más inseguros, ensimismados, parcos, y eviten los encuentros sexuales, lo cual lleva a la que la pareja dude de su fidelidad o sienta que ya no lo atrae. Las sospechas, los pedidos de explicaciones sin muchas respuestas, el descubrimiento de "la pastillita azul" en la mesa de luz sin haber declarado su uso, pone a las mujeres en guardia. Otro argumento que los hombres maduros repiten convencidos es "me llegó el viejazo". Y ya no será posible, por más que se lo propongan, tener encuentros sexuales como en el pasado. El mito del hombre maduro e impotente cae como una nube negra a oscurecerlo todo, sin luz en el horizonte. Son ellas las que podrán el grito en el cielo ante tamaña inhibición. Hoy las mujeres quieren seguir teniendo una vida sexual plena, a diferencia de aquellas de generaciones pasadas que se jactaban de haber tenido un solo hombre y unos pocos "polvos" en su haber, casi todos para procrear. Afortunadamente los hombres están aprendiendo a dejar de lado el machismo y piden ayuda. Es frecuente que antes de la consulta médica hayan seguido las recomendaciones de amigos, del farmacéutico, o del chino del barrio que le ofrece un preparado alternativo. El efecto placebo puede hacer desaparecer el síntoma, aunque lo más probable es que la presencia de causas mixtas (orgánicas y psicológicas) lo vuelva a instalar. El paso del tiempo incrementa las probabilidades de que el síntoma se vuelva cada vez más resistente, sumando a esto la ansiedad de ejecución y la evitación del encuentro sexual. Probarse con otras mujeres puede ser consuelo para algunos. Los hombres jóvenes que salen al campo de la conquista y no están seguros de sus habilidades sexuales llevan el reaseguro de la pastilla en el bolsillo. Está siendo un fenómeno cada vez extendido el uso del citrato de sildenafil, o sus derivados, en adolescentes o adultos jóvenes temerosos de fallar o de no estar a la altura de las demandas de las jovencitas. Los varones de más de 40, con por lo menos una década de convivencia y en pleno ejercicio de la paternidad, deben encontrar variantes que rompan la rutina. Creen que el deseo sexual se enciende apenas se apaga la luz. Vida rutinaria, sobrecarga laboral, pocos espacios para la intimidad, escasas expresiones de cariño, mito del "encendido automático" del deseo, personalidad ansiosa, son algunas de los factores que se suman. Cuando existen causas orgánicas (diabetes, hipertensión, hipogonadismo primario o secundario, fármacos, síndrome metabólico, enfermedades vasculares, cirugía, etc.) el factor emocional suele ser la consecuencia de las limitaciones físicas. El impacto sobre la virilidad es tan fuerte como si se rompiera una de las columnas centrales que sostienen su existencia. En otro grupo etario, entre los 40 a los 50, están aquellos varones que sostienen sus parejas de siempre, con los hijos crecidos y el desafío de preguntarse: ¿y ahora qué hacemos con nosotros? La cuestión puede tener respuestas saludables si ambos dos se bien disponen a poner lo mejor de sí en la nueva etapa marital. El acuerdo entre las partes es tan importante como la decisión de provocar un cambio en la alicaída convivencia. Cuando se deciden a consultar un terapeuta de pareja o un sexólogo, será condición revisar los aspectos personales y vinculares que llevaron a este estado de las cosas. El terapeuta intercala entrevistas individuales y de pareja para comprender más profundamente las causas confluyentes. Muchas veces las visiones personales discrepan hasta el punto de mostrar realidades muy diferentes. La esencia de la relación ha quedado oculta por infinidad de capas, que a la manera de un nicho arqueológico, se superponen, cada una con ocultamientos, negaciones y secretos. El espacio terapéutico pude convertirse en un campo de lucha donde se escarba entre las mismas capas sin llegar a la profundidad. Dependerá de la experiencia y la habilidad del terapeuta para correr tanto residuo, pero son los pacientes los que deben empezar a tomar conciencia y ejecutar acciones de cambio. También están los que no pueden, los que intentan pero vuelven al mismo foco de dolor.

Los hombres maduros por encima de la quinta década de la vida quieren mantener la vitalidad sexual. Se sienten jóvenes y bien dispuestos a retomar las riendas de su propia existencia, tironeada hasta ese momento por responsabilidades varias, fundamentalmente el ejercicio de la paternidad y el trabajo. Si las ambiciones de seguir acumulando bienes materiales se acallan, es posible quizá, avanzar por sendas más tranquilas, con otros intereses, despojados de exigencias. Si el vínculo matrimonial llegó hasta ese momento "sano y salvo", tienen la noble opción de continuarlo dándole pequeños giros para mantenerlo vivo. Una de las opciones saludables es que cada uno concrete aquellas cosas que quedaron pendientes: salidas, cursos, deportes, reencuentros con amigos, etc. Abrir la trama vincular, dejar el paso a aires nuevos, revive el interés. Para nada favorece la cohesión o el "pegoteo" como un encastre perfecto imposible de mover. Tampoco ayuda continuar preocupándose por los hijos, cual bebes de pecho que necesitan la ayuda y la contención parental. Hay que poner límites. Sin embargo, del otro lado existen hijos que se aprovechan de tanta incondicionalidad y siguen haciendo demandas como otrora, cuando eran niños o adolescentes. En este contexto el hombre maduro debe aprender a deslizarse entre sus propios objetivos y los problemas familiares con el fin de encontrar un punto de oscilación que no lo vuelque ni para un lado ni para el otro.

Las ansiedades del hombre maduro, separado, que no volvió a formar pareja, serán diferentes en la medida que no se deje arrastrar por el pesimismo y la inacción, esto es, dejar de creer en sus habilidades de conquista. Salir de nuevo solo, o con amigos, conocer gente por chat, frecuentar lugares en encuentro, puede ser estimulante para algunos y frustrante para otros. El cuidado del cuerpo con dietas o ejercicio, así como el estar atento a la moda juvenil y a temas de actualidad, ayuda a que los hombres se sientan rejuvenecidos, aunque no es garantía de vigor sexual. Llevar en el bolsillo "la pastillita azul" es un pasaporte de éxito cuando el varón está convencido de que esta ayuda externa mitiga la preocupación de "fallar". Ellos saben que mientras el fármaco actúa su cabeza no estará librando la batalla entre el "¿podré o no podré?". Exceptuando las enfermedades orgánicas con alteraciones en los vasos sanguíneos del pene, muchos hombres maduros recurren a la pastillita azul como reaseguro de confianza. Caso contrario ocurre cuando descreen de sus recursos actuales y se convencen de no estar a la altura de la mujer que han conquistado. La mujer se convierte, en la mente de estos varones inseguros, en un espécimen descomunal, hambriento de sexo y lujuria. El miedo los vuelve tan pequeños y frágiles que evitan o postergan en el tiempo un nuevo encuentro. En estos casos la necesidad de complacer a la mujer "sedienta de pasión" se convierte en una obsesión, la cual alimenta el círculo vicioso de la ansiedad, con altas probabilidades de que vuelva a fracasar. El citrato de sildenafil o sus derivados no resuelven estos temas centrales. Es indispensable que se busque ayuda profesional con el fin de calmar el miedo anticipatorio y las ideas cuasi obsesivas de "tener que cumplir" y, al mismo tiempo, la de "vas a fallar de nuevo".

## Disfunción eréctil y enfermedades cardiovasculares (disfunción endotelial)

En la actualidad se ha demostrado el estrecho vínculo que existe entre la Disfunción Eréctil (DE) y la Disfunción Endotelial (DEnd), considerándose a la DE como síntoma centinela de una probable enfermedad cardiovascular. Hoy sabemos que los factores de riesgo más importantes a tener en cuenta son la diabetes, el aumento de la presión arterial, el tabaquismo, la obesidad, y que todos, y cada uno de ellos, influye en la producción de patologías del endotelio. La DE es una enfermedad que aumenta con la edad, observándose en aproximadamente un 50% de hombres entre los 40 y 70 años.

El endotelio es la capa de células que reviste todas las arterias corporales y sus funciones tienden a mantener la homeostasis (equilibrio) vascular sistémico. Si un hombre comienza con DE, una de las posibles causas a evaluar es la disminución de la irrigación sanguínea en los cuerpos cavernosos por aterosclerosis, lo cual sugiere que si esto sucede en el pene, podría estar afectando también otras arterias corporales, sobre todo las coronarias. La asociación, comprobada científicamente, entre ambas patologías obliga a los médicos a actuar en forma preventiva cuando un paciente consulta por DE, sobre todo si existen factores de riesgo. La realización de pruebas de la laboratorio (glucemia, insulinemia, hemoglobina glicosilada, colesterolemia total, HDL, LDL, triglicéridos) es indispensable, además de solicitar electrocardiogramas, ergometrías, ecodoppler, etc.

## Pronóstico y tratamiento de la disfunción eréctil

El pronóstico dependerá de la patología de base, personalidad previa, el compromiso con la terapia y la ayuda de la pareja (cuando hay). Las personalidades temerosas/ansiosas responden mejor al tratamiento que las narcisistas y las histriónicas. Las primeras piden ayuda, son buenos pacientes, quieren dejar de sufrir, no buscan beneficio secundario y no compiten con sus compañeros sexuales. El tema de las parejas merece una atención especial. Algunas colaboran, realizan los ejercicios y tienen una paciencia a toda prueba; otras se rebelan, extendiendo el conflicto a otras áreas. El paciente suma a su disfunción la vivencia de no ser comprendido: se siente abandonado. Por otro lado, su *partenaire* dice: "ya no aguanto más", "quiero empezar a gozar de una vez por todas". Estos desacuerdos son reveladores de cómo las viejas normas que impregnan los roles sexuales siguen vigentes: la mujer quiere ser penetrada y el hombre tiene que penetrar. La disfunción eréctil afianza esta "condición cultural", llevándola a una categoría casi exclusiva. De nada sirven ya la luz de las velas, la cena sugerente, las caricias, los besos: se quiere "coger sin vueltas", volver al goce salvaje de la carne.

## Tratamientos orales de la disfunción eréctil

Antes de la llegada de los inhibidores de la fosfodiestearasa 5 eran pocas las opciones y con efectos muy dispares.

- **Clorhidrato de yohimbina:** es un alcaloide derivado de la planta de yohimbina considerado como afrodisíaco. Su acción depende de la integridad endotelial y de un buen nivel de hormonas sexuales masculinas. Produce efectos adversos como cefalea y taquicardia.

- **L-arginina:** aminoácido que actúa como precursor del oxido nítrico por el cual mejora la dilatación vascular. Se ha comprobado alguna eficacia asociado con yohimbina.

- **Trazadona:** es un antidepresivo que puede producir priapismo (erección sostenida) como efecto colateral. Por supuesto que su uso debe ser cuidadoso ya que el priapismo además de ser una erección prolongada puede ser dolorosa por la acumulación de sangre en los cuerpos cavernosos. La dosis no debe superar los 200 mg/día. Provoca otros efectos indeseables: boca seca, mareos, náuseas, somnolencia.

- **Maca andina:** es una raíz del *lepidium meyenii* usada por los pobladores andinos por los efectos afrodisíacos y energizantes. Incrementa la vivencia subjetiva de mayor energía y el bienestar general sin efecto sobre los andrógenos ni otras hormonas sexuales.

**Inhibidores de la fosfodiestearasa 5 (sildenafil y otros)**
La llegada del citrato de sildenafil cambió el panorama del tratamiento de la disfunción eréctil. La inhibición de la fosfodiesterasa V provoca la vasodilatación de la arteria del pene (por intervención del óxido nítrico) llenando los cuerpos cavernosos de sangre oxigenada. La fosfodiesterasa 5 no se encuentra sólo en los cuerpos cavernosos, también aparece en otros órganos y esto explica la aparición de efectos colaterales. No interviene en el deseo sexual ni en la eyaculación; si no hay deseo el fármaco no actúa, necesita el componente mental.
- **Sildenafilo:** aparece en el año 1998 abriendo una nueva etapa no sólo en el tratamiento de la disfunción eréctil,

sino también en la experiencia subjetiva de seguridad y potencia viril. El mecanismo de acción es inhibir la fosfiestearasa 5 aumentando como consecuencia los niveles de óxido nítrico que ayuda a distender el músculo liso que rodea los sinusoides vasculares.

Tras la administración por vía oral, se alcanza en 1 hora la máxima concentración. Las comidas copiosas, rica en grasas, retardan la absorción entre 40 a 60 minutos. Debe ser indicado por un médico, previa evaluación del estado general y las dosis van entre 25 y 100 mg.

Según algunos estudios es efectivo entre un 46,5 a 87% de los pacientes, incluyendo hombres diabéticos, enfermos cardiovasculares e hipertensos que toman dos hipotensores.

Los efectos colaterales más frecuentes son: cefaleas, anomalías en la visión (visión azulada e incremento de la percepción del brillo), dispepsia, enrojecimiento facial.

- **Tadalafilo:** es el segundo inhibidor de la fosfodiestearasa en aparecer. Tiene un perfil diferente al anterior. El tiempo de acción es más prolongado: aproximadamente 36hs, esto no quiere decir que el hombre esté erecto todo este tiempo, significa que el pene ante un nuevo estímulo sexual puede recuperar la firmeza. Su absorción no se modifica por la comida o el alcohol y se usan dosis entre 10 y 20 mg.

- **Vardenafilo:** es el último fármaco sintetizado para la DE. Tiene una vida media de alrededor de 4 hs y alcanza su pico máximo antes de 1 hora, por lo tanto tiene una acción más rápida que el sildenafilo. Las comidas y el alcohol retrasan la absorción. La eficacia es la rapidez de acción (20 a 25 minutos).

## Efectos sobre el corazón y la presión arterial

La disfunción eréctil puede ser el primer síntoma que indique insuficiencia coronaria. La evaluación clínica y cardiológica es fundamental antes de prescribir un fármaco para la erección. Los inhibidores de la fosfodiestearasa 5 (sildenafil, tadalafilo y vardenafilo) están contraindicados cuando el paciente usa nitratos o nitritos (drogas para la presión arterial). Los nitratos se usan para el tratamiento de la angina de pecho, pero también se extiende su uso para incrementar el placer sexual (nitrito de amilo o popper). No actúan sobe el miocardio (músculo cardíaco) y no empeoran parámetros hemodinámicos ni la irrigación coronaria.

Es condición obligada en pacientes con cardiopatía que el médico evalúe si existe riesgo o no, para la actividad sexual. El cardiópata tiene riesgo de que se agrave la patología de base por la exigencia corporal y no por la acción del fármaco indicado para la erección. Son pacientes con riesgo elevado: angina de pecho inestable o resistente al tratamiento, infarto de miocardio reciente, hipertensión arterial no controlada o inestable, arritmias cardíacas ventriculares, estenosis de la aorta, etc. En estos casos hay que evitar la actividad sexual hasta que el cardiólogo lo indique.

Nunca usar ningún tipo de fármaco sin indicación médica.

## Efectos sobre el estado de ánimo y la confianza personal

Al producir la erección, el paciente deja de pensar si "se le va a parar o no", se dedica más al registro de las sensaciones eróticas y baja el "rol de autoespectador". Una vez que recuperó la confianza personal (con tratamiento de terapias sexuales e inhibidores de la fosfodiestearasa 5) el fármaco se retira gradualmente, salvo que existan patologías de base que requieran de un uso prolongado. Los efectos adversos más frecuentes son la hipotensión, la cefalea, rubicundez de la cara, visión azulada, etc. Están contraindicados en pacientes que reciben drogas hipotensoras derivadas de nitritos y nitratos. Actualmente hay estudios que indican el uso de estos medicamentos en aquellos pacientes operados de próstata (prostatectomía radical) con vías nerviosas conservadas. Se indican a demanda (en el momento del encuentro sexual) o bien en dosis diarias.

## Tratamiento intracavernoso y dispositivos de vacío

Antes de la llegada del citrato de sildenafil se usaban drogas vasoactivas (papaverina, fentolamina, prostaglandinas) inyectadas directamente en los cuerpos cavernosos. La acción es la relajación del músculo liso intravenoso y de los vasos arteriales dejando que la sangre fluya provocando la erección.

El uso de estas drogas (desde el año 1982) ha ayudado a muchos hombres a superar la disfunción eréctil, sin embargo los efectos indeseables, el riesgo de efectos colaterales severos, y la aplicación previa al coito (inyección en el pene antes de la relación) han limitado su uso. Cuando existe resistencia a los fármacos por vía oral o por la patología de base, se indicarán como una opción alterantiva. Los efectos adversos de las drogas vasoactivas son: priapismo (erección dolorosa y duradera del pene), fibrosis en forma de nódulos, placas o cicatrices, hematoma y dolor.

## Dispositivos de vacío

Fueron aprobados en el año 1982 para el uso en la disfunción eréctil aunque su origen se remonta a 1874 cuando fueron introducidos por John King. Consisten en un cilindro de plástico conectado a un generador de vacío que "chupa" al pene por presión negativa, una vez lograda la erección hay que colocar un anillo en la base del pene para evitar el retorno de sangre. En pacientes con prostatectomía radical se puede combinar con sildenafilo. También hay evidencias de su efectividad en pacientes mayores que no responden a la medicación oral o prefieren la bomba por motivos económicos. Debido a la indicación de fármacos mucho más efectivos y a lo complicado de su uso, han quedado relegados a un segundo plano.

# Trastorno orgásmico femenino o anorgasmia

### ¿Qué es el orgasmo?

El orgasmo puede definirse como una descarga de tensión física acompañada de una intensa sensación de placer (clímax), con cambios transitorios del estado de conciencia acompañado además de contracciones musculares rítmicas pelvianas, periavaginales, anales y uterinas. En el orgasmo femenino, el área localizada de vasodilatación vulvar y vaginal, se contrae con fuerza y a intervalos regulares. La duración y el número de contracciones varían de una mujer a otra y en cada relación sexual. El clítoris es el órgano que está preparado fisiológicamente (por la cantidad de sangre y sensibilidad nerviosa) para desencadenar la respuesta orgásmica, por lo tanto, su estimulación por el coito, manual, vibradores, etc., o el simple roce, genera sensaciones placenteras.

Esto no quiere decir que los únicos orgasmos provengan de la estimulación de este órgano de placer. La estimulación vaginal por penetración o por presión de los dedos o un consolador en la pared superior puede detonar la respuesta orgásmica. No existen aún datos convincentes de la existencia del famoso punto G, se podría argumentar que la prolongación del clítoris en forma de dos "ramas" que se internan en el interior de la vagina es lo que provoca el orgasmo cuando son estimuladas. El punto G podría corresponder a una de estas ramas del clítoris que discurre más cerca de la uretra. Se ha visto que la distancia entre el clítoris y la uretra puede ser decisiva a la hora de tener orgasmos por penetración: cuando la distancia es menor hay más probabilidades de que el pene ejerza presión sobre la prolongación interna del clítoris, llegando al orgasmo por estimulación directa. Lo referido no significa una anormalidad, sólo son diferencias anatómicas que diferencian el tipo de estimulación para llegar al orgasmo.

En el hombre, la respuesta orgásmica consiste en dos fases, en la primera se contraen los músculos internos que llevan el líquido seminal y prostático hacia la uretra posterior (fase de emisión), inmediatamente se percibe que el orgasmo es inevitable, expulsando el semen por el orificio uretral (fase eyaculatoria) con una intensa sensación de placer.

El orgasmo es una respuesta fisiológica, emocional y social: une el cuerpo a la capacidad de gozar y de compartir la experiencia sexual. Ahora bien, ¿la función del orgasmo es el placer (y no es poca cosa) o existen otras funciones posibles?

Según Poleax, el pico de Oxitocina que se libera durante el orgasmo favorece la relajación posterior de la musculatura vaginal, la cual dará tiempo para que los espermatozoides circulantes fecunden al óvulo.

Durante el orgasmo la posición del útero se angula aún más y junto con las contracciones ejercerían un efecto de succión sobre el esperma. Además:

- La congestión vascular ayuda a mantener los tejidos saludables.

- La liberación de endorfinas tendría efectos positivos sobre las emociones y la estima, ayudando a las personas a afrontar mejor las vivencias tristes y los pensamientos de muerte.

- Mejora el estado inmunológico: disminución de linfoquinas que favorecen las infecciones y el cáncer.

- Protección coronaria (el sexo es un ejercicio aeróbico que consume 200 calorías).

- El orgasmo ayuda a mantener unidas a las parejas (según la teoría de Cuddles).

Todavía existen muchas preguntas sobre el orgasmo que no tienen respuesta científica. Desde el punto de vista hipotético, ¿si la mujer posee un órgano específicamente dedicado al placer como es el clítoris (en el hombre el pene comparte la doble función de orinar y eyacular), podemos pensar que el placer sexual es patrimonio femenino, razón por la cual son ellas las que regulan desde el punto de vista evolutivo la función procreadora mediante la obtención de placer como satisfacción o ganancia personal? ¿Si no existiera el orgasmo, como vivencia subjetiva de placer, las mujeres… estarían bien dispuestas a procrear?

Siguiendo con una mirada desde el punto de vista evolutivo, ¿si los hombres no tienen un órgano exclusivo de placer, entonces deben existir otras maneras de obtenerlo? ¿Será que ver y sentir el pene erecto se constituyen como las principales fuentes asociadas ambas a la virilidad y al dominio? Y si así fuera, ¿es posible decir que la evolución dotó a las mujeres de un órgano de placer para que la experiencia de la procreación no sea única y brindara una ganancia extra a partir de la cual este sistema de recompensa buscara repetirla? ¿Si la cría resultante no es un logro suficiente (ya que está preestablecida como determinante o condición biológica), el orgasmo entonces sería la posibilidad de que los sistemas de recompensa del cerebro volvieran a necesitar de otro encuentro erótico para obtener los beneficios subjetivos de la respuesta orgásmica? Por lo tanto, procreación y placer no son tan opuestos, ya que la ganancia del placer permitiría repetir la cópula y así asegurar más descendencia. Cuando hablo de los "sistemas de recompensa" me refiero al funcionamiento de un grupo de estructuras cerebrales (mediadas por el neurotransmisor dopamina) que se retroalimentan con conductas que buscan satisfacción. Las moléculas que intervienen en la aparición de la respuesta orgásmica son: dopamina, oxitocina, prolactina, serotonina y el óxido nítrico.

Si consideramos el orgasmo desde una mirada evolutiva, el *Homo Sapiens* hembra ya estaba dotada de un órgano especial para sentir placer y repetir la experiencia con tal de mantener la reproducción de la especie. Por lo tanto, en algún lugar de los genes esta "escrito" que la experiencia subjetiva del orgasmo es fundamental para que la hembra quiera y necesite volver a unirse sexualmente con el macho.

El clítoris no es entonces un pene atrofiado (aunque proviene de estructuras embriológicas comunes que después se diferencian); es una estructura primaria (no es un resto anatómico derivado del pene), con una función específica inscripta en un orden evolutivo, cuya representación subjetiva sufre la influencia de factores culturales.

# Modelo de respuesta sexual humana en la mujer

El modelo de Master y Johnson (1966) considera a la respuesta sexual humana como un devenir lineal con una fase de excitación (aparece la lubricación genital), seguida de una meseta (coito) para terminar en el orgasmo. En el año 1977 la eminente sexóloga Helen Kaplan incluye una primera fase de deseo que antecede a la excitación. Como vemos, la respuesta sexual para estos autores se da en forma lineal, concluye en el orgasmo para luego declinar (resolución) y entrar en el período refractario. En el año 2001 Rosemary Basson introduce el concepto de respuesta sexual humana cíclica, rompiendo con la linealidad de los investigadores anteriores. El modelo de Basson supone que el orgasmo por sí solo no indica satisfacción ni es una meta final del recorrido del acto sexual y que el deseo puede aparecer desde el principio, o en cualquier momento del juego erótico. Si bien la postura de Master-Johson-Kaplan basada en la respuesta lineal se ajusta más al comportamiento sexual masculino y la de Basson al femenino (la satisfacción no es exclusiva del orgasmo), en la práctica, las mujeres pueden acercarse a un funcionamiento o al otro. En síntesis: no hay una forma determinada de respuesta sexual femenina. Y el deseo no necesariamente tiene que aparecer desde el principio como ocurre en el hombre. Esto explicaría por qué algunas mujeres se sienten satisfechas con un buen juego previo (incluyendo, o no, estimulación del clítoris) y otras quieren tener orgasmos como meta del encuentro sexual, es más, piden ser penetradas para lograrlo. En investigaciones recientes se ha visto que el modelo de Rosemary Basson se ajusta más a mujeres que han tenido o tienen dificultades para llegar al orgasmo, razón por la cual, el deseo puede no ser espontáneo (por temores a no disfrutar), o bien necesitan de un juego previo prolongado que le aporte satisfacción en caso de no "acabar". Sin embargo, el modelo de Basson rompe con la idea del deseo espontáneo e inicial –ya que este puede no aparecer desde un principio–, y lo hace después de comenzada la unión sexual. Hay que agregar, además, que a muchas mujeres se les hace difícil reconocer (si es que existen) las diferencias entre sentir el deseo y la excitación (como fases separadas de la respuesta sexual humana) lo cual ha llevado a reunir los trastornos bajo una sola denominación en la nueva versión del DSM V. En estudios recientes publicados en *Journal of Sexual of Marital Therapy* revelan que, para algunos, el deseo es mental y la excitación es corporal, y para otras personas son dos caras de la misma moneda.

## Orgasmo y masturbación femenina

Siempre se habla de la masturbación masculina y poco de la femenina, menos aún de los orgasmos que las mujeres experimentan cuando se masturban. Si bien la mayoría de los varones terminan eyaculando como experiencia culminante y placentera, son menos las damas que finalizan con una descarga orgásmica. Los estudios revelan que un 14% de las mujeres que se masturban no llegan al orgasmo, porcentaje que se acerca al 16% que no lo obtienen durante el coito. Si bien en uno y en otro caso hay causas confluyentes, la experiencia del contacto con el propio cuerpo tiene sus particularidades: tabúes, miedo a "dejarse ir", falta de reconocimiento del cuerpo erógeno, o no estar convencida de hacerlo. Es posible que estos factores dificulten la conexión con el deseo, las fantasías sexuales y las sensaciones que provienen del cuerpo cuando es tocado. También las mujeres tienen menos afinidad por estímulos externos como puede ser la pornografía, sin embargo se están animando cada vez más con los juguetes sexuales, lo cual ayuda para concentrar la atención e incrementar el placer.

Aún la ciencia no puede dar una respuesta concluyente de por qué algunas mujeres tienen facilidad para llegar al orgasmo y otras no. Si bien pueden existir diferencias anatómicas no se puede decir que sea la causa principal. Se sabe que aquellas que posean el glande del clítoris más cercano a las paredes vaginales tienden a experimentar más orgasmos que las que lo poseen más alejado. Respecto a cuestiones emocionales, la relajación y una mejor conexión con el cuerpo favorece llegar al orgasmo, por el contrario la inhibición, la poca relación con el cuerpo físico y la imagen del mismo y las dificultades para concentrarse en sus sensaciones tienen efectos deletéreos sobre la descarga orgásmica. Se ha comprobado también que las parejas que tienen facilidad para hablar de sexo, comunicar experiencias, y provocar cambios, disfrutan más del sexo y se sienten menos presionadas a hacerlo de determinada manera. Tener la opción a mano de fingir el orgasmo puede servir para alguna contada ocasión, pero también puede convertirse en un recurso repetido que incide en otras fases como en el deseo sexual. Algunas damas, con cierta naturalidad, se "sacan de encima" al marido molesto mediante una *performance* que tiene mucho de mala actuación pero que sirve a tales fines. Ellas dicen. "él se queda contento, ni se da cuenta". Se convencen de sus dotes actorales convirtiendo cada encuentro en una representación, sin ponerse a pensar que ella comparte el protagónico de un drama vincular. La negación como mecanismo de defensa sostiene la conducta impidiendo algún grado de reflexión o crítica. El problema entonces no es la falta de orgasmo, es la manifestación de un problema mayor: la incomunicación con uno mismo y con el otro.

## Multiorgasmo
## ¿por qué algunas sí, y otras, no?

No sabemos si la capacidad para tener orgasmos múltiples está presente en todas mujeres, lo que sí se sabe es que si falta el período refractario (o es muy breve) se llega a un orgasmo y otro, y otro...

Existen mujeres que tienen varios orgasmos y no lo saben: luego de un primer orgasmo de cierta intensidad subestiman las descargas ulteriores y se las atribuyen a "restos" o "secuelas" del primero. Aclaro que el orgasmo, como toda respuesta física y emocional, está sujeto a cambios. No somos máquinas respondiendo siempre de la misma manera. Así como el deseo, la excitación y las sensaciones erógenas tienen sus oscilaciones, también las tiene la respuesta orgásmica. No esperes que aparezcan siempre con el mismo tenor de placer. Cambia, todo cambia, fundamentalmente para hacernos sentir que somos humanos.

Los hombres, urgidos por la ansiedad de penetrar y acabar, una vez que lo hacen (y en caso de que ella también haya acabado), se tiran al costado de la cama con la satisfacción del deber cumplido. Si continuaran estimulando a sus parejas, es muy posible que ellas siguieran teniendo orgasmos. También podrían hacerlo solas, con los dedos o con un vibrador. Consejo para las damas: date el permiso para continuar. Para los caballeros: si tu objetivo es brindar placer, esta es una buena oportunidad para mostrar solidaridad y empatía con tu compañera.

# El vibrador: fiel compañero

Algunas mujeres (y hombres) encuentran muy estimulante el uso del vibrador tanto para masturbarse como para tener sexo con un compañer@ sexual. Los umbrales para llegar al orgasmo son diferentes en cada persona, además de variar según las emociones, el grado de estrés, la relajación y otros tantos factores que influyen sobre la respuesta orgásmica. Es muy probable que cada uno sepa cuál es el estimulo más asertivo a la hora de llegar al clímax, ya sea con fantasías, o tocándose un punto de alto valor erógeno, cambiando por la pose preferida, u optando por el uso de un consolador o un vibrador. En pareja, y en las relaciones en las que existe una dinámica recíproca, ambos dos crean una coreografía erótica con la finalidad de sentir y brindar placer hasta llegar al orgasmo. Sin embargo, la experiencia orgásmica es de una profunda intimidad, tanto que el otro se esfuma por un instante para dar paso a una conexión profunda con uno mismo y el placer. Podemos decir entonces que la relación sexual se nutre de, por lo menos, dos participantes para llegar a una experiencia subjetiva única. Estar juntos los dos para estar con uno mismo. No obstante las reglas de la virilidad les hacen creer a muchos hombres que son ellos los pródigos, los "reyes magos" del orgasmo: portan tras su bragueta el regalo más preciado, aquel que hará gritar de goce a la mujer que lo reciba.

# La falta de orgasmo

La anorgasmia o falta de orgasmo femenino se define como la ausencia persistente o recurrente tras una fase de excitación sexual o lubricación genital normal. A la hora de evaluar la inhibición de la respuesta orgásmica se debe tener en cuenta que las mujeres presentan una gran variabilidad en el tipo y en la intensidad de estimulación para desencadenar el orgasmo. Es fundamental saber si la mujer está tomando fármacos, ejemplo, antidepresivos, padece de patologías orgánicas (diabetes, enfermedades neurológicas, etc.), la relación que tiene con su cuerpo, los problemas de pareja, y un dato fundamental: la estimulación que recibe.

Aunque se considere que la anorgasmia puede aparecer por una suma de factores, los condicionantes culturales y religiosos inciden en el cuerpo y la psiquis femenina. Algunas han asimilado a su favor los cambios en los patrones de género, logrando autonomía, decisión, un verdadero rescate de los cuerpos; otras han quedado rezagadas, con la convicción de que acceder al goce sexual es propio de mujeres osadas y liberadas; otras creen que deben complacer al hombre más que a sus deseos; y finalmente, el grupo de las más ortodoxas, defiende la idea del sexo como procreación. Un cuerpo vedado a las experiencias de relajación y disfrute responde más a la normatividad social que a deseos más sinceros, profundos, pasibles de ser reprimidos.

El hombre ha naturalizado la idea de que todo encuentro sexual es coito con penetración. Si él insiste en penetrar (su objetivo prioritario) es porque antes ha sido "penetrado" por la pauta social imperante, aquella que exalta la virilidad de todo macho potente, preparado para probar su orgullo cada vez que se acopla. Si las hembras pierden el orgasmo por la falta de conexión con sus sensaciones, también lo pierden cuando estos machos se aprestan a penetrarlas con el mínimo estímulo. Y a ellos, el apuro, la ansiedad, les juega la mala pasada de no poder controlar la eyaculación y/o ver cómo sus penes se vuelven fláccidos.

# Los problemas sexuales más frecuentes aparecen por:

- Información errónea, mitos, ignorancia, ideas rígidas, con respecto a la interacción sexual y social.

- Culpa y ansiedad inconscientes relacionadas con el sexo.

- Ansiedad o apuro por consumar el acto.

- Escaso registro del cuerpo y las sensaciones que provienen de él.

- Falta de comunicación en la pareja acerca de sus deseos, preferencias, fantasías, emociones, etc.

# El mito de los dos orgasmos

Existe un porcentaje significativo de mujeres que consulta por falta de orgasmo cuando en realidad son orgásmicas. Estas mujeres tienen orgasmo cuando son estimuladas en el clítoris pero consideran que el orgasmo verdadero es el "vaginal", por lo tanto ellas solitas se diagnostican como anorgásmicas. Vemos en este caso como la acción del mito de los dos orgasmos (clitoriano y vaginal) genera un pensamiento que interfiere en el placer y quedan a la espera de algo que ya ocurrió. No todas las mujeres tienen orgasmo por penetración (5 a 10%) y esto no las hace ni diferentes ni enfermas: es su manera fisiológica de experimentar el orgasmo. La estimulación focalizada en el clítoris durante el coito por parte de su pareja o de ellas mismas ayudará a aparición del orgasmo mientras son penetradas. Sólo es una cuestión de cambios en la dinámica del encuentro erótico. Esta propuesta, que puede parecer simple, no lo es para algunas parejas conservadoras que insisten en que el orgasmo sólo debe provenir del coito y que este por sí sólo debe ser suficiente para provocarlo. Es sorprendente cómo las conductas sexuales adquieren una rigidez inusitada creando la convicción (y hasta la obstinación y el capricho) de que deben funcionar exitosamente, evaluando las dificultades como verdaderos fracasos. Aun así, se volverá a insistir en reproducir las mismas formas.

Antes que nada, hay que evaluar si la pérdida del orgasmo es situacional o de toda la vida sexual. Igual que en el hombre, los factores estresantes pueden provocar el trastorno en la mujer. Evaluar la estimulación que ofrece la pareja es un dato fundamental; también si se masturba, qué fantasías la excitan, ideas religiosas, mitos, y el valor erógeno del cuerpo.

Las técnicas sexológicas usadas como propuesta terapéutica son de focalización sensorial, masturbación dirigida y contracción de la musculatura pubococcígea que interviene en el orgasmo. El reconocimiento del cuerpo (observándolo en el espejo, el reconocimiento de las zonas erógenas, la visión de los genitales y el contacto con ellos, etc.) son algunas de las propuestas. Aunque parezca extraño hay muchas mujeres que no conocen las posibilidades erógenas de su cuerpo, son cuerpos que han estado vedados al placer. Cuerpos procreantes, ajustados a las injustas leyes culturales que hacen de lo "natural" un baluarte de prohibición. Muchas mujeres anorgásmicas han salido de la "casa paterna" para casarse, sin ninguna experiencia o con el mínimo conocimiento del mundo erótico-sexual. Aunque los tiempos van cambiando a favor de la libertad y la libre determinación de los cuerpos sexuados, los rígidos valores morales siguen vigentes.

Ya hemos dicho que el mito de que el "verdadero" orgasmo es por penetración hace que un porcentaje de mujeres

(5 a 10%) crea que es anorgásmica. Obtienen la respuesta orgásmica por estimulación del clítoris con los dedos, sexo oral, vibrador, etc. Estas mujeres no tienen orgasmo sólo por penetración porque la forma de respuesta, la fisiología de la descarga, necesita de una atención más focalizada en el clítoris. Se sugieren poses en las que pueda ser penetrada y al mismo tiempo se estimule (o la estimulen) en el clítoris para lograr el orgasmo.

## Trastorno orgásmico masculino o eyaculación retardada

Como su nombre lo indica es el retraso o falta persistente y recurrente de la eyaculación luego de una fase de deseo y de excitación normal. Es una patología poco frecuente que produce mucho malestar en los varones que la padecen. La mayoría de estos hombres logran eyacular cuando se masturban o son masturbados por sus parejas, pero no pueden hacerlo durante la penetración.

Los fármacos y los factores psicológicos son las causas más frecuentes de esta patología. La lista de posibilidades es amplia citando en primer lugar a los antidepresivos que aumentan los niveles de serotonina, algunos ansiolíticos (alprazolam, lorazepam) y antipsicóticos (risperidona, haloperidol, quetiapina, etc.).

Descartadas las causas farmacológicas, pensar en factores estresantes y en el tipo de personalidad, sobre todo aquellas con rasgos obsesivos y temerosos. El miedo a la gestación, la ansiedad por complacer a la pareja, alejan al hombre de sus propias sensaciones, o la actitud controladora sobre el placer del otro, son algunos de los factores que intervienen.

## Tratamiento

Las técnicas consisten en focalización sensorial, uso de las fantasías para lograr la eyaculación, revelar los mecanismos inconscientes de control, etc. También pueden indicarse fármacos que incrementen los niveles de dopamina.

# Fisiología de la eyaculación

El proceso eyaculatorio tiene diferentes fracciones o etapas. Antes de producirse la salida de semen con vivencia subjetiva de orgasmo, aparecen emisiones mucosas provenientes de las glándulas de Cowper, de Littre (fracción preeyaculatoria) y de la próstata que no poseen espermatozoides (fracción previa). La expulsión de mayor volumen de semen se da en la fracción principal, secreción rica en espermatozoides que provienen del epidídimo (conjunto de conductos situados sobre el testículo donde maduran los espermatozoides) y de los conductos deferentes. Luego hay una emisión más líquida, menos mucosa, denominada fracción terminal que procede de las vesículas seminales, tiene espermatozoides, aunque la mayoría inmóviles.

La expulsión de semen se da en forma discontinua gracias a las contracciones de los músculos del periné y el movimiento peristáltico de la uretra en sentido proximal al distal. Los primeros chorros son los más veloces alcanzando una velocidad de 50 km por hora para luego declinar. Las contracciones musculares ayudan a la sensación de orgasmo. El sistema nervioso simpático y parasimpático controla toda esta función. La emisión de semen va seguida de un estado de relajación y satisfacción sexual llamado período refractario: en este momento todos los nuevos estímulos eróticos refractan, es decir, son rechazados.

Los neurotransmisores que intervienen en el mecanismo de la eyaculación son:

- Serotonina: es el principal neurotransmisor. Su efecto es retrasar la eyaculación (por este motivo los fármacos antidepresivos ISRS que la incrementan provocan retardo o pérdida de la eyaculación).

- Otros neurotransmisores como el GABA o la dopamina parece que participan en la fase de deseo y en el orgasmo pero no en la eyaculación.

## Causas de los trastornos de la eyaculación

Existen causas orgánicas, psicógenas y mixtas. Dentro de las primeros podemos citar a las patologías neurológicas: cirugías pelvianas, enfermedades con pérdida de mielina (esclerosis múltiple, esclerosis lateral amiotrófica, siringomielia), diabetes, fármacos (antidepresivos, neurolépticos, benzodiacepinas). También causan eyaculación precoz cirugías e inflamaciones de la próstata y de la uretra.

Las causas psicógenas son frecuentes: trastornos de la personalidad (sujetos temerosos, obsesivos, histriónicos, dependientes); normas religiosas, culpa, dificultades vinculares, ansiedad por complacer a la pareja, etc.

# Eyaculación precoz

Es una las disfunciones más frecuentes (entre un 20 a 30%) y de mejor pronóstico. Consiste en que la eyaculación aparece en el inicio del acto sexual con una mínima estimulación, cuando va a penetrar o a poco de estar en el interior de la vagina.

En todos los casos la persona no puede controlar el reflejo ni eyacular cuando lo desea. Para la Sociedad Internacional de Medicina Sexual la eyaculación precoz se define como:

Aparición de la eyaculación antes o dentro de un minuto posterior a la penetración vaginal.

Incapacidad para retrasar la eyaculación en todas o casi todas las penetraciones vaginales.

Consecuencias negativas sobre el estado de ánimo: angustia, frustración, evitación para ulteriores encuentros.

La EP puede ser de toda la vida sexual del hombre u ocasional. Es frecuente que lo acompañe desde el inicio y consulte muchos años después, acompañado de un profundo malestar subjetivo y reclamos indeclinables de su pareja. Esta instancia de cronicidad, con deterioro en la relación vincular complica el trabajo, ya que las mujeres insatisfechas por años no quieren aportar ninguna ayuda, considerando que el problema no es de ellas, sino de sus maridos o parejas. La terapia ayuda al hombre a soportar altos grados de excitación y a controlar la ansiedad. Las técnicas usadas para la EP son en una primera etapa, la focalización sensorial, la masturbación de tipo "parada o arranque" *(Start-stop)*, ejercicios musculares pubococcígeos, y la masturbación con lubricación. En la segunda etapa se incluye a la pareja, siendo ésta quien debe masturbarlo (con parada y arranque) hasta que eyacula; cuando puede controlar el reflejo eyaculatorio, se le permite la penetración.

Los tratamientos para la EP requieren de un encuadre breve (de 3 meses aproximadamente) y evaluaciones semanales o quincenales ya que da tiempo a que el hombre solo, y luego con la pareja, pueda cumplir sin apuros con las premisas.

Se han usado con éxito los antidepresivos ISRS, buscando un efecto colateral frecuente: el retraso eyaculatorio. Los más indicados son la sertralina, el citalopram y el escitalopram.

Actualmente se dispone de la dapoxetina aprobada específicamente para la eyaculación precoz, siendo indicada horas antes del encuentro sexual. Las drogas vasoactivas no son efectivas, muy por el contrario, generan más problemas por los efectos adversos que ocasionan.

## Otros trastornos eyaculatorios:

- **Eyaculación retrógrada:** es una forma especial de aneyaculación y consiste en la falta de expulsión de semen con sensación de orgasmo. La causa es un mal funcionamiento del esfínter interno vesical que permite el pasaje de semen a la vejiga pero no a la uretra peneana, pasando luego los espermatozoides a la orina. Esta patología puede ser causada por cirugías, fármacos, diabetes, lesiones de la médula espinal, etc. El diagnóstico se basa en la presencia de espermatozoides y de fructosa en orina postorgasmo.

- **Eyaculación dolorosa o síndrome del dolor postorgasmo:** es una patología frecuente (1 a 10% de los varones la padecen). Consiste en la presencia de dolor o calambres durante la eyaculación. Las localizaciones del dolor son en pene, abdomen, testículos y en el ano. La duración es de 1 a 5 minutos (en el 62% de los pacientes). Las causas no están claras, se asocia con inflamación, tumores benignos, cirugías de la próstata y al uso de algunos antidepresivos, aunque este último factor no tiene suficiente evidencia científica.

- **Eyaculación asténica:** es la salida sin fuerza del semen por el meato uretral. Por lo general es consecuencia de enfermedades de la médula espinal o de fármacos alfa bloqueantes.

# Trastornos por dolor

## Dispareunia

Es el dolor durante el coito tanto en el hombre como en la mujer. Hay que investigar las causas médicas que pueden estar generando el trastorno: fimosis, infecciones, en el hombre; falta de lubricación por menopausia o fibrosis vulvar, liquen escamoso, desgarros de la mucosas. etc.

## Dispareunia por desgarros vaginales

Entre un 24 a 30 % de mujeres se quejan de dolor vaginal por desgarro en la mucosa, en relaciones consentidas, con lubricación y juego previo. Muchas veces el dolor las lleva a evitar nuevos contactos, o a optar por otras prácticas que no incluyan la penetración. El dolor puede acompañarse de hemorragia. La consulta con el ginecólogo y la realización de estudios diagnósticos debe ser el primer paso a seguir. Existen patologías vaginales como el liquen escamoso que puede provocar roturas en la mucosa vaginal. Mientras se arriba a un diagnóstico, se sugiere no evitar los encuentros y disfrutar de otras tantas formas de acercamiento que no incluyan la penetración.

## Vaginismo

Es la contracción espasmódica de la musculatura del tercio externo de la vagina impidiendo la penetración o el examen ginecológico con un espéculo.

Las técnicas para tratar el vaginismo consisten en la desensibilización sistemática, el reconocimiento táctil y visual de los genitales y el uso de dilatadores de distinto tamaño para relajar los músculos. También se pueden usar tampones o el dedo. Una vez que la musculatura se relaja y se adquiere seguridad, se le permite ser penetrada. La pose sugerida consiste en el hombre esté acostado y la mujer arriba, guiando la penetración y los movimientos del coito.

## Cefaleas sexuales

La presencia de dolor durante el sexo (preorgásmica y orgásmica) ocurre en un 1% de las personas sexualmente activas, prevaleciendo más en los hombres. Un 25% la sufre durante el juego previo y la penetración y un 75% durante el orgasmo.

### Criterios diagnósticos

- Preorgásmica: Dolor de cabeza y cuello con sensación de contracción de los músculos del cuello y de mandíbula. Ocurre durante la actividad sexual y no es atribuible a otro trastorno.

- Orgásmica: cefalea de tipo explosivo. Ocurre durante el orgasmo y no es atribuible a otro trastorno.

No se sabe a ciencia cierta las causas de la cefalea asociada a la actividad sexual. Se cree que el aumento de la presión intratorácica durante el esfuerzo físico impide el buen retorno venoso del encéfalo, situación que produce a la vez un incremento de la presión dentro del cráneo. Afecta sobre todo a hombres entre 40 a 50 años. Es frecuente encontrar antecedentes de migraña. El dolor puede durar entre 1 minuto a 3 horas, luego puede quedar una molestia residual por 12 horas o más.

# Infección genital por el HPV o virus del papiloma humano

No voy a desarrollar el tema de las enfermedades de trasmisión sexual, pero me gustaría contarles algunos datos de la infección por el virus del papiloma humano.

La infección por HPV (VPH las siglas en español) es la enfermedad de trasmisión sexual más frecuente. Existen más de 100 cepas de HPV y aproximadamente 40 afectan los genitales, la boca, y la garganta de hombres y mujeres. La mayoría de las lesiones que provoca son asintomáticas y se detectan mediante pruebas citológicas u observando las mucosas genitales (colposcopia, rectoscopia, etc.), o rastreando en las muestras el ADN viral.

Las cepas infectantes se dividen en:

- No oncogénicos o de bajo riesgo (pueden producir verrugas, displasias, que no evolucionan a patologías graves).

- Las oncogénicas o de alto riesgo, las cuales producen patologías que pueden derivar en cáncer genital (cuello uterino, pene, recto, vagina, boca y faringe).

Según datos epidemiológicos un 75% de mujeres sexualmente activas se infectará por algún tipo HPV a lo largo de su vida. De este porcentaje, un 15% tienen infección actual y entre estas, un 50 a 75% tienen infección de alto riesgo. También existe otro dato revelador: un 46% de mujeres se infectará después de 36 meses de iniciar la actividad sexual (de este dato se desprende la importancia de la vacuna a la edad de 11-13 años). Los estudios en hombres revelan cifras similares, no existiendo diferencias notables de género ni de orientación sexual.

## Vías de transmisión

El HPV se trasmite por vía preferentemente sexual, aunque no sea necesaria la penetración: el roce genital también contagia. El sexo oral, el contacto piel a piel, la inoculación por los dedos, son formas de contagio que hay que tener en cuenta. Al existir diferentes maneras de contraer el virus sin penetración, el uso de profiláctico no protege de todas las formas, aunque disminuye notoriamente la infección.

## Manifestaciones clínicas

Verrugas genitales: es la forma de presentación más visible de la infección por HPV. Aparecen en las zonas de contagio: vulva, vagina, ano, escroto, zona perineal, uretra, etc. Por lo general son benignas y corresponden a las cepas no oncogénicas (no formadoras de lesiones precancerosas). Es común que no den síntomas, aunque existen casos en los que puede aparecer prurito, sangrado, dolor, etc.

La otra forma de presentación es interna y requiere de estudios especiales como la citología, colposcopia y posterior biopsia de la lesión. El cuello del útero es el área de localización más frecuente de las lesiones y puede estar generada por cepas benignas o las precancerosas, de potencialidad oncogénica.

## Para tener en cuenta

(Extraído del *Tratado de Andrología y Medicina Sexual* de N. Cruz. Con modificaciones hechas por el autor)
• La infección por HPV es común en las personas sexualmente activas.

- La infección normalmente no da síntomas y remite espontáneamente.

- La vía de transmisión principal es la sexual.

- El período de incubación es variable, por lo tanto es difícil determinar el tiempo de contagio.

- No se sabe por qué algunas personas desarrollan verrugas genitales y otras no.

- Las verrugas genitales están provocadas por cepas diferentes a las oncogénicas.

- En caso de estar en pareja, y se detecta el virus en uno de los miembros, es muy posible que el otro esté infectado aunque no presente síntomas.

- La sola presencia de verrugas genitales no indica la presencia de HPV, por lo tanto amerita la realización de un diagnóstico diferencial.

- Las verrugas genitales suelen tener una evolución benigna.

- Es frecuente que vuelvan a aparecer en los primeros meses luego del o de los tratamientos.

- Los tratamientos pueden reducir la infección pero no curan, tampoco reducen el riesgo de transmisión.

- Se desconoce la duración de la infección después del tratamiento.

- El uso correcto del profiláctico reduce el riesgo de infección pero no la evita, ya que el roce genital también trasmite el virus.

- Las mujeres con verrugas genitales no han de cambiar la frecuencia de los controles y estudios ginecológicos.

# Sexo y antidepresivos

Los desordenes afectivos y los trastornos de ansiedad ocupan el primer lugar en las consultas psiquiátricas. La vida moderna con sus exigencias imperiosas nos vuelve más vulnerables a la aparición de síntomas. Los ataques de pánico, las fobias, los diferentes trastornos por estrés, las obsesiones, las depresiones, las reacciones de angustia, etc., causan serios problemas en el desenvolvimiento personal. En algunos casos se constatan antecedentes familiares lo que llevaría a pensar en cierta vulnerabilidad genética, pero en la inmensa mayoría de los trastornos son los factores ambientales los determinantes principales. La combinación de presiones ambientales y la insuficiencia de recursos para enfrentarlos crean un terreno fértil de susceptibilidad personal.

## ¿Por qué se agotan las respuestas?

Cada etapa de la vida está signada por una infinidad de eventos que movilizan emociones y sentimientos, algunos agradables, otros no tanto, pero indispensables ambos para darle el sentido a cada experiencia. Cuando existe acuerdo entre las demandas del entorno y la oferta de respuestas humanas, la sensación de bienestar aparece como corolario del conflicto. Sin embargo, no siempre logramos tal grado de concordancia. La mayoría de las veces nos sentimos desbordados y con tal de terminar con la sensación de displacer damos "manotazos de ahogado", es decir, emitimos conductas sin ninguna reflexión mediante. El desafío de la vida adulta no es repetir comportamientos que antes dieron algún resultado, por el contrario, dar respuestas nuevas a situaciones conocidas alienta los sentimientos placenteros y la valoración personal. Hacer el ejercicio de tomar distancia, evaluar la situación y las alternativas posibles para encararlas, son algunos de los recursos para no sentirnos desbordados por el problema. La ansiedad y la depresión son el resultado de la impotencia del Yo, tanto por la incapacidad para accionar satisfactoriamente, como por la imposibilidad de las defensas para contener la angustia. El doble fracaso del Yo vuelve al sujeto frágil, indefenso, a merced de pensamientos intrusivos y sobresaltos por cualquier preocupación.

## ¿Y el sexo dónde está?

En este contexto sintomático, el sexo también se ve afectado. Es frecuente escuchar "estoy agotado, apoyo la cabeza en almohada y me duermo" o "perdí las ganas para todo". El deseo sexual se apaga. Y si aún persiste un poco de incentivo, el encuentro erótico se vuelve rápido y automático: "un trámite".

El deseo sexual hipoactivo es una disfunción frecuente de las personas depresivas o ansiosas. Los cuerpos pierden la motivación sexual, alejándose cada vez más de todo encuentro posible, e incluso se afectan los gestos de cariño, de ternura, la comunicación global de la pareja fuera de la cama. El déficit en la respuesta sexual incrementa la vivencia de inutilidad y culpa, más aún cuando la pareja demanda atención. En la imaginación de muchos, estar deprimido es sinónimo de estar postrado en la cama, sin poder moverse, imposibilitado de cubrir las necesidades básicas por sí mismo. Si bien existen depresiones que incapacitan al sujeto (denominadas melancólicas o endógenas), la mayoría cursan con tristeza, pérdida de interés por las cosas, insomnio, aumento de peso, inquietud, ideas con tinte pesimista, etc., pero el sujeto lleva su malestar a cuestas: siguen cumpliendo con sus actividades sin sentir motivación o entusiasmo. Pareciera que el imaginario social tiene más tolerancia con la depresión endógena, ubicando a las otras manifestaciones de la depresión dentro de un marco de incomprensión: "si trabaja, tan mal no debe estar". En esta trama, que combina la desazón y la impaciencia, la falta de sexo suele sumar conflictos conyugales.

## En busca de ayuda

El dicho dice: "el hombre es un animal de costumbre". Y bien vale esta máxima para describir el grado de resistencia y "aguante" de los síntomas ansiosos y depresivos que postergan el pedido de ayuda. A excepción de los ataques de pánico que se presentan en forma súbita, aguda, e impactan con fuerza en el ánimo de los afectados, la mayoría de los otros síntomas se van instalando gradualmente, sin que la persona dimensione en forma cabal la incubación de la crisis. La dificultad para considerar el peso del malestar, los distintos argumentos que intentan justificar los síntomas ("será la edad", "todos estamos mal", "es la crisis de los 40", etc.), retrasan el inicio del tratamiento. Otra cuestión que escuchamos de los pacientes es: "creí que podía solo". El malestar subjetivo no tiene la misma suerte que los cuadros orgánicos. Si sufrimos una gripe, o un dolor de columna, consultamos al médico para que nos devuelva la salud. No ocurre lo mismo con los síntomas anímicos: los subestimamos, creemos que serán momentáneos, pero por sobre todo, nos envalentonamos creyendo que vamos a poder con ellos.

Los psicofármacos son moléculas efectivas en diferentes cuadros psiquiátricos. Usados con criterio médico, a dosis terapéuticas, durante un cierto tiempo, son altamente útiles y necesarios para frenar la emergencia de síntomas y el deterioro general. Sin embargo, como todo fármaco, pueden acompañarse de efectos colaterales molestos.

Los fármacos antidepresivos de tipo ISRS (inhibidores selectivos de la recaptación de serotonina) aumentan los niveles del neurotransmisor serotonina, de esta manera mejoran el estado de ánimo, la voluntad, las ganas de "hacer cosas", el interés, etc. Son fármacos seguros, aunque provocan efectos colaterales frecuentes en el área sexual.

Más de un 50% de los pacientes se quejan del bajo deseo sexual y de retrasos en la respuesta orgásmica. Comentan "recuperé el ánimo, ahora quisiera volver a tener y sexo... ¡y no tengo ganas!" o el clásico dicho: "me arregló de un lado, pero me desarregló otro".

## Deseo y orgasmo

Los niveles aumentados de serotonina no ayudan a iniciar el cortejo amatorio, es decir, a tomar la iniciativa. No obstante, la mayoría de los pacientes dice "no tengo ganas para empezar, pero cuando lo hago me vienen las ganas". El deseo sexual en un principio perezoso, se activa con el juego previo, incrementándose a medida que transcurre la relación.

El otro problema es el retraso en el orgasmo. Para aquellos pacientes hombres que eyaculan rápido o tienen eyaculación precoz, este efecto colateral del antidepresivo es un beneficio, no así para los que hasta el momento tenían control en la eyaculación.

También es un problema para el orgasmo femenino: o llegan tarde o no pueden terminar. En estos casos la evaluación del costo-beneficio de la indicación del antidepresivo es fundamental. En algunos casos se opta por cambiar el fármaco; en otros casos, se ayuda a la pareja con ejercicios para estimular las funciones afectadas.

En todas las situaciones, la información es de gran ayuda. Antes de prescribir este tipo de fármacos es importante hablar con el paciente sobre los efectos terapéuticos y los colaterales. Sólo de esta manera se obtienen resultados más beneficiosos.

# Parafilias y obsesiones

Para el DSM IV las parafilias son fantasías excitatorias, impulsos, comportamientos sexuales que engloban a contactos con objetos inanimados, con personas que no consienten, con niños o prepúberes, o bien provocando dolor a otros o dejándose humillar o violentar.

Las parafilias son "relaciones o vínculos" paralelos. Muchas personas usan fantasías "parafílicas" para mejorar la excitación sexual (fantasear que se muestran los genitales, que se forcejea o se practica sexo en forma violenta, etc.) o comportamientos: usar ropas del sexo opuesto, disfraces, lencería erótica; observar cómo otra pareja hace el amor, jugar a ser atado en la cama, castigado con golpes no violentos; hasta el uso de palabras soeces o "injurias" verbales permitidas por el otro. Infinidad de comportamientos que los adultos acuerdan desplegar como parte del juego erótico. La dimensión parafílica aparece cuando la persona solo obtiene el máximo placer sexual cuando se encuentra con el objeto de su deseo inapropiado. El otro queda desplazado de la relación por la intrusión necesaria e imperiosa del objeto parafílico. Existen parafilias muy impulsivas otras son más atenuadas, con conductas menos urgentes y hasta programadas de antemano. El exhibicionismo, frotteurismo, algunos contactos pedofílicos y voyeuristas podrían considerarse dentro de las impulsiones.

Otras son conductas solapadas, o sólo conocidas por aquellos con quienes se comparten afinidades sexuales (son frecuentes los grupos de pedófilos).

## Epidemiología

No existen datos suficientes de prevalencia; los pacientes mantienen las prácticas en la marginalidad o al conocimiento de pequeños grupos. Llegan a la consulta por la presión de los familiares (en general, las parejas) que lo han agarrado *in fraganti,* o por la derivación de los juzgados por denuncias previas. La gran mayoría son hombres, aunque hay reportes de que entre el 5 a 15% son mujeres. Otro dato es que más de un 50% están casados, es decir tienen sus matrimonios constituidos y una aparente vida "normal". Hay pedofílicos que se ocultan bajo ocupaciones que les permiten estar en contacto con el objeto deseado: maestros, profesores de educación física, curas, etc. No hay que olvidar que el incesto es una práctica pedófila o paidófila, de tal manera que en el núcleo de la familia encontramos relaciones de ésta índole. Un 50% de estos individuos comienzan con deseos inapropiados antes de los 18 años.

## Diagnóstico

La evaluación de las parafilias debe contemplar el diagnóstico diferencial de otros cuadros que también cursan con conductas sexuales inapropiadas: la psicosis esquizofrénica, las demencias con comportamientos de desinhibición, la enfermedad bipolar en ciclo maníaco, etc. Las parafilias pueden asentar en personalidades de base: trastorno antisocial de la personalidad, trastornos obsesivos y paranoides. También es imprescindible diferenciar claramente los juegos eróticos con algún componente que se asemeje a una parafilia, pero que no lo es.

# Tipos de parafilias más frecuentes

## Exhibicionismo

La persona siente el máximo de excitación mostrando los genitales o masturbándose frente a otros que no consienten. Por lo general son hombres que buscan a sus "víctimas" a la salida de escuelas, clubes, o en la calle. Son mujeres jóvenes, adolescentes que se asustan ante el acto exhibicionista. Es posible que la persona intente frenar el impulso, pero termina ejecutándolo.

Por los datos recabados, el porcentaje de esta parafilia es alto. El exhibicionismo puro no es un comportamiento peligroso a menos que acompañe a un trastorno antisocial de personalidad.

## Frotteurismo

Consiste en fantasías excitatorias y prácticas masturbatorias al tocar o frotarse en el cuerpo de alguien que no acuerda el contacto. Los que viajan en medios de transporte público han sufrido con frecuencia el avance de algún frotador. Como la anterior es una parafilia con alta prevalencia y no es peligrosa.

## Voyeurismo

Es el típico "fisgón", el que espía sin ser visto. Actúa oculto tras una puerta, desde una ventana, en vestuarios, etc. La escena sexual que fisgonea lo estimula. Necesita mantener el anonimato: espiar sin que los demás lo sepan. El máximo placer sexual lo alcanza con esta conducta. Aclaro que mirar películas eróticas, porno, o presenciar el acto sexual de otros que acuerdan no son prácticas parafílicas, son variantes para incrementar el goce. Las cabinas para *voyeurs* de los *porno shop* reproducen la escena sexual tras un vidrio desde el que se puede observar sin ser visto, es un especie de "como si" que logra un efecto de excitación en los habitúes.

## Fetichismo

Práctica sexual parafílica que consiste en obtener el máximo de placer con un objeto sexual inanimado. La persona se excita y masturba tocando, oliendo, chupando, lencería, zapatos de mujer (son los objetos más comunes) u otros accesorios. Existen también fetichistas de pie (variante de objeto animado). Aclaro, el fetichista está ligado al objeto para llegar a estimularse; diferentes son las prácticas sexuales en las que se incorpora un objeto para el juego sexual.

## Fetichista transvestista

En este caso el hombre (heterosexual) alcanza el goce sexual vistiéndose con prendas u accesorios femeninos. Puede ser una actividad sexual autoerótica, oculta, vergonzante, de tinte marginal, o por el contrario, el sujeto puede confiar a la pareja su gusto y compartir con ella la práctica sexual, no obstante no es un compartir pleno: en toda práctica parafílica la verdadera y gozosa relación es con el objeto fetiche. Aclaro: la inclusión en la relación de disfraces o ropas del sexo opuesto puede ser una propuesta novedosa y excitante y no significa una conducta inapropiada. Tampoco se considera fetichismo transvestista a los hombres heterosexuales que se travisten gran parte del día, salen de compras, asisten a reuniones, etc. El gusto transvestista cuestiona el imperativo de la "vestidura" del género. A este tipo de práctica se la denomina *cross dressing*.

## Sadismo

Se define como obtener el máximo placer sexual haciendo daño a otro, injuriando, humillando o infligiendo dolor.

## Masoquismo

Lo opuesto al sadismo. La persona obtiene el máximo placer sexual cuando es agredida física o de palabra por otro. Como ocurre con la práctica voyeurista, el comercio sexual ofrece también lugares de encuentro para sadomasoquistas. La persona, previo pago por el servicio, puede pedir ser asistido, según su gusto, por "dominadores o dominatrix" o asumir el rol de dominante. Una práctica peligrosa (masoquista) es la asfixiofilia: consiste en colocarse una bolsa en la cabeza o máscaras especiales que reducen la llegada de oxígeno, el incremento de dióxido de carbono "aumentaría" el placer sexual.

No se evalúan como conductas sádicas o masoquistas aquellas que en el juego erótico contemplan algunas variantes de sometimiento-dominación para aumentar el goce.

# Paidofilia o Pedofilia

Es la parafilia más grave por la repercusión traumática que produce, además de que la víctima está indefensa y no cuenta con recursos adultos para defenderse. El paidófilo se excita con niños prepúberes, tocándolos (práctica más frecuente) o teniendo coito con ellos. El paidófilo puede tener contacto con niños, niñas, o ambos, y no es una práctica ligada a la homosexualidad como se ha hecho creer. Tampoco es una práctica promovida por el celibato en los curas. El paidófilo como el resto de las parafilias, está definido por la estructura psíquica; la conducta es expresión de la misma y no una mera reacción de descarga a la prohibición de sexo, tampoco es una distorsión de la orientación sexual. Hay pedófilos que son impulsivos, otros tienen más defensas racionales, toman más recaudos, son cautelosos, esperando el momento adecuado para actuar. El incesto es el comportamiento paidófilo en el ámbito familiar, es la forma más frecuente; generalmente el victimario actúa impulsivamente, sorprendiendo al abusado, quien oculta el hecho por temor a represalias, o es tan pequeño que no puede diferenciar la conducta anómala. Existen redes de pedófilos que comparten sus prácticas vía Internet y hay un comercio sexual que expone a los niños prepúberes a éstas prácticas perniciosas. Lugares como Tailandia, Sri Lanka, han pasado a ser sitios emblemáticos y muy buscados de turismo sexual infantil. El trastorno es más frecuente en hombres, hasta se pensaba que las mujeres no lo sufrían. Desde hace unos años se han hecho trabajos de investigación que reportan que las mujeres también lo sufren. Respecto al tratamiento, las técnicas de modificación de la conducta han demostrado ser útiles. También se usan tratamientos farmacológicos como el citrato de ciproterona, un antiandrógeno que baja el deseo y las fantasías sexuales al disminuir los niveles de testosterona. Otra droga que tienen la misma función que la anterior es la medroxiprogesterona. Tanto una como la otra son útiles para calmar los impulsos pedofílicos (o parafílicos en general), pero la acción dura corto tiempo.

## Ansiedad y sexo

En estos últimos tiempos asistimos a un notable incremento de los trastornos de ansiedad y depresiones ansiosas siendo las primeras causas de consulta en el área de Salud Mental. Se estima que, en Estados Unidos, una de cada cinco personas sufrirá en su vida uno o más de estos trastornos (prevalencia-vida). Respecto a las diferencias de género las mujeres en edad reproductiva son las afectadas, dos a tres veces más que los hombres. La ansiedad patológica puede ser definida como un estado de alerta ante probables amenazas a la integridad del individuo y a su vida social. La persona tiene miedo (inespecífico, sin objeto, "tengo miedo, pero no sé a qué"), está alerta o hipervigilante y se siente indefensa y desconfía de sus capacidades para enfrentar las contingencias de la vida. Las causas que intervienen en la producción de estos trastornos son neurobiológicas, psicosociales y socioculturales. Entre las primeras podemos citar la influencia genética, cambios neuroanatómicos, neuroquímicos y hormonales. Se ha comprobado que las amígdalas cerebrales intervienen en la respuesta al estrés. Estos núcleos de sustancia gris (conjunto de cuerpos de neuronas) guardan los recuerdos de los eventos traumáticos. Se demostró que los hombres expuestos a imágenes perturbadoras reaccionan más con la amígdala derecha que con la izquierda (a diferencia de las mujeres) lo que sugiere que los hombres evocan el hecho traumático en forma global y las mujeres lo hacen en una sucesión de secuencias con abundancia de detalles. Se ha comprobado también (en experiencias con animales) que la ansiedad de separación de la madre eleva el número de receptores para el neurotransmisor serotonina volviendo a los hombres más resistentes al estrés, mientras que en las mujeres, el desapego materno reduce los niveles de receptores, tornándolas más susceptibles a padecer ansiedad. No obstante, las hormonas femeninas, sobre todo la progesterona (hormona que aumenta durante el embarazo y la lactancia), protegen a las mujeres, brindándoles más tranquilidad, fortaleza, mejor cognición y más recursos para encarar las vicisitudes que se le presenten. Algunas investigadoras (Altemus y Epstein, 2008) proponen una teoría cultural asociada a los cambios hormonales y la resistencia a la ansiedad. Siglos atrás, las mujeres pasaban gran parte de la edad reproductiva embarazadas o en período de lactancia lo cual mantenía niveles altos de progesterona, protegiéndolas de la ansiedad. Las autoras plantean que los cambios socio-culturales y la ruptura de los modelos clásicos para el género fueron demasiado rápido y no dieron tiempo a una modificación neuroquímica y endócrina que acompañara simultáneamente a los nuevos paradigmas femeninos con la consiguiente labilidad a la ansiedad. Por otro lado, las mujeres que han ganado en autonomía y en equidad con los hombres sienten que, además, tienen que cumplir con las normativas clásicas del género: formar una familia, cuidar la pareja, tener hijos, organizar el hogar y redistribuir los roles familiares, todas cuestiones que pueden convertirse en factores de estrés. Tanto las mujeres como los hombres que han pasado por experiencias amorosas fallidas están más atentos a aquellas señales que pudieran indicar una repetición de los conflictos vividos. El estado de alerta se traduce en incertidumbre, inquietud, desasosiego, y un sentimiento de vacío por no saber cómo resolver la situación cuando no existen evidencias claras y son sólo percepciones o intuiciones que se tienen del otro. Y en el recupero de los sucesos adversos las mujeres son más susceptibles que los hombres. En algunos casos intervienen mecanismos de defensa como la negación o la represión que "guardan" en el inconsciente las impresiones desagradables. Sin embargo, la ansiedad puede jugarnos la mala pasada y hacernos creer que una nueva relación no va a funcionar por el simple hecho de que nos recuerda dolores del pasado. Cuando la intuición se convierte en creencia tiene más chance de mudar en convicción férrea. Las amígdalas cerebrales guardan las imágenes (recuerdos) y las emociones que en su momento sucedieron, tanto las felices como las infelices. Y aún no se sabe por qué las amígdalas cerebrales tienen predilección por los sucesos más desgraciados, haciéndonos pensar que todo lo nuevo puede resultar una catástrofe. Será por eso que Vinicius de Moraes escribió magistralmente: *tristeza não tem fim. Felicidade sim.*

## La obsesión de ser homosexual

Existe un conjunto de ideas sobrevaloradas que se destacan del resto del pensamiento hasta convertirse en preocupaciones urgentes, requiriendo de diferentes conductas para calmarlas. Algunas son ideas fijas, otras son obsesiones que aparecen en momentos de estrés, y en otros casos constituyen una patología llamada TOC o trastorno obsesivo compulsivo. La ansiedad que provocan estas ideas intrusas es una experiencia desagradable que hay que frenar. Por lo general, la temática de las ideas gira en torno a la suciedad, la contaminación, el desorden, la búsqueda de simetría, la idea de que un ser querido va a morir, o la aparición de impulsos molestos (hacer daño a los demás, decir frases soeces o inapropiadas para la situación, etc.) Sin embargo, con mucha frecuencia asistimos a la aparición de ideas de temática sexual, fundamentalmente la obsesión de ser homosexual en una persona con orientación heterosexual. La duda y el miedo focalizados en la orientación sexual pueden establecer una alianza irreductible y perturbadora que condiciona la vida de la persona en todas sus áreas. Imaginemos diferentes situaciones: un hombre heterosexual siente excitación cuando ve el cuerpo desnudo de un compañero en el vestuario de un gimnasio, o en una despedida de soltero contratan los servicios de una travesti para que lo excite; o una mujer también heterosexual escucha la confesión de su amiga diciéndole que le gustan las mujeres, etc. A partir de ese momento la persona comienza a pensar: "¿no seré homosexual?". El pensamiento poco a poco deja de ser una mera duda existencial convirtiéndose en una obsesión.

## La locura de la duda

Las obsesiones son pensamientos, imágenes, impulsos, que invaden el capital de ideas del sujeto, convirtiéndose en preocupaciones persistentes. La persona con ideas obsesivas de ser homosexual sabe que la idea es absurda e intenta neutralizarla pero rápidamente la duda vuelve a instalarse: "yo sé que no soy homosexual… ¿pero, si tuviera el deseo reprimido y no lo sé?". Las ideas de homosexualidad son frecuentes y representan entre el 25 al 32% de las preocupaciones obsesivas. Aparecen desde la adolescencia y se prolongan a la vida adulta. Muchas personas esconden su malestar y recién solicitan ayuda cuando estas superan los mecanismos compensatorios. Lo más frecuente es que la idea intrusa origine actos compulsivos con la finalidad de neutralizarlas, ejemplo:

se impone pensar o fantasear con personas del sexo opuesto, busca reafirmar su sexualidad teniendo más encuentros eróticos, deja de tener contactos con amigos del mismo sexo. En otros casos aparecen compulsiones mentales como rezar, contar palabras, etc., con el fin de alejar los pensamientos y la ansiedad que se presenta en forma de miedo.

## Obsesiones, fobias, carácter

Las obsesiones se diferencian de las fobias sociales. En estas últimas predomina la ansiedad a la exposición social más que el dominio de una idea turbulenta. Las ideas obsesivas de cualquier índole no aparecen porque sí, asientan en personalidades más vulnerables a padecerlas. Los rasgos de carácter que sirven de base incluyen: tendencia al perfeccionismo, grados altos de exigencia personal, dificultades para delegar trabajo y disfrutar del tiempo libre, pensamiento rígido, pensamiento dicotómico (todo o nada), etc. Las creencias religiosas incrementan el malestar: "me siento sucio", "es antinatural", "es un pecado", etc. El carácter incoercible de la idea repele las explicaciones que provienen del afuera y que intentan aclarar que la orientación sexual no es un acto racional, mucho menos una obsesión, es un deseo que proviene desde la configuración misma del ser.

### Consejos para superar la obsesión de ser homosexual
- Las obsesiones y las compulsiones forman parte del trastorno obsesivo compulsivo.

- Las ideas obsesivas de carácter sexual son frecuentes (25 a 32% de las obsesiones).

- La orientación sexual se expresa en forma de deseo hacia una persona de igual o diferente sexo, de ninguna manera es un pensamiento intruso que necesita ser neutralizado.

- Sentir atracción por una persona de igual sexo no te hace homosexual.

- Ser homosexual o heterosexual no es sólo tener contactos eróticos con alguien de igual o diferente sexo, es orientar tu deseo a un vínculo que le dé plenitud a la vida.

- Las ideas obsesivas sexuales no representan el deseo ni a la orientación sexual. Son síntomas que deben ser tratados por especialistas.

- Solicita ayuda apenas sientas que se instalan en tu pensar y se interponen en la vida de relación.

# Estrés y sexualidad

Más allá de las exigencias de la vida moderna, somos impiadosos con nosotros mismos: objetivos para cada etapa vital, organización del trabajo y de lo cotidiano, proyectos a futuro, resolución inmediata de problemas, retos personales; etc.; en síntesis, una sumatoria de metas preparadas para ajustarnos exitosamente a las demandas del entorno. No somos dioses, ni adivinos, ni tenemos las fuerzas de un titán para encarar todos los desafíos. Sin embargo actuamos como si lo fuéramos, perdiendo conciencia de la fragilidad, y peor aún, de los límites que impone la capacidad humana. Tolerar, hacerle frente a la incertidumbre, generar comportamientos asertivos, son problemas del día a día. Estamos aptos, tanto física como psíquicamente, para encarar lo imprevisto, no obstante, ansiamos y hacemos lo imposible para convertir lo incierto en certeza plena. Y en este partido sin rival concreto se nos va la vida. Se considera al estrés como un mecanismo fisiológico de homeostasis, es decir, prepara al organismo para defenderse ante situaciones amenazantes. La finalidad es preservar el orden interno sin sufrir grandes cambios. Sucede que muchas veces nos disponemos a hacer frente a amenazas que no son tales con el consiguiente desgaste emocional. Un organismo estresado vive tenso, alerta, preocupado, con escasa concentración y atención, irritable, insomne, cansado; espera que algo malo suceda, se sobresalta fácilmente. Sufre por lo incierto. La vivencia de indefensión lo vuelve más vulnerable, sensible a las críticas ajenas y a la autocrítica. Se torna demandante y espera que los demás, fundamentalmente su pareja colme rápidamente sus necesidades afectivas, y por qué no, solucione sus problemas. El estrés (o mejor dicho, distrés, ya que se considera al estrés como un respuesta adaptativa normal), es cada día más frecuente (1 de cada 5 personas lo padecen). Influye de tal manera en las relaciones amorosas que se pierden los recursos de superación, instalando la crisis en medio del vínculo. El área sexual es la más comprometida: bajo o nulo deseo sexual, escasez de fantasías sexuales, malestar con el propio cuerpo, imposibilidad para dejar los problemas "fuera de la cama", sexo rutinario, miedo a innovar. Recordemos que el miedo estresante no tolera lo nuevo: la persona sufre porque sabe que algo debería hacer y no puede, aumentando el malestar y reiniciando el círculo vicioso. La angustia intercede como un obstáculo perturbador.

## Tips para vencer al estrés

- Frente a los problemas, establecer prioridades.
- Piensa en varias alternativas para encararlos.
- Evita los pensamientos catastróficos: "sé que me va a ir mal".
- Evita los pensamientos dicotómicos: "Todo o nada".
- No pierdas la objetividad ni la autonomía.
- Aprende a comunicar, a delegar, a pedir ayuda.
- Confía en tus capacidades intrínsecas.
- Dedícate tiempo para el placer.
- Toma contacto con tu cuerpo desnudo.
- No te anticipes mal al encuentro sexual: "voy a fracasar".

- Deja que el deseo se active gradualmente en el encuentro.
- Date el permiso para fantasear, para pedir lo que te gusta.
- Concédete todo el tiempo para la relación. No dejes que el otro te apure.
- Baja la propia exigencia. La perfección no garantiza eficacia.

## La oficina en la cama

Todos sabemos cómo influyen las preocupaciones en la vida sexual. La cama se constituye entonces en un espacio de conflicto, de dudas, o simplemente de indiferencia. La incomunicación agrega la cuota de distanciamiento de la pareja dejando que los problemas asienten en el medio. En otros casos no son precisamente los conflictos los que impiden el contacto sexual, convertir el espacio de encuentro en una oficina nocturna tiene las mismas consecuencias que los desvelos de otra índole. Hombres y mujeres suelen llevar a la cama, papeles, computadora, material de escritorio, etc., con la intención de acelerar una tarea pendiente, o lo que es más nocivo para la pareja, reemplazar el tiempo y la oportunidad del encuentro (muchas veces la única durante el día), por actividades laborales. Los argumentos son varios: "me presionan para que entregue el trabajo", "es el único momento que tengo para buscar información", "a esta hora estoy más tranquilo y me concentro mejor", "no tengo tiempo durante el día para responder tantos mensajes y lo hago de noche". En todos los casos, existe un estado de ansiedad que subyace, además de un sinnúmero de justificaciones y excusas que la acompaña. La ansiedad se cuela en la vida humana impidiendo establecer prioridades, ser objetivos y cuidadosos con la propia vida y la ajena. La incertidumbre mata la tranquilidad personal y la vida de relación. Creemos que si no cumplimos con el trabajo en tiempo y forma estamos en riesgo de perderlo, o nos exigimos de tal manera como si el jefe, el gerente o el capataz estuvieran junto a la cama dictaminando, o felicitándonos por la eficiencia incondicional. Y no sólo perdemos espacios de sosiego y placer que deberían ser destinados al descanso, a la recreación o a reencontrarnos con el amor y el sexo, también dejamos que se instale una costumbre, una nueva forma de rutina.

## El trabajo como defensa

En otros casos, el trabajo en la cama es una verdadera defensa que encubre miedos a la comunicación y al contacto sexual. La coartada del dolor de cabeza o el cansancio ya no es suficiente o ha sido cuestionada. Se hace necesario encontrar nuevas disculpas: extender la oficina a la cama suele ser la ideal. Es posible que la persona esté preocupada por algún problema sexual que le haya ocurrido en algún momento y tema a que se repita. Los hombres son más sensibles al "miedo a fallar" cuando han tenido algún inconveniente previo (sobre todo en la erección), aunque sea una única vez. El trauma de saber que el pene puede estar fuera de su control, volviéndose flácido en el instante de la penetración, los vuelve temerosos y se anticipan mal a un nuevo encuentro. Las mujeres son más susceptibles a la disminución del deseo o cuando el contacto sexual se ha vuelto rutinario, falto de intensidad y de novedad en la propuesta amorosa. En todos los casos se instala la rutina y la incomunicación. Los espacios vacíos, aquellos que deberían ser llenados por el diálogo franco, son completados por acciones o falsas justificaciones.

## La soledad protege

No sólo las parejas ocultan los problemas de relación, reemplazándolos por trabajo a la hora de estar juntos, también lo hacen las personas que viven solas. Muchas mujeres –y hombres– se recluyen en sus espacios con el fin de no exponerse a conquistas vanas. La soledad actúa como una defensa. La casa o el departamento se han vuelto territorios de protección ante las frustraciones amorosas. Para estas personas nada más cierto que "mejor estar solo que mal acompañado". El trabajo y la tecnología ocupan el lugar de la vida social y amorosa. Las redes sociales crean la ilusión de contacto con amigos y candidatos virtuales. Pareciera que el encuentro cara a cara, el compromiso afectivo, la comunicación honesta y la concreción de un proyecto de pareja fueran ideales cada vez más lejanos.

# Las curvas del deseo

## Definición de cronobiología: bases biológicas

La materia viva no se mantiene con un movimiento lineal, tiene oscilaciones rítmicas sistemáticas. Por lo tanto podemos decir que la cronobiología es el estudio de los fenómenos biológicos que se expresan con un patrón rítmico, ejemplo: las secreciones hormonales, el metabolismo corporal, la temperatura, el sueño, la alimentación, el sexo (etapas de celo en lo animales), etc. El ritmo es una propiedad fundamental de la vida.

## Los ritmos endógenos pueden ser:

- **Circadianos:** (de aproximadamente 24 hs) como pueden ser los de temperatura corporal, sueño/vigilia, ciclos hormonales).

- **Infradianos:** (menos de 24 hs) como sucede con algunas secreciones hormonales.

- **Ultradianos:** (más de 24 hs) como sucede con los ciclos menstruales.

- **Circanuales:** (anuales) ejemplo de la reproducción de algunas aves y mamíferos.

Estos ritmos demuestran que existe un reloj biológico que regula la actividad del organismo en sincronía con el ambiente, ejemplo: la relación con el ciclo luz/oscuridad, presión atmosférica, temperatura externa, ciclos lunares, etc. El principal sincronizador endógeno es el núcleo supraquiasmático del hipotálamo (pequeña región del Sistema Nervioso Central, localizada por encima de la hipófisis o pituitaria) al cual llega la estimulación de la luz ambiental mediante la vía nerviosa que conecta la retina-el hipotálamo y la glándula pineal (formadora de melatonina). El estimula lumínico alcanza entonces la glándula pineal (llamada por Descartes "el tercer ojo"), considerada como el principal mediador de la respuesta fisiológica del ritmo circadiano y circanual. La hormona que libera la pineal es la melatonina. El pico máximo de secreción se produce entre las 2 y las 6 de la mañana, independiente de las dos fases del sueño (REM y No REM). La secreción de melatonina está influida por la edad (es 3 a 5 veces mayor en niños y 2 a 3 veces menor en ancianos que en adultos, lo que explicaría los cambios en el dormir en los dos extremos de la vida), en verano adelanta 1 hora el pico secretorio, hay menor secreción preovulatoria y aumenta con el estrés y el ejercicio físico. Se ha visto que los niveles matinales descienden más rápidamente en los hombres que en las mujeres, sobre todo en horas tempranas, nivelándose con el hombre aproximadamente a las 9-10 de la mañana.

Todas las hormonas tienen su biorritmo, pero las que más influencia podrían tener sobre el deseo y la excitación sexual son la melatonina, la testosterona, el cortisol, la oxitocina y las endorfinas:

- **Melatonina:** produce sueño y aumenta entre las 2 y las 6 de la mañana.

- **Testosterona:** actúa sobre el deseo sexual tanto en el hombre como en la mujer, aunque los niveles son mucho más elevados en los varones. Su ritmo circadiano tiene un pico durante la mañana y decrece entre un 25 a 40% durante el atardecer.

- **Cortisol:** baja el deseo sexual. Se mantiene elevado durante las primeras horas de vigilia, disminuyendo entre las 8 a las 9 de la mañana.

- **Oxitocina:** tiene el beneficio de disminuir los niveles de cortisol, por lo tanto incrementa el deseo sexual. Sus niveles plasmáticos aumentan durante el juego sexual, la estimulación genital, la eyaculación y el orgasmo. Es una hormona que ayuda a tomar la iniciativa y dispone el cuerpo a la acción en general, incluida la erótica. Se ha comprobado además que ayuda a "olvidar" las conductas de aversión, favoreciendo al encuentro sexual en personas fóbicas o temerosas. Sin embargo su ciclo difiere de las hormonas anteriores, tiene picos bajos durante la mañana y se incrementa durante la noche.

- **Endorfinas:** son péptidos secretados por la hipófisis ante diferentes estímulos. Las endorfinas son potentes analgésicos y potenciadores de los centros del placer. Se incrementan con las caricias, el juego erótico, la risa, la eyaculación y el orgasmo. Producen sensación de bienestar.

## La mejor hora para el sexo

Si nos basamos en los ritmos hormonales circadianos podemos concluir que los mejores horarios para el encuentro sexual son por la mañana, cerca de las 9, y por la tarde, alrededor de las 16 hs. Una investigación de la Queen's University de Belfast, concluyó que el sexo matutino mejora funciones corporales. Consume aproximadamente 300 calorías, actúa favorablemente sobre el corazón y la circulación general, aumenta la testosterona y los estrógenos, con buenos efectos sobre los huesos, la actividad muscular, la piel, el pelo, etc.

Durante la mañana comienzan a descender los niveles de melatonina, incentivando el despertar, baja el cortisol (hormona que inhibe el deseo sexual) y aumentan la oxitocina y la testosterona, ambas estimulantes del deseo y de las acciones eróticas, sumemos que si el sueño fue reparador, el cuerpo está descansado y mejor dispuesto al encuentro. El sueño es fundamental para el sexo, se producen distintos procesos fisiológicos que "limpian" el cerebro de las impurezas que se han juntado durante el día, ayudando a estar más despejados, con mejor concentración y registro de las sensaciones eróticas. Los olores matinales también son estimulantes, recordemos que el olfato es uno de los sentidos más primitivos y está directamente conectado a las áreas "animales" de la corteza cerebral, como el sistema límbico, despertando emociones fuertes como la pasión y altos niveles de intensidad sexual.

Si durante la noche se han producido sueños eróticos es muy probable que las sensaciones placenteras persistan al despertar y durante el resto del día. La proximidad de los cuerpos favorece también a romper con ciertas reglas como la de "quien toma la iniciativa", en este caso es el deseo erótico y los cuerpos quienes toman las decisiones.

## El siestero

Los niveles bajos de melatonina y cortisol durante la tarde ayudarían a tener sexo. La siesta puede ser el momento ideal para el encuentro. En los medios urbanos se ha perdido esta buena costumbre. El horario laboral y la distancia de los hogares hace casi imposible un momento de descanso, menos que menos, darse el tiempo para tener sexo. En el interior, la cosa cambia, la siesta sigue siendo tan respetada como el horario nocturno. Algunas parejas aprovechan el fin de semana para tener relaciones sexuales a la hora de la siesta, descubriendo sus beneficios. Consejo: un almuerzo frugal, sin abusar del alcohol, ayuda a tener los sentidos más aguzados.

Por supuesto que la comunicación erótica no se vale sólo de los ritmos biológicos, necesita de otros factores de índole psicológica: deseo, acuerdo, afecto, intimidad y, si es posible, dejar el estrés y las preocupaciones de lado.

Sin embargo, con todos los beneficios que tienen estos momentos del día para hacer el amor, muchas parejas prefieren el sexo nocturno para los días de la semana, cuestión que cambia los fines de semana, donde se dan más libertades para el encuentro. El estrés laboral, el cansancio, las responsabilidades cotidianas, la presencia de hijos, etc., son algunos de los factores que las parejas citan como dificultades para disponer libremente de horarios de encuentros. No obstante, cuando se evalúan en profundidad, vemos que en muchos casos, las causas anteriores, actúan como excusas que obturan el deseo. A esto les respondo: no dejen que nada ni nadie impida la expresión del deseo; una caricia, un beso, un acto de ternura, un gesto sugerente, pueden romper con lo que se creía imposible.

# Las mujeres audaces

### ¿Será cierto que las mujeres fantasean y los hombres pasan a la acción?

En lo que respecta a tener sexo con tres o más en la cama, sí. Los varones, solos o en grupos, no se privan de tener sexo grupal. Y no importa si el deseo es hetero u homosexual. En cambio, para una mujer concretar la fantasía de estar con dos o más hombres y/o mujeres suele ser un problema. Todavía la mano del hombre sirve de guía para entrar en estos terrenos del placer. Las alternativas sexuales de muchas parejas incluyen fantasear primero y animarse después. La fantasía del hombre heterosexual sigue siendo prioridad: un macho y dos hembras excitan más que dos hombres y una mujer. Y si la mujer lo pide, tendrá que vencer la sensibilidad machista, ya sea por ver a la mujer con otros hombres, así como enfrentar los temores homosexuales que moviliza la propuesta. Fuera de la pareja, las damas son reticentes a dar el paso. ¿Será que una mujer sola no se anima, o su deseo sólo debe quedar como patrimonio de la imaginación? Intervienen ambas cosas: por un lado el temor de llevar desconocidos a la cama, y por el otro, la satisfacción que produce la fantasía sin necesidad de pasar al hecho. Porque, dejando de lado las experiencias grupales con personas conocidas (parejas, ex parejas, "amigos con derecho a roce", etc.), entrar en la cama con escorts o "levantes" ocasionales requiere de cierta audacia y un fuerte deseo que desafía a llevar adelante el impulso sexual. Casi una transgresión para los condicionantes de género. Sólo unas pocas contratan servicios de atención múltiple que se anuncian en páginas que inspiran alguna confianza.

## El goce en ascenso

Por supuesto que la mujer que se interna en los juegos eróticos con dos o más hombres gusta de un sexo intenso y variado. Nada de poses convencionales ni palabras románticas. Lejos de un rol "pasivo", ella pide, hace y acciona. Su comportamiento sexual cumple con las fantasías y se anima a más. La mujer que está con dos o más hombres sabe tener sexo y toma todos los recaudos para pasarla bien y no está pensando en situaciones amenazantes. La actitud de cuidado es primordial. Si lo hace para disfrutar del sexo, de su propio cuerpo, del contacto de los cuerpos, de la libertad que inspira, para nada querrá que la escena múltiple se altere por la desconfianza.

# Las mujeres pudorosas

La palabra "pudor" es simple, tiene un sonido suave, y el color rubicundo de la vergüenza. También goza de una acepción: honestidad. Es que el sentimiento pudoroso no puede ocultarse: revela sin tapujos el resguardo de la intimidad. El pudor es un sentimiento normal, saludable, y tiene la función de proteger nuestro mundo interno y el cuerpo, de experiencias desconocidas. También es esperable que gradualmente, al ir adquiriendo confianza, el pudor desaparezca o se reduzca, siendo casi imperceptible. Es muy frecuente que en los primeros encuentros amorosos el pudor se exprese en diferentes inhibiciones: "no digo", "no hago", "me gustaría, pero no me animo", etc. El pudor protege, no desea que se vulnere "el cuarto propio", el lugar sensible de nuestro ser. Sin embargo la acción pudorosa se puede convertir en un problema que complica la conquista y el encuentro erótico sexual. Las personas con exceso de pudor se anticipan con miedo, son presas de sentimientos de inferioridad, se ven ridículas, torpes, devalúan su físico, la gracilidad del cuerpo, y están pendientes a las reacciones del otro, interpretando los gestos ajenos como intimidantes. El pudor o recato es más frecuente en las mujeres. Las pautas sociales, culturales, religiosas, han actuado sobre los cuerpos y las mentes de muchas mujeres transformando la conexión consigo mismas y con su cuerpo en un problema que a veces asume las características de una verdadera fobia sexual. Se requiere de un esfuerzo para apartar algunos pensamientos negativos: "no soy atractiva", "no quiero que vea mis imperfecciones", "tengo que esperar que él tome la iniciativa", "no puedo parecer desesperada", "se va a dar cuenta de que me gusta el sexo", "me estoy comportando como una puta", "¡cómo puedo ser tan torpe al moverme!", "después me voy a reprochar por haber sido tan complaciente", etc. Como vemos, el pudor en exceso se instala creando la certeza de minusvalía, reduce lo mejor de cada uno a una serie de conductas susceptibles de críticas, reproches varios, que pueden incidir en otras áreas de la vida, no sólo en la sexual.

Una vez que se atraviesa el umbral del pudor, el componente subjetivo desmoralizador empezará a perder energía. La confianza es fundamental, más que en cualquier otra relación. No porque duden de la persona que los acompaña, sino por la constante de críticas y demérito a la que someten sus intervenciones amorosas. No piden despliegue ni arrebatos pasionales. Sólo exigen compromiso y buena disposición para llevar adelante una vida en pareja. Las mujeres pudorosas demandan la cuota de afecto que creen que merecen, no por egoísmo, sino para sentir que ya no tienen que temer, y como resultado allanar el camino para vivir la vida con plenitud. El amor trasforma sus estados de ánimo, les da firmeza y empuje a los proyectos en ciernes. No son perezosas ni se duermen en los laureles, muy por el contrario, trabajan para sostener el vibrato afectivo, la atracción y el respeto mutuo. Creo que en general las mujeres pudorosas, cuando superar sus inhibiciones, adquieren capacidad para reconocer señales amenazantes para su estima, alejándose de ellas cuando estas hacen su aparición. Claro que semejante aprendizaje no es gratuito. Les ha costado desde la niñez horas de llanto, desazón, aislamiento social y graves cuestionamientos personales. El manejo de la ansiedad que se anticipa al porvenir y el incremento de la confianza en sí mismo, son cambios necesarios que refuerzan las experiencias del Yo con el mundo propio y con los demás.

## Tácticas para mejorar la vida erótico-sexual de las mujeres pudorosas

• Disminuye la anticipación al dolor.

• Incrementa la confianza personal.

• Potencia el placer.

- Intenta no quedarte sola.

- El pudor es una sensación primaria. Nos ayuda a resguardar la intimidad ante experiencias novedosas, con el tiempo y la confianza ganada, irá desapareciendo.

- Cuando cortejes a alguien, piensa en otras situaciones en las que te sientas segura y espontánea.

- Concéntrate en los aspectos sugestivos del otro y piensa qué harías con ellos, ejemplo: "me gustan esos labios y te los chuparía todos". El acto de imaginar qué hacer con lo que se percibe del otro, crea una conexión que estimula la libido e impide que los pensamientos negativos se entrometan.

- Las experiencias del pasado deben ayudarnos a comprender las actuales. No transformes la situación que estás viviendo en un repaso de historias fallidas.

- En los comportamientos de sexuales, el repliegue debe ser usado para tomar envión, no para huir; a menos que el otro te haya dejado de interesar.

- No copies modelos ajenos más audaces para vencer el pudor. Será como ponerte un traje que no te pertenece. Acepta la vergüenza y dile: "estás conmigo, pues marchemos juntas". Será la mejor manera de no sentirla tu enemiga.

- Enumera cada uno de tus encantos. Sólo descríbelos, sin emitir juicios de valor ni críticas. En el momento del acercamiento puedes montarte a ellos para reforzar tu estima y mantener la atención en tus valiosas condiciones.

- El pudor en exceso te lleva a pensar demasiado en el otro. Tienes que ser egoísta y pensar en ti.

- Usa el gran poder de la fantasía para incrementar tus capacidades amatorias

- Trata de serenarte antes de los encuentros sexuales. Disfruta de los juegos eróticos. El poder concentrarte en la actividad sexual reduce los niveles de ansiedad y la urgencia por llegar rápido al orgasmo. Recuerda que la genitalidad es una etapa más del encuentro y no el objetivo final.

## La imagen corporal

La autoimagen, es decir, la imagen corporal que tenemos de nosotros mismos, es un aspecto fundamental en la construcción de la subjetividad. La juventud ayuda pero no es condición necesaria para sentirse bien. Los profesionales asistimos (cada vez con más frecuencia) a jóvenes con preocupaciones centradas en su cuerpo, más aún, en casos de distorsión de la imagen corporal, como ocurre en los trastornos de la alimentación, sobre todo en la anorexia. La imagen del propio cuerpo se construye en los primeros años de vida y en esta toma de conciencia influye la estimulación o la inhibición ejercida por los padres. Los niños necesitan explorar el entorno; es parte fundamental del desempeño motor y cognitivo del infante. Un niño con demasiadas restricciones externas se verá limitado para experimentar el vértigo de la conquista del medio, probar sus habilidades mentales y físicas y favorecer al desapego de sus padres. El niño crece en la doble dirección de construir su mundo propio y en un medio social. El primer vínculo que se establece es con la propia imagen corporal. Algunos estudios han revelado que las mujeres y los hombres homosexuales están más insatisfechos con sus cuerpos que los varones heterosexuales y las mujeres lesbianas. Sin embargo investigaciones recientes demuestran que los varones heterosexuales también muestran grados de insatisfacción corporal en lo que respecta a altura y musculatura, llegando incluso a padecer dismorfia corporal (preocupación constante centrada en el tamaño de los músculos). Los patrones físicos que más preocupan a las mujeres están centrados en el tamaño de los pechos, caderas y muslos, y además refieren que estas zonas son las preferidas por los hombres, atribuyéndoles entonces un valor especial en la atracción. Respecto a cuáles son los indicadores masculinos que las atraen, responden que la altura y la personalidad es lo más importante. Es interesante destacar que estas mujeres consultadas en el estudio (Stone College, 2009) revelan que los otros atributos físicos: ojos, sonrisa, musculatura, se convierten en seductores cuando entran en acción, es decir, por la intención o emoción que trasmiten. La influencia de los patrones sociales y de los medios de comunicación en la construcción de ideales de género es indiscutible. Se cree que la importancia de la altura (hombre más alto que la mujer) se debe a cuestiones asociadas con el "poder o dominación" masculina por sobre la femenina.

## La pérdida del atractivo físico

En el ámbito de la conquista amorosa se juegan indicadores físicos que sirven de guía o de conexión para que se desarrollen otros aspectos, quizá más sólidos y duraderos. ¿Pero qué pasa cuando la fuente de atracción corporal se agota? Ya he dicho que para las mujeres no importa tanto el cuerpo masculino, en tanto físico, sino a cómo el hombre "usa" o pone en acción, sus atributos corporales. Existe una conexión íntima entre el mundo emocional y la expresión del cuerpo. Por lo tanto la pérdida del atractivo físico del compañero es posible que aluda a la carencia del componente emocional: alegría, ternura, comprensión, pasión, deseo, enojo, motivación, reciprocidad, etc. Es probable que cuando se llega a ese estado de las cosas, el hombre haya perdido para él mismo su atractivo. Y esto no compete sólo a los hombres, aunque es posible que ellos sean más proclives al descuido personal que las mujeres. Volver hacia uno mismo no debería depender de cuestiones, sociales, ni económicas; ni estar mediado por patrones culturales de género. Debería ser un compromiso con nuestra existencia. Más allá de otros problemas vinculares, las parejas se quejan de apatía, falta de emoción, falta de dinamismo, comodidad nociva, exceso de responsabilidades laborales, pérdida de imaginación, de espontaneidad. La vida se ha vuelto gris. Y así los cuerpos agotan sus posibilidades de resurgimiento.

## Consejos para mejorar la imagen corporal

- El cuerpo expresa tu mundo interno. Toda la belleza se vuelve inerte si no hay gracia, frescura, emoción, espontaneidad en tu interior.

- No debes permitir que las responsabilidades externas desplacen el cuidado personal.

- No te guíes por patrones que homogenizan la belleza. La esencia de cada uno será siempre será irremplazable.

- En el ámbito de la pareja no caigas bajo la premisa: "ya no me atrae". Intenta acercarte, acariciarlo, recuperar el contacto perdido.

- Abran espacios para comunicar lo que ocurre.

- Recuperen momentos de intimidad: una salida, un café, quedarse solos una noche, ayudan a romper con la rutina.

- No cedan ante la comodidad, los objetivos materiales, la precarización de la esperanza.

# Género, roles y sexualidad en el siglo XXI

## Ser padre a los 50

En estos tiempos que vivimos, llegar a los cincuenta es sentirse joven, con experiencia, liberado de algunas normativas sociales que presionan a los 30 y a los 40 (trabajo, status social, pareja, familia, casa, etc.) y con una visión del porvenir más realista, y por qué no, desafiante. Ser padre a los cincuenta es cada vez más frecuente y merece algunas consideraciones. Por un lado la paternidad madura refuerza un status viril no inscrito al valor procreativo ni a la construcción de una familia como núcleo social (como seguramente ocurrió con sus primeros hijos en caso de haberlos tenido); ahora tiene la oportunidad de asumir su función paterna sin los condicionantes de género, pero sí asociada a un deseo más auténtico.

## Una nueva oportunidad

Creo que de todos los paradigmas de la "nueva masculinidad" ser padre en la quinta década de la vida representa la prolongación de la virilidad, la fuerza, el vigor y la actitud joven en cuerpo, mente y acción. Los hombres de hoy tienen la oportunidad de integrar la paternidad juvenil, aquella que desarrollaron siendo más jóvenes (guiados por el deseo y el condicionante cultural de conformar una familia) con un nuevo deseo, más ligado a un valor subjetivo y propio. De él dependerá la integración de sus diferentes roles y dar respuestas afectivas a las demandas de los pequeños (hijos y nietos), además de acompañar a sus hijos mayores. Ya no hay rechazo al hombre que se tiñe, se cuida la piel, hace gimnasia, se controla periódicamente el colesterol y toma Viagra para lograr una buena y segura erección. Tampoco al papá maduro, sensible, pleno con sus experiencias de vida.

## Los amos de casa

Hace tiempo que la tecnología se ha metido en nuestros hogares ejerciendo un rol protagónico. Desde las viejas audiciones radiales, pasando por la TV, hasta la omnipresente presencia de la Internet con sus redes virtuales, lo público se anuda íntimamente con lo privado. Y con ello vienen aparejado cambios en la vida interpersonal, sobre todo en la pareja y la familia. Hoy en día, muchas empresas permiten que sus empleados ejecuten sus actividades desde el hogar, promoviendo nuevas dinámicas en la vida privada. En algunos países de Europa y Estados Unidos se habla del *"housebands"* es decir "los amos de casa", hombres que antes salían de sus moradas a trabajar y ahora lo pueden hacer en el seno de sus hogares ocupándose además, de las tareas ligadas al quehacer cotidiano. Para algunos la resistencia es mucha y defienden a capa y espada los horarios de trabajo como si estuvieran en sus oficinas, bajo la mirada atenta del jefe virtual. Otros se animan más allá de la pantalla y colaboran con sus mujeres e hijos cuando surgen demandas inesperadas, convirtiéndose en verdaderos "amos de hogar", sobre todo cuando sus esposas no han conseguido los beneficios del "trabajo en casa". Esta nueva dinámica de roles, cuando se ejerce con libertad, equilibrando las exigencias laborales con las domésticas, crea un marco de alivio y mejor disposición para las parejas. Por supuesto que luego no valen los reproches, es decir "pasar factura" por lo realizado. La redistribución armoniosa de las tareas en la amplitud del tiempo debería constituirse en el mejor recurso para romper con los determinantes de género asociados al trabajo, y por ende, a los mecanismos de dominación masculina y sumisión femenina que aún subyacen como patrones culturales. Todavía muchas mujeres llegan cansadas de sus trabajos y tienen que ocuparse de la cena y el cuidado de los hijos mientras sus hombres preguntan impasibles: ¿te ayudo en algo?

## Perfil del "amo de casa"

En nuestro medio la figura del "amo de casa" está asociada al hombre desocupado más que al trabajador activo. La crisis de 2001 puso de relieve la figura del hombre de clase media, calificado, sin trabajo y sin nuevas herramientas para buscar otras ocupaciones menos profesionalizadas. Por el contrario, el perfil del "amo de casa" es un hombre de medio urbano, empleado o profesional autónomo, con salario y beneficios sociales, responsable, idóneo y si es posible con algunos rasgos obsesivos para autoimponerse disciplina. Los rasgos de perfeccionismo y exigencia personal llevan a muchos hombres a padecer más que a disfrutar de los beneficios del trabajo en el hogar. Sufren por no poder aunar ambas actividades, viven en el dilema, o se encierran en sus escritorios y que el mundo estalle a su alrededor. Otros claudican y vuelven a sus oficinas impersonales.

### Un "amo de casa" por aquí, por favor

Sin duda, las mujeres están más preparadas que los hombres para congeniar el trabajo con el hogar sin desesperarse. En el comienzo la búsqueda de horizontes personales las saca de sus hogares de origen y las impulsa al crecimiento propio. La llegada de una pareja e hijos moviliza capacidades intrínsecas para afrontar los requerimientos de la vida privada, social y laboral. La mujer aprende a diversificar sus acciones y puede realizarlas con igual energía. Sin embargo, la ayuda de sus parejas no viene nada mal. Los hombres "amos de casa" tienen que aprender a bajar sus grados de exigencia, a organizar las actividades contemplando las demandas cotidianas y los recursos para afrontarlas, ejemplo: organización del día, ponerse límites, alternar estímulos gratificantes (jugar con los hijos, salir de compras, escuchar música, pasear por el barrio, etc.). Y, por sobre todas las cosas, tener el convencimiento de que todo avance tecnológico los debe ayudar a vivir mejor.

## ¿Las mujeres son machistas?

Que las mujeres avanzaron con creces en distintos ámbitos de la vida social no es ninguna novedad; que los hombres tuvieron que responder a las vanguardias femeninas con nuevos comportamientos, tampoco. Desde hace unas décadas a esta parte las relaciones amorosas y familiares se han visto modificadas. La palabra "machismo" define el comportamiento dominante del hombre sobre la mujer, cosa que antes estaba naturalizada en la construcción misma del género masculino. Lo que antes era "normal" y no se denunciaba, comenzó a ser cuestionado como una postura dañina, humillante, violenta, héterosexista y reguladora de los roles sociales y sexuales. Sin embargo, no todo es "color de rosa", y aún "el celeste sigue prevaleciendo en el imaginario de muchas mujeres. Y si no, hagamos el ejercicio de observar a nuestro alrededor y ver cómo las parejas heterosexuales, en algún momento del proceso de la relación, comienzan a cuestionar las practicas progresistas y hacer valer de algún modo los viejos esquemas arquetípicos. Las mujeres quieren hombres sensibles, aunque aguerridos, viriles y audaces. Los hombres gustan de las mujeres independientes, pero en algún momento pedirán mayor compromiso con la casa y la crianza de los hijos. Las mujeres avanzan y conquistan, pero todavía esperan que sean ellos los que tomen la iniciativa. También gustan de los rasgos de caballerosidad, halagos o invitaciones. Un hombre que tiene medios económicos, pero a la hora de pagar un café o una cena, pide compartir los gastos, será sospechado de egoísta, poco caballero, narcisista, o simplemente machista. Y posiblemente la mujer no se equivoque.

## ¡Machos, no machistas!

Por supuesto que cinco o seis décadas no son suficientes para modificar miles de años de historia antropológica, social y cultural que regularon las estructuras de género. No obstante, las modificaciones se aceleran en pos de generar nuevas pautas en las relaciones amorosas. Vivimos una etapa de transición tendiente a una mayor equidad entre los géneros, además de abrir el panorama a nuevas configuraciones genéricas.

Las mujeres heterosexuales no quieren hombres "machistas", tampoco hombres débiles, sensibles al extremo y con pocas ambiciones. Desean "machos", es decir, destacan el valor de la virilidad con sus características: fuerza, potencia, vigor, aspiraciones propias. Y les agregan nuevas: compañerismo, humor, expresión de las emociones, comunicación, habilidades de conquista, experiencia erótica, etc. No quieren ser dominadas, ni ser ellas las que dominan la relación. Hay una búsqueda de equidad, no sólo en la distribución de los valores y las responsabilidades de pareja, sino en la fuerza motivacional que mueve, empuja, construye la relación. "Quiero un hombre que sea compañero, que camine junto a mí, ni adelante, ni atrás, juntos", se escucha con frecuencia. Los hombres están mejor dispuestos al cambio, siempre y cuando no se sientan avasallados ni se les pida dejar de lado aspectos esenciales de su mundo, ejemplo: trabajo, familia de origen, amigos, tiempos personales, responsabilidad para con los hijos de relaciones anteriores (en caso de tenerlos), etc. Muchos encuentros amorosos de las personas por encima de treinta o más años están signados por la ansiedad. Y, cuando se presenta la ansiedad, se instala la búsqueda de la certeza, es decir de aquello que nos brinda seguridad inmediata, aunque después nos demos contra la pared. La necesidad imperiosa de conseguir y estar en pareja, además de cumplir con las normativas esperables: vínculo amoroso, convivencia, familia, hijos, ser parte del grupo de pares, impide que las personas se conozcan mejor. En realidad se responde a un "mapa interno" de lo que debe ser el otro, más que a la realidad que el otro representa. En este movimiento agitado por estar en pareja, la certeza se aferra a los aspectos más conocidos de los hombres, y no es prioridad en ese momento diferenciar si es "macho" o "machista", es un varón y con eso basta. Después vendrán las revelaciones, a veces dolorosas, y la típica frase: "¿con quién estoy?".

# Ya no hay mujeres

Está claro que los rasgos de personalidad y los comportamientos de los hombres no son inmunes a los cambios culturales. Desde el punto de vista social los hombres son más lentos para aceptar los cambios. Romper el molde de lo preestablecido representa un inmenso riesgo: la pérdida de la virilidad. Hoy en día el hombre ha quedado rezagado sosteniendo el estandarte de la virilidad y las mujeres han avanzado construyendo su propia noción de feminidad.

## Geishas y Diosas

Los sentimientos convierten a las mujeres en geishas, diosas, monjas o desequilibradas. Son polo de atracción o de rechazo. Las variaciones en el área emocional son muy evidentes en aquellas mujeres que muestran desde muy jóvenes rasgos de inestabilidad. Otras se vuelven más emotivas y lábiles de humor después de los cuarenta. Son este tipo de mujeres las que provocan reacciones de rechazo en los hombres que no las conocen y pretenden acercarse. Los hombres insisten en estar con mujeres "estables", que no "les rompan las pelotas", es decir, que no les cuestionen sus amistades, los horarios laborales, ni los atosiguen con mensajes controladores.

El otro factor desconcierta a muchos hombres, es el "pensamiento rebuscado" de ciertas mujeres. Los hombres le temen a ese tipo de trampa que amenaza con ser un "agente de posesión". El pensamiento femenino tiene tantos ribetes que el hombre teme sentirse atrapado, con la sensación creciente de que nada de lo que haga va a ser suficiente. Algunos teóricos están convencidos de que nunca se sabrá "qué es una mujer y qué es lo que necesita de un hombre". Ser más madre es, sin lugar a dudas, el rol más definido. Fuera del mismo, "ser una mujer" en todo sentido es un misterio que el hombre actual no está dispuesto a descubrir, menos que menos en la fase de conquista.

## Sin hijos pero mía

Otro tema que asusta a los varones es "la obsesión" que tienen algunas mujeres por ser madres. Ellos no quieren ser animales que aportan el semen, y adiós. Temen quedar desplazados del vínculo madre-hijo, atravesados por el rol de seminales, proveedores de dinero y bienestar ajeno, soportando las demandas de mujeres que no esperaron a que se consolidara la relación, o se convencen de que el plus de la cuota alimentaria terminará "alimentando" a peluqueros o dueños de casas de ropa. Sin embargo, hay mujeres que no insisten con el tema de la maternidad, o ya tienen hijos de parejas anteriores, o directamente no les interesa tenerlos, quieren a su hombre para ellas solas. La construcción del modelo independiente la exime a la mujer de su deseo de ser madres, pero le exige no renunciar al estereotipo de independencia logrado. Son mujeres que se valen por ellas mismas, seguras, confiadas en sus capacidades. Estas damas tan independientes también asustan: Si el hombre "descubre" que la autonomía es un estandarte irrevocable tendrá que generar alguna adaptación para permanecer a su lado, sin demandas ni reclamos.

## Viriles, pero libres

Los hombres se han vuelto muy susceptibles a las mujeres adultas (con las jovencitas se entregan con menos o nulas pretensiones). Temen convertirse en objeto de demandas, insatisfacciones crónicas, o bien ser sementales descartables. La racionalidad les indica que es posible tener un *touch and go,* con *partenaires* adultas para probar sus capacidades de conquista (virilidad, dominación, jactancia, y despliegue de la ilusión) sin desgaste emocional ni económico (en las salidas se respeta el "pagamos a medias"), y con la ganancia extra de saber que el estandarte de la masculinidad permanecerá en alto. Por lo general la huída "salvadora" es rápida, súbita, silenciosa. Si el hombre, en cada nueva relación, pone a prueba sus capacidades de conquista va a exigir que la mujer también lo haga.

## Tips para relacionarnos mejor

- Romper con los preconceptos sobre las mujeres.

- Sostener los mitos o prejuicios sobre las mujeres anula toda novedad o misterio.

- Incorporar cambios para enriquecer la relación.

- Respetar la independencia de cada uno. Trabajo, amistades, hijos, espacios personales, etc.

- La pareja se construye de a dos. No intentes modelar al otro a tu imagen y semejanza.

- La comunicación abierta y franca es esencial.

- Probar las capacidades viriles es una pauta cultural. Pruébate como hombre libre de condicionamientos.

- El deseo de un hijo puede surgir de la relación o de una de las partes, en este caso comunica tu deseo sin temor.

# Volver al ex

A la hora de salir de nuevo a la conquista las quejas de muchas mujeres hacia los hombres se multiplican. Ellas repiten: "no se quieren comprometer", "seducen, prometen, y después te plantan", "sólo piensan en ellos y en salir con sus amigos". Y ni hablar en el terreno sexual: "Si avanzamos vamos muy rápido, si esperamos somos demasiado apocadas". "¿Quién entiende a los hombres de hoy?", dicen con mezcla de bronca e impotencia. Ellas eran las imprevisibles, no los hombres. Ante este panorama confuso para algunas, para otras desolador, hay que buscar alternativas que les den consuelo, y si es posible, calmen la vivencia de decepción.

## Amigas del presente

Cuando una mujer vuelve a estar sola, el grupo de amigas funciona como una red de solidaridad y contención. Siempre habrá palabras de aliento e infinidad de historias que hablan el mismo idioma de la desilusión. El café entre amigas suele resultar un espacio de confesión de los aciertos y errores que tiene toda relación, haciendo especial hincapié en las nuevas conductas masculinas. Sin embargo, hay cosas que no se cuentan para no escuchar las reprimendas de sus pares. Confesar que se llamó al ex para pasar una noche de sexo, y más aún, cuando se repitió el encuentro y "la pasé muy bien" suele ser juzgado por sus iguales como un acto de debilidad.

## Amores del pasado

Las mujeres que buscan al ex para tener sexo se amparan en el argumento de la "falta de hombres", o en los comportamientos histéricos que despliegan los varones con el fin de seducir y tener sexo sin avanzar más allá (aunque en el cortejo la labia aluda a todo lo contrario). "Antes de escuchar la sarta de mentiras prefiero volver a lo seguro", dicen persuadidas. No obstante, ellas tienen algunas premisas para no sufrir, o ser presa, al otro día, de culpas y autoreproches: convencerse que sólo será para tener sexo, intentar dejar claro el propósito del encuentro, no extender la relación y coartar todo intento de ir más allá son algunas de las pautas. A veces, los imperativos para no sufrir ni provocarse expectativas se sostienen sin indulgencia. Hay que estar segura de lo que se quiere: ni confusiones ni culpa. Y mucho menos sentir que se está "usando" al otro.

## Causas y consecuencias

En algunos casos el enganche sexual supera los motivos de la separación. Necesitan verse para reproducir algo de la intensidad sexual que hubo en el pasado. Otras historias revelan que la excusa de la "falta de hombres" para reiniciar la vida amorosa con otro, y la búsqueda del ex como consecuencia, encubre la necesidad de un período de transición hasta la separación total. Pareciera que la vuelta al ex actualiza el dicho: "más vale lo malo conocido que lo bueno por conocer". Quizá lo malo no era tan malo, ni tan bueno lo que viene después.

En el mejor de los casos, la experiencia del reencuentro "con condiciones" sirve para revalorizar lo vivido, integrando los aspectos negativos y positivos que tuvo el vínculo. En los peores casos (por el sufrimiento que conlleva) poco o nada del convencimiento inicial queda en pie. El rescate de lo positivo de la relación pasada queda sepultado por nuevos reproches, agresiones y renovadas mentiras, etc. Y, como cierre, una "encamada" feroz quizá sea preámbulo para un futuro nuevo encuentro.

## Las mujeres "puma": ¿Moda o movimiento social?

Las nuevas dinámicas en las relaciones amorosas, sobre todo aquellas gestadas por mujeres, están en un principio sometidas a la crítica social (por lo tanto, se ocultan), a las bromas, o a ser patrimonio de aquellas féminas que se animan a todo. Recién cuando la evidencia y la imposibilidad de frenar las tendencias que ellas imponen superan a cualquier intento de control, serán vistas como un fenómeno digno de estudio. Estoy convencido de que esto mismo sucederá con las denominadas "Mujeres Puma" o *Cougar Woman*. Hasta el nombre elegido remite a hembras desesperadas que salen a la caza de hombrecitos jóvenes (algunos los denominan *"toy boys"*) para saciar su hambre de carne joven. El término fue popularizado por la actriz Courteney Cox en su serie televisiva *Cougar Town*, donde protagoniza a una mujer madura sexualmente agresiva para con los muchachos. La historia les viene reservando un lugar: Isabel I, Catalina la grande, Colette, Mae West; el personaje de Sunset Boulevard (Norma Desmond) interpretado por Gloria Swanson, Anne Bancroft en *El Graduado;* Liz Taylor, Cher, Ellen Degeneres, Samantha de *Sex and de City,* Demi Moore; las nuestras: Nacha Guevara, Susana Giménez, Moria Casán, Graciela Borges, Graciela Alfano, mi tía, que hace más de diez años vive con un hombre veinte años menor, y tantas mujeres que animaron a estar, a disfrutar, a vivir con un hombre más joven.

## Perfil de la mujer Puma

Estas son algunas de las características que las definen: más de 40, Independientes, osadas, con buen trabajo, sociabilidad, seguridad económica y vida urbana. Algunas han cumplido con las reglas del matrimonio, han tenido hijos y se han divorciado, otras defienden su soltería y la autonomía ganada. Todas tienen una premisa que las identifica: no quieren estar con tipos mayores que ellas, menos que menos si son esquemáticos, conflictivos, demandantes, posesivos o se jactan del poder que da un cargo o el dinero. Ellas quieren frescura, cuerpos gráciles, mente abierta, cierta cuota de singularidad, si es posible exótica; y como garantía de mayor compromiso, que el joven haya pasado por alguna instancia social: parejas anteriores, matrimonio, hijos, etc. Si la corriente de las Mujeres Puma comenzó como un juego de mujeres maduras buscando hombres entre 10 a 20 años menores que ellas, casi exclusivamente para tener encuentros sexuales o de corta duración, hoy la movida se está convirtiendo en un fenómeno social que revela cambios en los comportamientos de género, tanto de las mujeres como de sus *partenaires* hombres, y por qué no, otras mujeres (como Ellen Degeneres y su esposa Portia De Rossi, quince años menor).

## Los complejos a la hora del amor

Para las mujeres amar a un hombre más joven es un acto de transgresión. Y no sólo se transgrede la pauta social que impugna desde el vamos la relación, recordemos el refrán: "el que se acuesta con niños amanece mojado", que alude claramente al castigo por crédula, por confiar en la inmadurez juvenil, sino también a la impronta social sobre el propio cuerpo femenino: el valor de la juventud es la fertilidad. Vencer a los determinantes culturales es un desafío que trae sus frutos. No obstante, no es una tarea fácil. Las Mujeres Pumas deben afrontar los fantasmas que todo partenaire joven moviliza: la diferencia de edad, la falsa idea de reconquistarlo día a día, ocultar las arrugas o la flacidez del cuerpo, someterse a tratamientos estéticos, ejercicios tediosos, o elegir ropa que no condice con sus gustos. Qué paradoja: tienen el temple para desafiar a la sociedad amando a alguien más joven y, con tal de mantenerlo, se someten a los otros parámetros que la sociedad marca: el ideal de belleza, la homogeneidad estética que arrasa con toda la autenticidad y comportamientos de complacencia.

## Los *toy boys*

Cuánto de burla hay en estos términos que los medios imponen cuando las relaciones amorosas salen de lo acostumbrado. A pesar de los cambios en las relaciones humanas, aún rechazamos las diferencias, quizá también porque los mismos protagonistas de la historia muestran su experiencia disociada de los verdaderos sentimientos. Se exhibe la relación amorosa como un acto de rebeldía, una conducta osada, desprejuiciada, pero no se dice nada de los dilemas internos, los conflictos que albergan las mujeres maduras que aman a los hombres más jóvenes. Así, para el imaginario social, una Mujer Puma tendrá a su cachorro, a su juguete, como una especie de presa aferrada a sus garras llenas de anillos.

Los jóvenes que deciden estar con alguien mayor gustan del cuerpo y la experiencia amorosa que se les ofrece. Ellos no se someten tampoco a las reglas de la virilidad que impone la búsqueda de mujeres siempre jóvenes, quizá con la premisa interna y darwiniana de perpetuar la especie. Sin embargo exigen de ellas singularidad, rechazan la homogeneidad estética, no quieren clones ni malas reproducciones de personajes de series americanas: quieren mujeres auténticas.

## Mujeres piratas

Todos sabemos de los avances de las mujeres por mayor equidad con los hombres, ganando terrenos antes impensados por el género. Y hasta igualaron y superaron a muchos hombres en la audacia para seducir, conquistar, y tomar la iniciativa para el sexo. Ya no son aquellas jóvenes inocentes que esperaban el cabeceo del hombre para salir a bailar, ni tienen que soportar el codazo incitador de la madre "cuida" aprobando el acercamiento. ¿Pero qué pasa con algunas modalidades "non santas" como "trampas" o conductas "piratas", patrimonio de la seducción masculina? ¿Existe una búsqueda de igualdad, una especie de paridad con los hombres en la conquista "tramposa"?

### La naturaleza del picaflor

Probar las habilidades de conquista y darle el "broche de oro" con una buena erección siguen siendo refuerzos positivos para el ego varonil. Los hombres quieren seguir confiando en sus dotes viriles signadas por la seducción, la fuerza corporal, el vigor, la rigidez de su pene y si es posible la jactancia ante su grupo de pares. Salir de "trampas", ser "pica-flor" es para muchos una conducta "natural", arraigada en la estructura de ser machos y diferente de las necesidades de las hembras. Convencidos de los determinantes de su naturaleza viril salen a la conquista, solos o en grupos, redes sociales mediante, o confiando en la labia y el contacto cara a cara, con las antenas puestas en sus lugares de trabajo, en la calle, en bares, etc., cualquier lugar y momento puede convertirse en una oportunidad de encuentro. Así como se convencen de sus dotes de cortejo, saben poner los límites a tiempo para no convertir un refuerzo para su ego viril en un conflicto desmoralizador: una trampa no debe ser una relación. Las trampas son refuerzos para el Yo y de ninguna manera significan un vínculo amoroso.

## La feminidad no integra "la trampa"

Las mujeres están aprendiendo a encontrar refuerzos positivos en estos encuentros fugaces. Sin embargo, la feminidad como estructura subjetiva ha requerido por siglos de otras ganancias: afectividad en el vínculo sexual y de pareja, la maternidad, el cuidado del hogar, crianza de los hijos, y poco y nada ha considerado –por el contrario, ha reprimido y en muchos casos castigado– poner en juego la seducción, la búsqueda de nuevas sensaciones físicas, "abrir los poros" a la erótica y al sexo. Si los varones buscan probarse en cuerpos nuevos para reforzar su virilidad narcisista, las damas salen de "trampa" para sentir sensaciones que sus parejas no les proveen como ellas quisieran. Los discursos de estas mujeres están llenos de insatisfacciones, de carencias o de imposibilidades para hablar con sus parejas lo que les pasa. Algunas se animan a hacer con otros lo que jamás harían con sus novios o maridos. La experiencia fugaz y novedosa las vuelve más fogosas y abiertas al sexo por el simple hecho de que muchas aprendieron a reprimirse para no ser vistas por sus parejas como "experimentadas" o "hipersexuales". Algunas se critican y culpan por lo vivido; en otras la experiencia es tan rica en términos de sensaciones nuevas y recupero de las ansias juveniles que obtura cualquier atisbo de remordimiento, y finalmente están las que se animan a exigir cambios con el fin de dejar de "buscar afuera" lo que tendrían que conseguir en el ámbito de la pareja. En fin, diferentes respuestas subjetivas a la experiencia de lo efímero. Si en los varones, poner a prueba la virilidad naturalizó "la trampa" y el límite (no compromiso emocional) como consecuencia necesaria, en las mujeres esta cuestión aún no ha sido internalizada. Si los hombres "piratas" conquistan y salen rápidamente en búsqueda de otros territorios, henchidos de confianza, seguridad y orgullo viril, en las mujeres "piratas" aparece el temor a quedarse en el territorio, esto es, a enamorarse y vivir una vida paralela.

Las convenciones de género siguen dando batalla con tal de permanecer en el imaginario social. Y si de relaciones amorosas se trata, un hombre joven con una mujer mayor será visto ante todo como un "oportunista" con ansias de dinero o ascenso social o "un nene de mamá" que busca la teta "simbólica" (y real), proveedora de cuidado, afecto y alimento. La mirada ajena es crítica e impiadosa, bien diferente es a la inversa: un hombre mayor con una jovencita.

Dejando de lado los condicionantes externos, encontramos al hombre joven, que desea estar con una mujer que lo supere en edad, es su "target"; y está el otro que vive la experiencia como algo novedoso, y por qué no, posible. En ambos ejemplos existe el deseo que lo une a una dama que lo supera en edad. No hay en ellos intenciones espurias ni pulsiones inconscientes que guían las elecciones de pareja. Estos hombres salen del molde preestablecido (estar con una mujer joven o con escasa diferencia etaria) y se dejan llevar por la nueva relación sin reproches o cuestionamientos. Son congruentes con lo que sienten. Entre sus argumentos, valoran a la mujer con experiencia de vida y rechazan la homogeneidad, el pensamiento rebuscado, las quejas y los conflictos sin sentido y la conducta posesiva. Viven con libertad y optan por mujeres libres. La experiencia humana es tan vasta y compleja que no debemos limitarla a unos pocos modelos de relación. Entre seres adultos todo es posible si existe acuerdo. No obstante, existen excepciones: jóvenes que buscan mujeres más grandes para valerse de las comodidades y del dinero que estas les ofrecen. En estos casos la determinación del varón es bien consciente, voluntaria, y sólo tiene fines utilitarios. Los varones que buscan sacar provecho de este tipo de relación tienen una ductilidad para convencer a la mujer del amor que sienten por ellas, son manipuladores, carecen de franqueza y dejan siempre entrever la diferencia de edad.

## Mujeres que pagan por sexo

En *Perdidos en la noche* (*Midnigth cowboy*, 1969) un joven John Voight llega a New York con la idea de convertirse en gigoló y vender sus servicios a mujeres ricas, cosa que no logra; no porque no existan mujeres capaces de pagar por sexo: es demasiado inocente, tosco, y su miembro no responde a la premisa "haz el bien sin mirar a quién". Las mujeres que optan por contratar *escorts* o acompañantes ya no son las ricas o las excéntricas que aparecen en el film. Cualquier mujer que cuente con deseo, confianza personal y algo de dinero que esté cerca de cuatro cifras puede acceder al servicio.

## Del *strip tease* a la cama

En nuestro país la modalidad de las mujeres de pagar por sexo llego de la mano de la exposición del cuerpo masculino en reuniones o fiestas sólo para damas. La figura del *stripper* varón abre el imaginario femenino a la posibilidad de "tener" un cuerpo musculoso, seductor y bien dotado, con sólo preguntar ¿cuánto cobrás? Está de más aclarar que el *stripper* hace un show de desnudo y no necesariamente vende servicios sexuales, aunque un porcentaje de ellos prolonga su trabajo fuera de los escenarios. En algunos casos, después de haber pasado por novios o maridos aburridos o con parejas abiertas o "camas de tres", ellas se atreven a ir un poco más allá y contratan solas los servicios de un acompañante. La Internet ha facilitado el encuentro entre la oferta y la demanda, sin las páginas de promoción se hace más difícil. Pocas mujeres se animan a confiar a sus amigas las ganas o la experiencia vivida con un *taxi boy*, por lo tanto son raras las confidencias y menos las recomendaciones. Si tienen amigos gay es posible que ellos sean los únicos en enterarse; con ellos dejan de lado sus pudores y el supuesto de que serán criticadas o "mal vistas" por sus pares. Las diferencias de género aún están vigentes: un hombre, no importa el deseo sexual, tiene el permiso social para hacerlo, las mujeres, no. Hasta el divertimento todo bien, pero pasar a la cama es cosa de "putas", excepto que la riqueza o la excentricidad las califique de esnob.

## Las diferencias del sexo

Las mujeres que superan los primeros miedos o pudores se animan a repetir la experiencia, muchas veces con el mismo joven. A diferencia de los hombres homosexuales que priorizan la virilidad en exceso (varones activos, musculosos, con medidas genitales superadores de la media). Las mujeres quieren en su cama al guerrero y al príncipe, combinación justa de fuerza, sensualidad y romanticismo. Los varones *escorts* saben cuáles son las necesidades de sus clientas y están prestos a complacerlas, además acostumbran a llamarlas y les recuerdan que están disponibles *full time*. Es frecuente que ellas repitan los encuentros con el mismo *partenaire*, excepto que este no haya logrado satisfacerlas, a diferencia de los varones hétero u homosexuales quienes prefieren la diversidad de cuerpos y experiencias. La recomendación de tener alguna referencia de a quien se contrata es una regla para todos, no importa el sexo. Los foros de gente que contrata *escorts* suelen brindar información sobre seguridad y confiabilidad. Una página de Internet es más confiable que los servicios callejeros; un hotel protege más que un departamento, comentar a un amigo la salida puede dar más tranquilidad que guardar el secreto. En fin, recaudos cuando se intima con desconocidos.

## Lugares excitantes

Mantener la intensidad del encuentro erótico es una tarea que hay que tener muy en cuenta. La vida sexual es sensible a las nuevas experiencias y se enriquece con ellas, pero también se acostumbra fácilmente a las formas de relación, sobre todo si estas "funcionan" a la hora de hacer el amor. Muchas parejas suponen que incluir variantes podría "romper" la "magia" de lo hasta ahora conseguido, y otras se animan a sacudir la rutina. No siempre existe el mismo grado de apertura para hablar, proponer, o disfrutar del sexo con libertad. Aun así, las personas se animan más que antes a probar distintas alternativas. Tomar la iniciativa para "salir de la cama" y explorar otros sitios para el placer puede ser una aventura excitante que aportará nuevos bríos. La habitación ha sido el lugar clásico por excelencia, y para aquellos que les cuesta dejarla, hacer mínimos cambios redundará en beneficios para el sexo. Convertir el cuarto en un espacio sugerente: luz tenue, colores cálidos, una melodía envolvente o ver juntos una película erótica son algunas alternativas. Otros sitios que contribuyen a romper con los lugares conocidos son: el baño, compartiendo la ducha o un baño de inmersión; la cocina, en la mesa o apoyados en la mesada; el sillón del living; los balcones, jardines, terrazas; el ascensor (sobre todo para dar comienzo al juego erótico). Fuera de la casa, el hotel alojamiento es la opción más buscada. Los hoteles ofrecen distintos servicios, incluyendo el pernocte, pero son más caros. Lo importante es pasarla bien. Para los que les gusta cierto riesgo prefieren el automóvil, o en lugares oscuros, o desolados como obras en construcción o terrenos baldíos. En los medios rurales la naturaleza y la intemperie sirven muchas veces de testigo. La frase "el hombre es un animal de costumbres" no le hace nada bien a la vida sexual. Es imprescindible provocar nuevas acciones y hacernos el tiempo para un encuentro más prolongado, y por supuesto, alternar lo conocido con la novedad.

## ¡Te lo dije! La reacción de las amigas ante un nuevo candidato

Escuchar de las amigas la consabida frase: "¡Te lo dije!", no es nada agradable, sobre todo cuando las heridas por una nueva decepción amorosa todavía están a flor de piel. Se dice que el "amor es ciego". Y creo que es verdad: el amor, como todo afecto o emoción, entorpece las capacidades cognoscitivas. Todos los que hemos pasado por ese estado sabemos lo que se siente: la realidad queda envuelta por un velo suave, agradable, que sólo deja traslucir lo mejor del otro, dejando en otros planos menos relevantes los aspectos conflictivos que la intuición y la percepción capta. Las mujeres saben más que los hombres del tema: son más intuitivas, se entregan con menos reparos y, aunque les pese, construyen un castillo cuando recién se han juntado unos pocos ladrillos para levantar una pared. Las amigas u otras mujeres del entorno lo ven, lo presienten, pero la enamorada, no... ¿por qué? Fundamentalmente porque las damas del entorno agudizan su percepción del medio, siendo más objetivas y atentas a lo que sucede alrededor, sobre todo si una de ellas está en problemas. Esta contribución defensiva hacia sus pares es resabio de la defensa que las mujeres hacían de su entorno más próximo en épocas más que pretéritas. Los sistemas de control se vuelven más alertas a todo aquello que pueda significar un daño. Un nuevo candidato que se acerque a una amiga será vivido como un sujeto en cuestión (por no decir una amenaza) hasta que éste logre con sus meritos conquistarse a la querida, y a todo los demás. Si lo consigue, el alerta baja, o en todo caso, las amigas dejan de intervenir, cediendo la plena responsabilidad a la enamorada. De ella dependerá ahora la objetividad y la búsqueda de estrategias para la resolución de los conflictos; así como intervenir con las mejores acciones para la continuidad de la pareja.

## La justificación como defensa

Las mujeres enamoradas rechazan los argumentos que los demás esgrimen en su contra, o mejor dicho, contra aspectos censurables del candidato. Ellas no pueden creer cómo las amigas han armado un cerco de críticas, malos augurios y hasta se animan a opinar sobre aspectos superfluos del hombre: el físico, si tiene canas, o si se come las "eses". Cuando la realidad se acerca a cómo las demás la ven, los mecanismos defensivos hacen lo suyo para sostener la esperanza. El mecanismo más usual es la negación, por medio de este recurso se reemplaza una realidad dolorosa por otra más aceptable para la conciencia. La negación mantiene alejados de la conciencia aquellos aspectos del otro que podrían significar un problema. Otro mecanismo defensivo muy común es la justificación: "mis amigas están celosas", "cómo se atreven a hablar, justo ellas, que son desastrosas en el amor", "son una manga de envidiosas". Sin embargo, las amigas sólo expresan algo que perciben, por capacidad intrínseca y por experiencia personal.

Por lo tanto, querida enamorada, cuando las amigas o personas significativas del entorno, opinan sobre rasgos, conductas, o sólo expresan una intuición del hombre que estás conociendo, habrá que escucharlas. Ellas pueden ayudarte a ser más objetiva y a tener más en cuenta tus propias impresiones, sin que medien defensas que obnubilen la percepción.

## La conducta masculina bajo la lupa

Hay rasgos de la personalidad masculina que suelen aparecer al comienzo, para luego ir desapareciendo en la medida que se logra confianza y seguridad personal: miedo, sentimientos de inferioridad, poco romanticismo, torpeza, lenguaje parco, sexo con pocas variantes, etc. En cambio, hay otras cuestiones más comprometidas, y por qué no, peligrosas: tendencia a la dominación, celos desmedidos, incapacidad para respetar los tiempos personales, rechazo a las amigas, compañeros de trabajo, de facultad, etc., violencia de palabra y/o de hecho, uso de la seducción sin reparo, desmedida; exaltación de capacidades que el sujeto dice tener sin ningún tipo de modestia, ejemplo: belleza, status, amor hacia los demás, cuando en realidad carece de empatía (ponerse en el lugar del otro); necesidad de ser siempre el centro de atención, ser egoísta, tacaño, frío emocionalmente, rígido en sus ideas; comportamiento solitario, esquivo hacia los demás; etc. A todas estas conductas, y muchas más, las amigas estarán atentas. Vale la pena escucharlas.

## Un clásico: la pose del misionero

Las encuestas la ubican como la pose obligada, la más conservadora, la del inicio; la pose "moral" por excelencia, no sólo por el nombre, sino porque permite el encuentro cara a cara, el beso intenso. Es la entrega sexual más "humana", la que ubica a las "otras" que compiten por los primeros lugares: "la del perrito o pompeyana" y "el 69" en la categoría de "formas animales", más primitivas, dignas de un sexo desaforado, frenético. Dicen que lleva el nombre de "misionero" porque los religiosos que llegaron a América para cristianizarla se encontraron con indígenas que hacían el amor "como animales", reproduciendo la clásica pose "del perrito". De ahí su nombre de "misionero", de ahí también la impronta decorosa, moralizante, condición necesaria para la procreación como objetivo único de toda relación y por qué no, marcar a fuego los roles obligados: el hombre activo y dominante, la mujer pasiva y sumisa.

## Rompiendo mitos

Considerándola como una forma de encuentro sexual, despojada de toda connotación, la posición del misionero tiene con qué defenderse. Por supuesto que, como a todas las cosas, "hay que ponerle onda", si no puede convertirse en la más aburrida e irritante. Y no vale fingir.

En la pose del misionero la mujer está abajo con las piernas entreabiertas y el hombre se tiende sobre ella, manteniendo cierta distancia para no volcar todo el peso, quedando cara a cara. La posición le da más libertad en los movimientos al hombre, de ahí que muchas mujeres se pregunten ¿y yo qué hago? A no frustrarse, hay variantes:

- Ante todo se deben disponer los cuerpos de manera activa, de nada sirve generar cambios con cuerpos pasivos, sin energía.

- Hay que buscar, proponer, buscar el encastre placentero. Hay que hacer hablar a los cuerpos. El movimiento es sabio.

- Colocar una almohada en la zona lumbar te permite tener más movimiento y no sentir que te hundís en la cama o en el sitio que elijas para hacer el amor.

- Mover las caderas hacia arriba o abajo, o bien hacer movimientos de rotación, apretando el pene con las contracciones vaginales.

- Podés jugar con las piernas extendiéndolas, haciendo presión en el pene, o bien alternar con movimientos de extensión y flexión.

- Si preferís el contacto cercano cara a cara, los besos o el susurrarle en los oídos puede ser muy excitante.

- En otros casos la presencia tan cercana del otro, el sudor, el calor que exhalan los cuerpos, puede ser un factor que molesta. Ustedes sabrán cómo ubicarse para logar comodidad y más placer.

- La posición del misionero precede a las demás. Cuando comienza el juego erótico los cuerpos se disponen casi espontáneamente buscando esa posición. Es una manera inconsciente de decir "somos humanos, nos miramos, nos descubrimos, nos queremos, nos elegimos, nos calentamos". Después vienen todas las demás poses. No se olviden: hay que variar. Todas las posiciones tienen sus virtudes, algunas favorecen más a los hombres (el misionero), otras a las mujeres (la mujer arriba), y otras son más democráticas (el 69), en fin, hay que buscar, probar, cambiar, y por sobre todas las cosas, disfrutar.

## Fingir el orgasmo

El orgasmo es una respuesta fisiológica, emocional y social: une el cuerpo a la capacidad de gozar y de compartir la experiencia sexual. La mayoría de las mujeres tienen orgasmos, aunque la respuesta puede variar. Algunas mujeres tienen orgasmos por coito vaginal y otras por el agregado de la estimulación del clítoris (cunnilingus, masturbación, vibradores, etc.). También existen mujeres que privilegian el uso de vibradores al de las manos, obteniendo una buena respuesta orgásmica por este medio. La sensibilidad del clítoris a los estímulos eróticos puede detonar el orgasmo por el simple roce con la almohada, el colchón, bajo la ducha o el chorro de agua del bidet o la bañera. Los componentes emocionales son imprescindibles: la relajación y la entrega a la experiencia emocional, considerando el encuentro sexual como positivo y vital son fundamentales. En todos los casos la respuesta es fisiológicamente normal, sin embargo hay mujeres que privilegian el orgasmo por penetración y creen (tanto ellas como sus parejas) que si no lo tienen son "anormales".

## Decidirse a fingir

A pesar de que muchas mujeres tienen las capacidades físicas y emocionales intactas, deciden fingir el orgasmo, ¿por qué?

Dos estudios realizados en Inglaterra y en Nueva Zelanda encontraron cierta incongruencia entre las verbalizaciones de placer y el placer real. Aproximadamente un 25% relató que emitían gemidos y verbalizaciones durante casi toda la relación sexual y un 50% durante una parte del encuentro. Preguntadas sobre por qué necesitaban emitir gemidos y expresiones de placer, casi el 90% de las encuestadas respondió que lo hacían para aumentar la autoestima de sus parejas, y un 50% agregó a la respuesta anterior otros factores: dolor durante el coito, aburrimiento, cansancio y apuro por limitaciones de tiempo. Con el fin de evaluar la consideración del orgasmo en su vida de relación con sus parejas hombres, casi el 68% de las mujeres respondió que no dejarían a sus parejas aunque nunca llegaran a tener un orgasmo con ellos.

## El imperativo del coito

Otra hipótesis estudiada por los investigadores de Nueva Zelanda es si la relación pene-vagina seguía teniendo la misma importancia a la hora de tener un orgasmo, subestimando otras prácticas. La conclusión es que sí, el "imperativo coito" sigue ocupando un lugar privilegiado en las prácticas sexuales: "el sexo no es en realidad sexo si no ocurre la penetración pene-vagina". Otro aspecto que aún sigue vigente es la prioridad que tiene el hombre para guiar la relación y para alcanzar su orgasmo, dejando a la mujer a la espera de otra oportunidad con mejor suerte.

## Tips para tener orgasmos verdaderos

* Disponer de tiempo suficiente para en encuentro sexual.

* Un buen juego previo ayuda a relajarte y a una buena lubricación.

* Intenta expresar lo que en verdad sientes.

* Es un tema de los dos romper con el mito del "imperativo coito".

* Hay muchas variantes para obtener el orgasmo, no des prioridad a la penetración.

* Deja que el otro use la boca, las manos, un vibrador.

* Masturbarte durante la relación o usar un vibrador son variantes a incorporar.

* Pide lo que te gusta o necesitas para lograr el placer.

* No te dejes de lado para complacer exclusivamente al hombre.

- La relación es de los dos, para los dos. Ninguno tiene prioridad.

## El sexo anal

El sexo anal es una experiencia sumamente placentera, sin embargo se encuentra atravesada por mitos o ideas preconcebidas privando a la pareja de sus beneficios eróticos. Si el sexo genital tuvo que liberarse del yugo de la procreación para encontrar lugar en el placer por el placer mismo, el sexo anal está luchando por el suyo, sin prejuicios ni censuras. Y bien que vale la pena.

"Mi novio quiere por atrás y yo no quiero, tiene la idea fija", escucho decir a una joven. Este comentario aparenta ser una diferencia de gustos sexuales, sin embargo encubre preconceptos ligados a pautas de género. El hombre gozará más de la penetración cuando se encuentra con alguna resistencia, y esto ocurre con el sexo anal. Vencer la intransigencia de su compañera primero y del esfínter después, es una doble ganancia para su virilidad. La elección de esta práctica se convierte entonces en un refuerzo para el macho; un logro para la fuerza, la jactancia, el vigor, todos atributos de dominación.

En la mujer ocurre lo contrario, el sexo anal despierta sentimientos de humillación, de ser sometida por el hombre. Teme ser el objeto sumiso, pasible de ser dominada. Muchas se reprochan haber entregado "el ano" sin convencimiento. Se sienten avergonzadas, "sucias", putas, que no tienen pudor ni amor propio. El placer del sexo anal se convierte entonces en un referente de dominación y sumisión, como si aún las antiguas pautas de género, aquellas que sumían a las parejas a roles fijos, siguieran en plena vigencia.

Siguiendo con esta línea de romper con los mitos que rodean al sexo anal, no podemos dejar de hablar de los miedos que embargan al hombre heterosexual cuando descubre que su ano es una fuente de placer. Cree que tener relaciones "por atrás" es patrimonio de las prácticas homosexuales. Craso error. Desde fines de la década del 50, los pioneros en sexualidad humana, Masters y Johnson, descubrieron que las parejas homosexuales dan prioridad al juego, al contacto corporal y la mayoría llega al orgasmo por una masturbación compartida y no por la penetración anal. Por lo tanto podemos inferir que el mito de que el sexo anal masculino es un recurso homosexual se funda en la subestimación de esta práctica: aquel que "se deja coger por atrás", es un pasivo, un sometido. Los dichos populares explican también cómo el sexo anal es sinónimo de docilidad: "me rompió el culo", "ojo, si te descuidas te la da por atrás". Hay que estar alertas para no dejarnos someter a alguien más astuto, con más capacidad de dominación.

El ano es una zona erógena, tiene la inervación suficiente para provocar infinidad de sensaciones placenteras. En el hombre, la región prostática que linda con el recto es una fuente de un placer intenso. Las parejas deberían dejar de lado los preconceptos y entregarse al goce que el sexo anal ofrece.

## ¿El sexo anal es más seguro?

El sexo anal, como para cualquier práctica sexual que comprometa el intercambio de fluidos o la fricción, conlleva riesgos, por lo tanto es imprescindible el uso de profilácticos. Está demostrado que las parejas heterosexuales usan más el condón para las relaciones vaginales que las anales. Las enfermedades de trasmisión sexual (VIH, gonorrea, clamidias, HPV, etc.) también usan esta vía para el contagio.

## ¿El sexo anal duele?

Un 70% de las mujeres refieren haber sentido dolor leve o moderado durante la penetración anal. El ano no es una zona que se lubrica por si sola como la vagina y la resistencia del esfínter aumenta por miedo a sentir dolor, por escaso juego previo, o por falta de lubricación externa. Se sugiere incluir el sexo anal luego de un tiempo prolongado de contacto (incluyendo la penetración vaginal), con uso de lubricantes al agua, y con masajes previos para distender la zona. Por supuesto debe existir acuerdo y deseo de experimentar esta alternativa, el no convencimiento o aceptar la penetración anal para "complacer" al otro, incrementa el malestar y lleva a evitar encuentros posteriores.

## Algunos consejos

- La higiene previa ayuda a despejar ideas de "suciedad" o de "inconvenientes" en el encuentro.

- El ano no tiene la complacencia de la vagina, ni se lubrica. El secreto está en conseguir una buena relajación y usar lubricantes al agua.

- Los juegos previos son fundamentales, se debe conseguir un buen nivel de excitación.

- Practicar sexo oral en la zona que rodea al ano, e ir acercando la lengua al esfínter.

- Usar la lengua, los dedos, o algún juguete sexual para ir penetrando gradualmente. Jamás se debe abordar con fuerza o a "lo bruto". Hay que ser cuidadosos.

- La estimulación en la parte inferior del ano (imaginemos un reloj a las 6 y media) favorece la relajación.

- Alternar las poses. Para ir generando confianza ayuda abordar el ano desde las poses genitales convencionales. Las posiciones de espaldas al hombre o en "cuatro patas" pueden activar sentimientos de humillación en mujeres inseguras.

- Una pose recomendable, es "de costado", como haciendo "cucharita". Es poco "amenazante", ayuda a relajarse, despierta ternura y tiene el agregado de que el clítoris está más a mano para ser estimulado.

# Tomar la iniciativa

Las parejas se vuelven desparejas cuando en todas las áreas de la convivencia, y aún más en la sexual, los roles se vuelven esquemáticos, sin la intensidad que se necesita para no caer en la rutina. Tomar la iniciativa para el encuentro sexual no tendría que estar condicionado por el género. Tanto los hombres como las mujeres están "habilitados" por el deseo para insinuar o encarar al compañero. Sin embargo es frecuente que se delegue en mano de los hombres con la excusa errónea de que ellos están "siempre dispuestos" o "son más sexuales que las mujeres". A pesar de los tiempos de cambios, hay mujeres que aún temen dar el puntapié inicial, creen que su conducta será "mal vista", valorada como extraña, desajustada con su rol de mujer y madre abnegada.

## Los mensajes del sexo

Proponer un encuentro sexual no implica poner en marcha las clásicas acciones explícitas: mensajes *hot*, toqueteos, verbalizar las ganas. Existen distintas maneras de tomar la iniciativa y enterar al otro del deseo. Toda relación comienza desde el momento que uno (o los dos) se sienten invadidos por las ganas, luego vendrán las acciones consecuentes, los avances y retrocesos que conforman una verdadera danza de galanteo. Las parejas deben asumir el compromiso de enriquecer el encuentro para que no se convierta en rutina. La opción de alternar la toma de iniciativa e ir modificando los mensajes eróticos son formas de evitar la monotonía. El uso de la sorpresa, proponer cambios de lugares, preparar el ambiente, diversificar las poses, usar estímulos visuales (ropa, lencería, películas), o cualquier opción acordada por los dos.

## Disfunción sexual y represión del deseo

Cuando aparece una disfunción sexual es frecuente que se retarde la decisión de hacer una consulta, instalando en la pareja distintas formas de comportamiento para paliar el malestar y evitar el conflicto. Los sexólogos sabemos que los hombres tienen más dificultades para consultar, aunque poco a poco esta situación está cambiando. La toma de iniciativa sufre reveses ya sea porque se reprime o se posterga para una mejor ocasión. Otros se animan a desafiar el problema con los mismos recursos que lo provocaron, reiniciando el círculo vicioso con más frustración. En estos casos la consulta sexológica debe ayudar a superar la disfunción y a romper los mecanismos que las parejas han instalado para atenuarla.

## Tips para mejorar la toma de iniciativa

• Tomar la iniciativa no debe estar condicionada por el género.

• Romper con el mito de que los hombres son más sexuales y a ellos les compete dar el primer paso. Los hombres también gustan de mujeres decididas, que se adelanten y provoquen.

- Si una mujer toma la iniciativa no la convierte en provocadora ni en "sexópata"; sólo es una mujer que disfruta del sexo.

- Si un hombre se basa en conceptos rígidos y critica la iniciativa femenina está limitando la capacidad humana de ser espontáneos, creativos y congruentes con los deseos de desarrollo.

- Tener en cuenta que todo encuentro sexual comienza cuando se instala el deseo.

- Buscar distintas formas de acercamiento: mensajes, llamados, sorpresas, salidas, cambio de espacio, música, aromas, etc.

- Alternar espontáneamente la toma de iniciativa.

- No reprimir el deseo y las acciones para el encuentro. Si no hay respuesta, hablar para saber qué está sucediendo. El silencio alimenta miles de conjeturas.

- Las diferencias en cuanto al deseo pueden resolverse. Muchas veces las desigualdades sexuales ocultan otros conflictos más profundos.

- La personalidad actúa como factor condicionante en la toma de iniciativa. Es necesario revisar en un contexto terapéutico las defensas imperantes.

# Sexo en las vacaciones

No es ninguna novedad que las exigencias de la vida cotidiana nos provocan ansiedad, agobio, y una necesidad cada vez mayor de disponer de un tiempo libre para el relax. Nos pasa con las expectativas que ponemos en el fin de semana, generalmente frustrante por lo breve, dejando la sensación de "insuficiente". La dificultad para relajarnos, disfrutar, y contactarnos con actividades recreativas durante el año, incrementa el deseo y la ilusión de un veraneo reparador en todo sentido, físico, social, psicológico, y por supuesto, sexual. Muchas personas esperan las vacaciones con la ilusión de un reencuentro con su pareja, como si mágicamente se pudiera recuperar la disposición para el goce, con los cuerpos sensibles a las sensaciones eróticas. Como todo objetivo ideal, se desvanece en poco tiempo. Por lo general, no suceden las cosas como fueron planeadas en las mentes de cada uno: no coinciden los deseos, surgen conflictos irresueltos, los espacios de intimidad se ven ocupados por encuentros sociales o la cercanía de los hijos, etc. La intimidad se ve vulnerada por "la movida" que implica todo veraneo. El problema principal es la imposibilidad para buscar nuevas formas de encuentro. Se pretende que "la magia" del descanso estival haga todo: despierte los cuerpos del letargo, los llene de fantasías, los caliente, les encuentre el momento para juntarse y sincronice los orgasmos en un clímax inolvidable. Nada más equivocado. No es cuestión de sacarse el disfraz de "laburante" y ponerse el de "veraneante", como si sólo fuera cambiar un conjunto de pautas, antes dictadas por un jefe, y ahora, bajo el control imperativo del sol. Hay que afrontar el agradable "trabajo" de intervenir en el tiempo libre generando alternativas posibles para el encuentro erótico. Recuperar los recursos olvidados de la conquista: la mirada, el humor, la insinuación, la seducción, las caricias, las paseos, las "escapadas" solos, ayudan, y mucho, a abrir los canales sensoriales. Es fundamental que la imagen sensual del compañero/a, se instale nuevamente como prioridad en el plano mental. Se piensa y escucha con frecuencia: "ya no es lo que era", "perdió el encanto", "no hace nada para conquistarme", etc. La memoria intenta volver a una imagen del otro cada vez más alejada de la actual. Por supuesto que no se puede volver a aquello que fue, el tiempo y la vida pasa para todos. Pero sí se puede rescatar algo de esa esencia que nos conquistó. Hay que reeducar los sentidos para no dejarnos llevar, ni por ideales imposibles, ni por una imagen del otro que ya no está.

## Tips para mejorar el encuentro erótico-sexual en las vacaciones

- Criterio de realidad: las vacaciones deben ayudar al descanso y al reencuentro de la pareja. No es la solución mágica a problemas vinculares o familiares.

- Acordar salidas que ayuden a estar juntos. Evitar el exceso de reuniones sociales "para cumplir".

- Apertura y búsqueda de encuentros eróticos.

- Defensa de la intimidad. Generar los tiempos para el contacto erótico.

- Cambio de lugares para tener sexo: al aire libre, en la piscina, en el mar, etc.

- Romper con la rutina sexual: darse todo el tiempo para el juego previo, ser espontáneos, verbalizar fantasías, incluir juguetes sexuales, etc.

- Las vacaciones pueden ser una invitación para mejorar la vida sexual. Sería bueno continuarla durante todo el año. Es cuestión de proponérselo, no olvidarlo, ni posponerlo hasta las próximas vacaciones.

## La confianza: sentimiento subvaluado

La confianza es un sentimiento de seguridad con nosotros mismos y con los demás; brinda tranquilidad interna y una buena predisposición para enfrentar los acontecimientos vitales. La persona confiada alivia el conflicto entre el "deseo de ser" y el "deber ser" impuesto por las normas sociales; simplemente "es". Esta capacidad humana acompaña al niño como parte de la fuerza vital para conocer el entorno. Se denomina "confianza básica", es inconsciente y tiene avidez por el conocimiento y la acción. El niño necesita explorar el mundo circundante, sólo de esta manera podrá dar libertad a sus motivaciones estableciendo relaciones con personas y objetos, además de crear conceptos, impresiones, emociones, sobre lo conquistado. Más tarde, a medida que crecemos, el impulso vital da lugar a un sentimiento consciente, sostenido en el tiempo, más calmo, condicionado a otros rasgos de la personalidad y a factores externos. La confianza entonces tiene una doble función: nos abre al mundo propio y al ajeno, ampliando la visión de sí mismos y de los demás. La confianza es el sentimiento fundamental para las relaciones interpersonales, desde las más elementales hasta las signadas por el compromiso. Los modelos culturales promovidos por la sociedad de consumo, la urbanidad, la globalización de la información, las migraciones de países pobres o emergentes hacia centros de mayor trabajo e industrialización, la discriminación social, de género, étnica, de raza, la violencia cotidiana, etc., han provocado cambios sociales profundos que poco favorecen al encuentro y la empatía.

Cuando decimos o escuchamos "se ha perdido el valor de la palabra" hacemos referencia real o simbólica a la pérdida de confianza, a la carencia de la acción justa, respetuosa y congruente con lo pactado o comprometido. La confianza hoy, es un sentimiento subvaluado, cuestionado, es decir, puesto en duda, en uno mismo y en los demás.

## La confianza en los vínculos amorosos

La confianza aspira a la dignidad, a la nobleza, valores humanos por antonomasia. En cambio rechaza la arrogancia y la deslealtad. Sin embargo, existen personas que confunden altanería, soberbia y "hago lo que quiero" (todos rasgos narcisistas) con seguridad o confianza propia. En las relaciones amorosas la confianza es fundamental. Un vínculo basado en la desconfianza es dañino y limita la proyección futura. No se puede vivir alerta todo el tiempo, vislumbrando amenazas por todos lados, cuestionando la más mínima conducta. Muchas relaciones basadas en la sumisión de una de las partes (generalmente la mujer) ni siquiera se animan a cuestionar las conductas desleales, y cuando lo hacen, la violencia se apodera del vínculo. En otros casos aparecen críticas y susceptibilidades constantes ante cualquier acción del otro. Recuperar la confianza es fundamental. Las parejas que la han perdido o la someten siempre a cuestionamientos, dilapidan entre otros temas, la comunicación sincera (todo está bajo sospecha: se supone, conjetura, interpreta), la paridad (uno domina, otro somete), la individualidad (dejar lo propio para estar extremadamente atento a lo ajeno), la dignidad (me someto a una situación desagradable), la esperanza ("no quiero estar más en pareja"), la libertad (se extrema la dependencia, los celos, "la posesión" del otro), etc. Si una pareja sospecha, o realmente existió deslealtad o infidelidad, y deciden proseguir juntos, la negación o la represión de lo sucedido pueden provocar problemas futuros. Se hace necesario hablar, comunicar los sentimientos de cada uno, los temores, los deseos a futuro. No sirve insistir en el detalle, coaccionar para obtener "toda la verdad", poner a los hijos en el medio de la disputa, hacer de la sospecha el eje de la vida. El amor, la dignidad, el deseo de superación, deberían ser guías obligadas para recuperar la confianza.

## Acerca de la culpa

La culpa es un sentimiento moralizante. Desde niño se nos enseña que hay cosas que "están bien y otras mal", una serie de normas que sientan precedentes en nuestro mundo interno, transgredirlas es exponerse al malestar, pero también a la reflexión y al aprendizaje. El padre del psicoanálisis, Sigmund Freud, describe la culpa como una intención inconsciente basada en la ambivalencia (amor-odio) hacia alguno de sus progenitores, y que el niño debe aprender a superarla para individualizarse, es decir, para constituirse en un sujeto. Pasar a esta instancia de singularidad es ingresar al mundo social reconociendo que hay valores, pautas, normas, que deben ser respetados. La familia, la escuela, las instituciones culturales, deportivas, religiosas, los medios de comunicación, funcionan como matrices formadoras de subjetividad y de control. No obstante, el desarrollo madurativo, el aprendizaje, las experiencias de vida, permiten cuestionar y modificar algunos de estos preceptos por considerarlos desmedidos y en algunos casos inhibitorios de motivaciones genuinas de crecimiento personal. El sentimiento de culpa es parte fundamental del capital de emociones humanas, pero su función debe ser la reflexión, la modificación de conductas personales y sociales, pero para nada constituirse en un freno de la dinámica vital. En la consulta veo a muchos adultos (mujeres y hombres) anclados en relaciones nocivas por miedo a no tolerar la culpa si deciden separarse. Asumen la carga del fracaso como propia, convirtiendo una decisión dolorosa, pero saludable al fin, en quejas y autoreproches. La culpa excesiva es atemporal y selectiva: vuelven todos los malos recuerdos, las "malas acciones", las vivencias pasadas de decepción y fracasos. El sujeto culposo carga sobre sus espaldas la historia de hechos funestos, como si no hubieran existido decisiones felices.

## La insatisfacción del culpógeno

Así como existe el culposo existe la contrapartida, el sujeto culpógeno, el generador de culpa, el que proyecta en los demás el origen de sus males. La proyección de la culpa evita asumir la responsabilidad de sus propios actos: el problema son lo demás que no lo entienden. Existen personas que asumen roles de víctimas, se quejan constantemente de ser abandonados, de que los demás no los tienen en cuenta, cuando, en realidad, están siempre. El sujeto culpógeno demanda inconscientemente, no tiene idea del malestar que provoca. Está convencido de que los demás deben cubrir sus necesidades cómo él pretende, con sus tiempos y formas. El culposo le sirve de complementario; sufre porque no sabe cómo hacer para satisfacer las demandas del otro: prueba, cambia de acción, se acerca, se aleja, pone límites, pero nada sirve. ¿Quién no conoce o tiene entre sus vínculos una madre, un padre, o amigos, que en cada encuentro ejercitan los clásicos mensajes: "por qué no me llamás", "tuve que ir sola al médico", "no tenía a nadie que me acercara una taza de té" o "yo soy el último de enterarme de las cosas"? En fin, el culpógeno no se hace cargo de la responsabilidad vincular que le compete, colocándose siempre en el lugar de "víctima".

## El que no siente culpa

Si en los casos anteriores la culpa está presente en sus vertientes de sentirla o provocarla, existen sujetos que carecen de ella, no la sienten, no forma parte de su caudal de emociones, ni sufren remordimientos por sus acciones. Tampoco se ubican en el lugar de víctimas, no los vemos quejarse ni aislarse por la desatención. Ellos justifican sus actos dañinos porque los demás los provocan o no cumplen con sus demandas. Estos sujetos suelen ser manipuladores, ejercen violencia de "guante blanco" o explícita; el problema es el otro: es débil o no sabe defenderse. Es frecuente que la víctima de estas personalidades no sepa cómo hacer para romper con el vínculo, se culpe por ser débil o tenga miedo a las reprimendas. Dentro de estas personalidades sin culpas encontramos sujetos violentos, astutos, manipuladores o psicópatas.

La culpa para nada debe impedir nuestras acciones más nobles, aquellas que se asientan en los deseos genuinos de crecimiento. Debe permitirnos abrir el pensamiento, defender nuestros derechos, mejorar como personas, trasmitir valores, vivir en libertad.

# Celos normales y patológicos

Los celos son una respuesta emocional ambivalente (amor-odio; dependencia-independencia) basada en el apego. Pensemos por ejemplo, en un niño que sabe de la llegada de un hermanito: por un lado manifiesta amor, por el otro rechazo. Sabe que no es único, que tendrá que compartir el amor de sus padres. Y si no llegan nuevos hermanos la rivalidad será con sus progenitores o cuidadores hasta que, en el mejor de los casos, deberá aceptar que nada puede hacer en medio de la relación parental: un camino independiente lo espera inexorablemente. El comportamiento ambivalente discurre entre el amor y el odio, entre la necesidad de reafirmación personal y la dependencia a las figuras significativas. El niño forzosamente tiene que realizar este movimiento para constituirse como un sujeto autónomo y singular de la díada madre-padre. Todos hemos tenido que romper con el estrecho vínculo con los padres para construir nuestra subjetividad. En otros casos la resolución no es tan efectiva ni saludable: el sujeto adulto retorna en forma inconsciente a aquella primera ambivalencia que no ha sido resuelta. Aquel que sortea sin obstáculos este pasaje (llamado para el psicoanálisis Complejo de Edipo) tiene más probabilidades de tener mejores relaciones interpersonales, ya que su conducta actual no está condicionada por el apego a los progenitores. Estos individuos pueden sentir celos como una experiencia más de su capital de emociones, mas no estará dominado por la suspicacia o la sospecha de deslealtad del otro. Los adultos que confían en los demás valoran al otro como un sujeto independiente, con capacidad de entrega, pero sin renunciar a su autonomía. El adulto celoso no reconoce al otro en su dimensión más plena. El otro está dentro de la experiencia subjetiva de control y posesión. El celoso manifiesta un amor basado en la dependencia, como si el otro formara parte indivisible de su mundo personal, por ende no reconoce la individualidad propia ni la ajena. Por supuesto que el celoso justifica o minimiza sus sospechas. El uso del mecanismo defensivo llamado "proyección" deposita las faltas en el otro, como si éste (la persona afectada) fuera una pantalla donde el celoso "proyecta" sus errores, sus inseguridades, sus miedos, su odio.

La presencia de celos puede destruir a una pareja. La sospecha insistente lleva a revisar mails, celulares, controlar los horarios (de trabajo, de actividades personales, etc.), hacer numerosas llamadas, comprometer a amigos en común con tal de conseguir información, pagar detectives, etc. El celoso y el celado establecen un vínculo sin paz. No existe armonía, ni comunicación profunda; se caen los proyectos y cualquier esperanza de recomposición se disipa al momento. Muchas veces el sexo pareciera ser una experiencia de reencuentro, no obstante, después del fervor erótico viene la clásica pregunta: "¿pensaste en ella (o en él) mientras hacías el amor?". La pasión erótica que muchos refieren en el momento de tener sexo se nutre de fantasías de ser "la otra o el otro" en cuestión. El imaginario es rico en sensaciones y conductas de entrega inusuales para la persona, como si en el mundo interno de la persona celosa compitieran las dos, colocando al celado en juez y parte de la contienda. En el imaginario del celoso, el celado deberá decidir con quién se queda. Por tal motivo, la presencia de los celos puede enriquecer el escenario del sexo, no obstante, no es un sexo de entrega franca, sincera; es un frenesí cargado de morbo, de ira contenida, de una profunda sensación de vacío, especie de bache "rellenado" por la exposición falsa. El celoso nunca se relaja, aun en el sexo está peleándose con el supuesto contrincante. En este contexto de falsa entrega, el celado pregunta con cierta ingenuidad: "¿Qué te pasa, nunca fuiste tan abierto/a al sexo cómo ahora?". Y el celoso/a piensa: "se dio cuenta que puedo brindarle lo que la otra (o el otro) le debe ofrecer". El sexo entre personas que se celan cumple con el precepto de que la "relación sexual no existe como tal". Para que se establezca una relación, el nivel de entrega y reciprocidad debe ser parte esencial de la alianza erótica. En el sexo existen dos direcciones posibles: hacia uno mismo y hacia el otro. Saber qué quiero, qué cosas me gustan, estar atento a las sensaciones placenteras desvía el vector del encuentro hacia el mundo propio y en forma simultánea el vector vira hacia el otro: "Sé de mí, me brindo, y al mismo tiempo voy sabiendo de vos". El interjuego sexual precisa de estos dos caminos posibles. Las parejas asentadas en los celos están más atentas a la competencia interna que al cuerpo y a las sensaciones provenientes del otro. El individuo celoso se encierra en su mundo como un niño que se rodea de una coraza para no ver la realidad que significa la alianza parental. Así como el niño pretende esgrimir nuevas acciones para conquistar y poseer la atención de sus padres, el adulto hará lo mismo para recuperar el amor supuestamente perdido. Por tanto, las nuevas conductas (desinhibición, lenguaje atrevido, tomar la iniciativa cuando antes se esperaba que el otro lo hiciera, proponer poses y estímulos originales, etc.) son movimientos falsos que surgen de una mente resentida por la suspicacia. Los celos también ponen en evidencia la fuerza del apego patológico. La mente no se tranquiliza; la ansiedad asienta en niveles muy profundos de la existencia. El celoso cree que la certeza tendrá que provenir de ese otro que tiene un saber que debe ser revelado para traer la paz. Nada más falso y al mismo tiempo provocador. Como terapeuta trato de evaluar y pensar… ¿por qué una pareja que sufre por celos no se separa, por qué eligen estar alertas, mirándose como enemigos bajo el mismo techo, sin poder conectarse ya desde el amor? La respuesta está en las carencias iniciales. El celador y el celado dependen uno del otro para poder ser, son como dos piezas complementarias que encajan casi a la perfección, reclamándose mutuamente la parte que el otro posee. Es un ejemplo cabal de sentimientos opuestos proyectados en el otro: te amo, pero también te odio por no dejarme ser independiente.

## Podemos clasificar a los celos como:

* Reacción emocional normal: es transitoria; no condiciona la vida de la persona ni de los demás.

* Reacción emocional desmedida que afecta sobre todo las relaciones amorosas. Es más frecuente en mujeres con diferentes grados de dependencia. Pueden o no haber existido situaciones previas de infidelidad (ya sea personales, familiares, de amistades cercanas, etc.). Son controladoras y pretenden que el otro les despeje infinidad de dudas que nunca llegan a ser aclaradas.

* Celos como rasgo distintivo de la personalidad: son personalidades desconfiadas, suspicaces, condicionan la vida del sujeto y del entorno. Afectan todas las áreas de vida: relaciones familiares, amorosas, trabajo, etc. Son fríos, calculadores, vislumbran amenazas donde no existen; están convencidos de que lo que piensan es una "verdad" indiscutible. Es más frecuente en hombres que en mujeres. Se denomina Trastorno paranoide de la personalidad.

- Por último, existe un trastorno delirante con ideas de celos, lo que comúnmente denominamos celotipia. Son ideas que atrapan el pensamiento convenciendo al sujeto de que el otro le es infiel. El delirante celotípico construye su delirio con datos absurdos. Recuerdo el caso de una señora cuyo marido agonizaba en terapia intensiva lleno de cables y tubos que le permitían respirar artificialmente, sin embargo ella insistía que, por las noches, él se arrancaba todas las conexiones que lo mantenían con vida y tenía sexo con las enfermeras. Este es un ejemplo de un delirio celotípico. Ideas que se sustentan en situaciones irreales. Los delirios de celos pueden aparecer como parte de una psicosis; esquizofrenia, trastorno delirante crónico o paranoia, pero también lo observamos en los comienzos de cuadros demenciales por deterioro involutivo de la corteza cerebral.

## Las vacaciones de mi amante

El fin de año, el tiempo ocioso, las vacaciones, suelen traer algunos problemas a los infieles. El engaño amoroso requiere de un estado de alerta, como toda situación que resulta amenazante (y gozosa, al mismo tiempo), a menos que las partes en juego mantengan la relación bajo los límites estrictos del un acuerdo a la privacidad. Sin embargo, los pactos entre los amantes suelen transgredirse a la hora de tener que "soportar" que su querido, o querida, disfrute de eventos, o se tome vacaciones con su familia. Cada acto concreto del otro que refuerce la alianza con la pareja "oficial" suele ser vivido con angustia, frustración, o un profundo despecho. A pesar de que la razón da explicaciones válidas: "ya sé que no va a abandonar a su familia"; "tengo que entender que él tiene su vida y yo la mía", etc., la demanda de exclusividad aparece en el campo de la conciencia generando malestar. Aquellos/as que se jactaban de "tener las cosas claras" comienzan a pedir más atención, a veces con pudor, otras con inusitada audacia. Abundan las llamadas, los mensajes de texto, *emails*, tanto que aumenta el riesgo de que la verdad salga a la luz.

## El fugaz retorno de la realidad

Las múltiples actividades durante el año permiten que los amantes regulen la cantidad de encuentros, aun cuando la relación asuma las características de una "doble vida". En el mejor escenario, los actores en juego deben aceptar las reglas que impone la condición de ser amantes: no exclusividad, no dependencia, no demandas, desarrollo autónomo de los proyectos personales, etc. Todas estas condiciones están implícitas en las relaciones de infidelidad que perduran en el tiempo, en las cuales se juegan emociones más intensas que en aquellas limitadas sólo a encuentros sexuales esporádicos. Para evitar la angustia, el componente imaginario cumple una función de resguardo. La representación de la realidad tiene algunas ventajas, entre ellas, la distorsión adaptativa, es decir, que la realidad percibida se ajuste a los deseos con el fin de atenuar la angustia preservando al yo de la contundencia del entorno. La ambivalencia sostiene la relación de los amantes. Por un lado se juega la realidad tal cual es, y por el otro, la esperanza de que en algún momento la relación oculta se concretice, o bien se corte de una vez, terminando con la ambigüedad. Los eventos afectivos que refuerzan la pareja o la familia del otro, impactan negativamente en los amantes. Es como un "baldazo frío" que cae sin compasión. Y aunque se sepa que es así, porque ya fue hablado previamente, es imposible calmar tal golpe de realidad. Pasar las fiestas, irse de vacaciones con la pareja, o en familia, disparan en el amante demandas que rompen con el acuerdo de no invadir la "vida personal". Y aunque se sepa que esto forma parte de una realidad general, la razón, y el intento de reprimir las emociones, son insuficientes para frenar las conductas reactivas.

## Estoy a punto de ser infiel

En la cabeza del futuro infiel se dirime el clásico conflicto humano: la tentación y la culpa. A veces gana una, a veces la otra, o se aprende a convivir en un equilibrio inestable que trae algo de alivio. Para el que ya es ducho en estas cuestiones, sortear las razones morales es un ejercicio que sale "de taquito"; quizá le resulte más difícil encontrar excusas que justifiquen sus llegadas tarde, las ausencias o la reunión inesperada. Y como todo en la vida, la experiencia cuenta: cada nuevo encuentro o relación "tramposa" sumará manchas al tigre. Sin embargo, para aquel que se prepara para ser infiel, el "derecho de piso" es inevitable: estará sometido a la duda, al miedo, a un estado de alerta constante, y por supuesto, a la inevitable culpa. Ahora bien, no es lo mismo "picar" y huir que quedarse libando en las mieles de la doble vida. En el primer caso es una conducta que emerge con la convicción del "toco y me voy". Es posible que en estos casos, o predomina la seguridad de no volver a reincidir, o la elección del amante no da para más de un encuentro. En cambio, el que se queda, construirá un rol más o menos complejo, en el cual la fábula, los subterfugios, la "cara de póker" o de "perrito sufriente" serán recursos dramáticos para actuaciones memorables.

## Las clásicas excusas

Decir "voy a buscarme un amante" o "estoy a punto de ser infiel" no surge de un momento para otro. Las fantasías y los devaneos mentales piden un poco de raciocinio, sólo que este, muchas veces, justifica las acciones fantaseadas. El que está a punto de ser infiel encuentra siempre razones para serlo: "no me llevo bien con mi pareja", "tenemos poco sexo", "estoy cansado de tanta rutina", "los hombres somos más sexuales", "si mis amigas lo hacen hacen... ¿por qué no yo?", "mi marido es demasiado aburrido", "seguramente él hace lo mismo", "la vida es corta, tengo que quemar los últimos cartuchos", etc. Motivos sobran a la hora de encontrar excusas que den el empujón. Más allá de los argumentos que se esgrimen, los factores que llevan a una persona a violar el acuerdo de fidelidad son numerosos y no se asientan sólo en desajustes de la pareja. Si bien la ciencia ha tratado de dar alguna respuesta a esta conducta, las conclusiones no son concluyentes, fundamentalmente porque no hablamos de una patología sino de un comportamiento humano. Ni los andrógenos (testosterona) ni la falta de sexo en la pareja llegan a ser factores únicos y determinantes de la infidelidad. En cambio, la búsqueda de experiencias nuevas ligadas al placer aparece como un estímulo irrefrenable.

## ¡Querida, ese mail no es mío!

Si décadas atrás el juego de seducción requería del cuerpo a cuerpo, hoy, las redes sociales reemplazan al acercamiento y lo hacen mucho más osado. No obstante, las posibilidades de ser descubierto por algún mensaje, chateo, historial o mail, son mayores que cuando la virtualidad era un cuento de ciencia ficción. Día a día escuchamos cómo la computadora, o el teléfono, se convierten en objetos de deschave. Quedarnos con la explicación pseudopsicológica "quería que lo descubrieran", no es suficiente. Además de la torpeza (mails abiertos, contraseñas fáciles de adivinar, historiales expuestos, secuencia de mensajes de texto, etc.), existe una condición narcisista que cierra al infiel en su necesidad, como si estuviera él, o ella, solo con su impulso, una defensa para bajar la culpa. Esta defensa que encierra al infiel con su deseo sin tener en cuenta al otro, explicaría también por qué, luego de ser descubierto, sigue insistiendo en su inocencia o acusa a su pareja de violar su intimidad. En fin, somos humanos. Sin esfuerzo asumimos los logros; mas los errores, las faltas, las transgresiones a los acuerdos, estarán ocultos o parcialmente revelados.

## El lugar del amante

Si en la modernidad el amor romántico incluía la angustia del amante como un sacrificio virtuoso por el hecho mismo de poder amar, sin importar el contexto en el cual se desarrolle, en la posmodernidad el amor está vinculado a la estima, a la valoración personal. El individualismo de la modernidad tardía, paradójicamente, requiere de refuerzos afectivos del entorno de manera constante. "Seré yo" no sólo por las propias acciones, sino por la confirmación amorosa permanente del entorno. El sacrificio virtuoso de la modernidad quedó atrás, siendo superado actualmente por una serie de conductas urgentes tendientes a procurar el amor del otro. Es esta exaltación del otro, como fuente de recursos amorosos, lo que genera en el amante la necesidad ser amado, no importa bajo qué condiciones (desde el dolor hasta la violencia). Salir del lugar del amante es alejarse de una fuente casi exclusiva de estima y sufrimiento. Será la confianza personal, la resolución de las inseguridades de base, la comunicación franca con la pareja, la búsqueda de horizontes propios, lo que pueda mitigar la insuficiencia de afecto.

# Infidelidad monetaria

## Ocultar y mentir gastos en las relaciones amorosas

El manejo del dinero dentro del vínculo de pareja es uno de los temas que se debe enfrentar a la hora de convivir. Hacer un "pozo" común, distribuir los gastos, aportar y dejar que el otro se encargue de administrar, ahorrar lo que sobra y disponerlo en forma individual según el "gusto y *piaccere*" de cada uno, son algunas de las opciones más frecuentes. No obstante, no todo se dice, no todo se "blanquea", dando lugar a ocultamientos y mentiras.

El dinero como tal no tendría demasiado sentido si no fuera parte de una transacción mercantil bajo la cual subyacen diferentes intenciones respecto al otro como sujeto o como integrante de una institución mayor, por ejemplo: status social, pareja, familia. La representación del dinero en la subjetividad personal y social tiene que ver con la seguridad, la autoafirmación, la autonomía, el poder y la dominación. En la sociedad de consumo en la que vivimos, poseerlo, en más o en menos, simboliza estar incluido dentro de un sistema de intercambio de bienes que repercute en la autoestima y en el área emocional. Sin embargo, tener algunos billetes en los bolsillos o en la caja de ahorro no es garantía de placer o disfrute. Muchas personas guardan plata por avaricia, por desgracias futuras o para saberse poseedoras de un factor de dominio. Si en el principio de la historia, la agricultura y la ganadería convirtieron al hombre errante y cazador en sedentario, dichos cambios sentaron las bases del patriarcado. La mujer primitiva, acostumbrada a dominar su terruño y criar a los hijos ante la ausencia de su hombre, tuvo que acatar los nuevos mandatos, cediendo autonomía, volviéndose sumisa. El patriarcado, además, sienta las nuevas pautas de intercambio de bienes, siendo él, el "amo y señor" de sus posesiones. Tuvieron que pasar muchos siglos para que la mujer despunte en el horizonte y se asuma como factor de cambio. No obstante, la autonomía femenina muchas veces flaquea ante el manejo del dinero en el vínculo de pareja: cede, transige, oculta, etc. Y todo con el fin de sostener uno de los aspectos de la virilidad: el poder. He aquí el aspecto que aún persiste anclado en la configuración subjetiva de la virilidad patriarcal. Se cree que sin poder no existe firmeza, estima, fuerza ni placer. El poder está anclado en la masculinidad, así como la templanza, el deseo de ser madres, la sumisión, están inscritas en el mundo femenino. La subjetividad social valorará al macho fuerte, dominante, valiente, audaz, resaltando su virilidad; en cambio si dichos aspectos se presentan en una mujer dirá: "es una mujer fálica", "soberbia" u "hombruna".

## ¿Existe un ideal?

No quisiera hablar de ideal, sí de un acuerdo posible. Ser fiel con la administración del dinero es, ni más ni menos, que defender la verdad en otros temas vinculares. Puede parecer demasiado romántico y pretencioso que "todo sea límpido y cristalino", pero no es imposible. Las personas que conforman un vínculo de pareja juran o acuerdan fidelidad en todos los órdenes y por sobre todas las cosas anhelan que la comunicación sea abierta y franca para dirimir cualquier cuestión que pudiera presentarse. Como todo acuerdo está basado en el compromiso afectivo, ético y moral. Y, si se presentan obstáculos, la capacidad para solucionarlos estará en la conciencia de cada uno. Por lo tanto, el manejo del dinero en el seno de una pareja, tiene que ser el resultado de un acuerdo basado en la comunicación sincera. Es más, debe ser parte importante de las tantas cosas que se comunican entre uno y otro.

## Las etapas del acuerdo

No es lo mismo el valor de intercambio de dinero durante el noviazgo que durante la convivencia. Sin embargo, los problemas suelen comenzar cuando las parejas organizan previamente lo que será la vida en común: búsqueda de un lugar para vivir, fiesta de casamiento, compra de electrodomésticos, etc. Si bien muchas veces son los padres (futuros suegros) los que ayudan a los hijos en estas cuestiones, ya se pueden vislumbrar reacciones individuales y el grado de injerencia de las familias de origen.

Durante el noviazgo pueden empezar a aparecer algunos rasgos de comportamiento que oscilan entre la prodigalidad y la avaricia. A veces el bolsillo del hombre no tiene reparos para salir con amigos o para solventar la deuda de algún familiar en apuros y en cambio sí los tiene para salir con la novia o ahorrar para el casamiento. La mujer que quiere convivir con su pareja insistirá con más ahínco en guardar dinero y promoverá acciones para que se concrete la unión. A la hora de ahorrar, los hombres destacarán el esfuerzo productivo, lo que determina que cada peso que se guarde lleve la impronta de "me lo gané con el sudor de mi frente". Las mujeres trabajadoras valoran el "sacrificio" que conlleva el trabajo, pero también gozan de más capacidad para deleitarse. Los hombres con rasgos obsesivos son tercos, obstinados, esquemáticos, avaros y no saben disfrutar del ocio o de la recreación; se enojan cuando sus mujeres gastan en "estupideces" o planean salidas para salir de la monotonía. Las mujeres con rasgos narcisistas suelen ocultar los gastos que conlleva pertenecer a cierto estatus social, excepto que sus parejas saquen partido de la apariencia. En fin, los rasgos de personalidad influyen también en la distribución del dinero, sobre todo cuando este es sinónimo de poder, seguridad o sacrificio.

Durante la convivencia, cada pareja debe encontrar cuál es la mejor forma para administrar el dinero. Todo depende de la libertad para comunicar los acuerdos y desacuerdos, en el instante y el tiempo justo. Guardarse comentarios o malestares sólo provoca conflictos, agravados por lo que no se dijo en su momento. Las conductas de dominación y sumisión generan vínculos asimétricos, basados en la desigualdad, sobre todo cuando uno ejerce el poder con el dinero. No olvidemos que lo que comienza con el vil metal puede llevar a conductas de manipulación hasta violencia de género. El tema de quién gana más no debería provocar malestar, por el contrario, tendría que ser visto como una contribución que beneficia a la pareja o a la familia. Quitar al dinero el significado que adquiere en la sociedad de consumo es una tarea a realizar. El dinero es un objeto que debe ayudar al bien común. Los factores que incrementan la estima no deberían provenir de él, sino valores profundos como la solidaridad, la empatía, la educación, la libertad, el disfrute de la vida, la capacidad para ser mejores personas.

Dicen que el paso del tiempo nos vuelve más sabios, aunque muchas veces sabiduría se interprete como tolerancia o resignación. Con el transcurrir de la vida, el sentido del dinero pierde en ambición, en fuerza propulsora del desarrollo y por qué no en codicia, para estar más acorde con la madurez. La juventud se lleva consigo el ímpetu de proyección futura, el reaseguro del "techo" y la familia para dar paso a una etapa de sosiego. Será posible entonces que en el discurso de la senectud se escuche: "vieja, ahora tenemos que pensar en nosotros".

# Los subtipos de infidelidades monetarias

## Infidelidad monetaria asimétrica

En los vínculos laboralmente asimétricos (uno trabaja, el otro se queda en la casa) es frecuente que quien dispone del dinero lo ceda en cuentagotas, día por día; especie de cuota diaria que muchas veces no se indexa, a menos que el otro reclame que no alcanza. En este tipo de relación, tan frecuente tiempo atrás, cuando la mujer aún no se atrevía a salir a trabajar, dedicada de lleno a los hijos o a las tareas del hogar, o bien, aventurándose en trabajos mal pagos, el hombre reforzaba su orgullo viril gracias al trabajo y al poder que concede el atributo del dinero "ganado con el sudor de la frente", por poco que sea. En este tipo de vínculo asimétrico podemos encontrar distintas formas de refuerzo de la virilidad otorgado por el trabajo: retener todo el dinero, hacer aportes diarios a la mujer que administra, o ceder todo o gran parte del sueldo. La desigualdad en la distribución de los roles, sobre todo cuando uno "domina" con el poder de los billetes, lleva a que el otro, se "someta" a las determinaciones del primero y en apariencia cumpla al ciento por ciento, cuando en realidad aparecen algunas transgresiones. Hay que ser muy sumiso, obediente o haber sido domesticado al extremo para no buscar una salida a la opresión. El que tiene el dinero pone las reglas y el otro las cumple en parte. Y, en estos casos, el ocultamiento o la mentira aparecen como opciones salvadoras: guardar una parte de la cuota diaria para un gusto personal, ayudar a los hijos, hacer terapia, prestar plata a un familiar o a un amigo, o bien, ir ahorrando para una indecisa y futura separación, pueden ser algunas de las alternativas. Y no importa el medio social o económico. Y así como el hombre encuentra su seguridad personal en el trabajo y en la ganancia económica, la mujer necesita romper con la "fidelidad monetaria" para sentir que no es un mero objeto que administra y distribuye los valores afectivos y mercantiles de su núcleo familiar.

## La infidelidad monetaria simétrica

La simetría laboral plantea sus particularidades. Si los dos trabajan, ambos tienen derechos y obligaciones en el manejo de las ganancias. Muchas parejas acuerdan poner los ingresos en un "pozo común" del cual surge el dinero para los gastos mensuales y el resto, es decir, lo que sobra, se ahorra, se emplea en gastos de excepción o se destina a lo que cada uno quiere. Cuando uno gana más que el otro se puede llegar a un acuerdo distributivo: el que más gana asume los consumos más abultados. Sin embargo, no siempre se dice todo lo que se gasta: a veces por temor a evitar reproches, por culpa, vergüenza, o simplemente porque "no tengo por qué dar explicaciones, es mi plata" o "yo me la gané y la gasto en lo que quiero".

## Diferencias según el género

Las mujeres que ganan más que sus parejas hombres tienden a esconder gastos por miedo a que ellos se sientan en desventaja, más aún si está desocupado; otras se adaptan al menor presupuesto del hombre restringiendo en indumentaria, salidas, vacaciones, etc.; finalmente están las ceden todo sin importarles las diferencias. La mujer con mayor salario cuida la "virilidad" de su *partenaire*, no sea cosa que además del presupuesto decaiga también la imagen varonil, la libido, o se resienta el rol de padre frente a los hijos. Esta misma actitud no es ecuánime de parte de los hombres hacia sus compañeras desocupadas: cuanto más gana el varón más refuerza la estima viril y para nada esta diferencia debiera incidir negativamente en la feminidad de su compañera, por el contrario: ella tendrá que sentirse orgullosa del hombre proveedor que tiene a su lado. Para el imaginario personal y social un hombre desocupado es un problema a resolver: está "fuera del sistema de producción", cosa que nadie diría para una mujer que pierde el trabajo. La repercusión subjetiva de la desocupación también impacta de diferente manera en ambos géneros. Los hombres se angustian o deprimen sin saber qué hacer, pasan períodos decepcionados, incapaces de generar una idea posible de realizar. La herida narcisista es profunda y toca el núcleo mismo de la virilidad (fuerza, vigor, valoración del trabajo, poder sexual, jactancia frente al grupo de pares, etc.). La mujer sale más rápido de la decepción laboral, enfrentando la situación con más alternativas, ejemplo: proyectos laborales autogestivos, alianza con amigas, uso de recursos artísticos, artesanales, cuidado de ancianos o de niños, como ellas dicen: "no se me van a caer los anillos por lavar ropa ajena".

## La infidelidad monetaria en los vínculos homosexuales

En las relaciones homosexuales se dirimen algunas diferencias. En las parejas de varones la paridad económica suele ser una constante: los dos trabajan, aportan para los gastos de la convivencia y suelen tener capacidad de ahorro. Las empresas de marketing los categorizan como clientes ideales para sus productos (grupo ABC1) ya que no están sometidos a las exigencias presupuestarias de una familia. Es posible que este esquema se modifique con el aumento de parejas homoparentales que adoptan niños o los tienen por otros medios de fertilización, más cercanos a asimilar los esquemas de redistribución de tareas y de bienes de las parejas heterosexuales. En las relaciones homosexuales femeninas y masculinas se dan diferentes grados de simetría con más tolerancia a las diferencias de salario. Sin embargo, pueden aparecer competencias cuando ambos/as dos ocupan cargos de importancia. El acuerdo básico es que ambos/as trabajen. El trabajo es un referente fundamental en los vínculos homosexuales, sin él se perdería un de los ejes de la unión. "Salir del closet", adquirir visibilidad social, ser sujetos de derecho, amar y concretar un proyecto de pareja, trabajar, tener hijos, no son sólo motivaciones personales, son distintas formas de expresar la libertad. Podríamos inferir que la normatividad heterosexual establece asimetrías basadas en las diferencias de género (que las luchas femeninas lograron romper en la acción o en la conciencia colectiva), cosa que no ocurre con los homosexuales, abocados a proseguir la lucha por sus derechos pero más despojados de las reglas clásicas que actúan sobre las relaciones heterosexuales. Tanto los hombres como las mujeres homosexuales ansían salir del núcleo familiar de origen lo antes posible. Por intolerancia a la diversidad sexual, pero más por motivaciones de autonomía. No quieren depender de ningún esquema preconcebido: quieren armar el propio, sin los condicionantes que la normatividad social impone. Las diferencias con las uniones heterosexuales a la hora de mentir o de ocultar gastos son similares, excepto que en las relaciones homosexuales la predominancia de la simetría lleva a esconder transgresiones económicas para evitar que se convierta en un vínculo desigual. La desigualdad (como en cualquier vínculo humano) activa mecanismos inconscientes de dominación-sumisión: el que tiene más goza de un privilegio carente en el otro. Los gastos que puede insumir una "doble vida" no son tan ostensibles en las relaciones homosexuales masculinas, más dispuestas a encuentros casuales que a mantener una relación paralela, excepto cuando uno de los miembros está casado o en pareja formal con una mujer y simultáneamente arma una unión con otro hombre.

## La infidelidad no es gratuita

Si tanto la desigualdad como la paridad en el manejo del dinero lleva en muchos casos a ocultar gastos o a mentir para no generar problemas, existen otras situaciones especiales en los que la mentira encubre deslealtades vinculares, no sólo monetarias. La "doble vida" no es gratuita, exige atención, cubrir las demandas afectivas y económicas, originalidad para inventar excusas y una cuota enorme de alerta para no despertar sospechas. El cuidado insta a hacer gastos en efectivo por temor a que sean descubiertos en los resúmenes de tarjeta, a reducir los aportes al vínculo "legal" (a menos que se tenga mucho dinero), o a endeudarse con créditos o con los amigos compinches.

## La infidelidad monetaria patológica

Los egresos de dinero "no blanqueado" pueden ser inducidos por cuadros psiquiátricos: juego patológico o ludopatía, trastorno bipolar en ciclo maníaco, uso de drogas, compulsión por las compras, adicciones sexuales, etc. En estos casos, la persona, tanto hombre o mujer, miente, esconde, o no se da cuenta de los descalabros económicos que provoca. Cada uno de estos cuadros clínicos tiene sus particularidades, pero todos cursan con impulsos que llevan a la persona afectada a gastar más de la cuenta o a hipotecar sus bienes.

# Orgasmos reales, virtuales y otras yerbas

## Amor y virtualidad

Hoy en día, con el auge de las redes sociales, la vida privada no tiene límites precisos. El desarrollo de la tecnología que bien contribuye al desarrollo del conocimiento, también repercute en los hábitos cotidianos y la construcción de la subjetividad. Si no hace tanto tiempo atrás las mujeres sufrían en silencio, en la actualidad las redes sociales "reales" se enteran casi en simultáneo de los hechos gracias al ejercicio de la virtualidad. Nada se oculta, todo merece contarse, revelarse. Los sucesos felices y los tristes, gustos personales, viajes, eventos familiares o cualquier comentario ocurrente o sin sentido, merece ser publicado. Las redes también denuncian los desengaños amorosos: los hombres desalmados, los infieles, los huidizos, los violentos, son denunciados a los cuatro vientos. También les toca a las malas amigas, las entrometidas, las insufribles, a las demoradas del amor. Todo se sabe, se exhibe, se declama: por peligro, por prevención, o simplemente por chisme. Twiter y Facebook son herramientas fundamentales a la hora de dar a conocer las angustias femeninas. Los hombres se ocultan más: sólo muestran sus hazañas, o hacen algún comentario irrelevante. Ellos prefieren confiarles a sus amigos íntimos las desavenencias con sus parejas o sus ex. No quedaría nada bien y estaría devaluando la virilidad exponiendo sus broncas o ruegos por Internet. En cambio, las damas han encontrado en los recursos virtuales una forma de comunicación íntima y vigorosa para canalizar sus ansiedades. Sin embargo, a la hora de conseguir un candidato existe más paridad entre los discursos de hombres y mujeres. Ambos se necesitan y se buscan entre las páginas dedicadas a tal fin. El perfil, la foto, y algún comentario breve de presentación son las primeras señales que favorecen el acercamiento. Las mujeres se cuidan más a la hora de mostrarse disponibles, mas nunca desesperadas. Por lo menos en la presentación del perfil. Después la cosa cambia. La intención de conquista demasiado apresurada espanta a los hombres. La percepción masculina se ha aguzado tanto a este tipo de demanda femenina que no quiere toparse con ninguna insistencia. Las mujeres que desean tener pareja se han vuelto muy ansiosas y los hombres están más que susceptibles y alertas a este tipo de conducta. El discurso masculino abunda en enojo cuando una mujer pretende tenerlo más tiempo que el concedido. No quieren actuar en forma apresurada, no soportan exigencias ni quejas de ningún tipo. Tampoco quieren compartir bajo coacción: "te presenté a todos mis amigos y vos a ninguno", "tus hijos tienen que conocer a la nueva pareja del papá". Las damas quieren exclusividad y los varones están más cerrados en sus mundos. No están dispuestos a ceder ni un ápice de la paz o logros conquistados, sobre todo si vienen de matrimonios o vínculos conflictivos. Es probable que los varones se hayan vuelto más narcisistas, saliendo a defender su territorio: sus espacios físicos y su mundo propio, lo cual determina un panorama complicado para las relaciones interpersonales afectivas. Cada vez es más difícil conseguir pareja, lo dicen tanto hombres y mujeres. Pero son ellas las que se movilizan, las que insisten, las que se exponen en las redes sociales, las que se animan al primer café con esperanzas de conocer al hombre que mínimamente cumpla con alguna expectativa, las que se quedan esperando, las que se frustran, las que vuelven a la carga con renovada energía. El ejercicio de la virtualidad acerca o aleja a los que pretenden acceder a la conquista y al amor. La tecnología es un poderoso recurso para que las personas se conozcan, sin embargo, es condición necesaria tomar recaudos. La virtualidad también esconde mentiras, favorece las inhibiciones, incrementa frustradas fantasías y otras decepciones. En fin, cosas de la vida moderna.

## Fotos, imágenes, videos *hot*

La relación de las personas con estímulos eróticos visuales, sobre todo fotos y películas, ha sido siempre muy estrecha. Varias décadas atrás era patrimonio de los hombres y las fotos exponían mujeres desnudas o en poses sugerentes. Con el paso del tiempo, las mujeres han ido ganando terreno también en ese ámbito y pueden estimularse solas o proponer a su pareja ver o hacer una película para incrementar la intensidad del encuentro. La llegada de Internet y los canales codificados permite el acceso rápido a cualquier material erótico, con sexo explícito, o bien a la publicación de películas o fotos caseras, exponiendo la intimidad a infinidad de personas. Las parejas encuentran diferentes opciones para enriquecer el encuentro sexual. Están convencidas de que la intensidad del deseo se apaga bajo la rutina y que algo hay que hacer. La pérdida de la comunicación, el estrés, y las diferentes responsabilidades a asumir día a día son exigencias que afectan cada vez más la vida amorosa. Las parejas van aprendiendo que "con el amor no basta"; se hace imprescindible "trabajar" para mantener el deseo e ir descubriendo diferentes formas de contactarse sexualmente. Si antes el estímulo visual con material ajeno servía para excitarse, ahora se elige el recurso de lo propio (fotos y videos caseros), no sólo como una forma de exposición, sino de definir la personalidad mediante el cuerpo como instrumento erógeno. La Internet ha logrado borrar los límites de lo público y lo privado en todas las áreas: pensar, sentir y actuar. Y en todas sus dimensiones, incluida la sexual.

La estimulación visual es un fuerte recurso para incrementar el deseo. Por lo general las películas eróticas reproducen las fantasías más frecuentes en hombres y en mujeres: cuerpos exuberantes, sexo fuerte, accesorios fetichistas (slips, medias, zapatos), juguetes sexuales, sexo grupal, etc. El mundo íntimo de las fantasías queda plasmado, acordado y compartido mediante las imágenes. Las películas a veces cumplen una función didáctica: las personas aprenden y se animan a probar con nuevas poses o a decir frases "calientes" durante la relación. Sin embargo, estamos frente a la nueva opción de filmarse o fotografiarse en la intimidad del encuentro sexual. Comienza como una nueva fantasía, fácil de hacerse realidad por los medios digitales y a un paso de convertirse en material público. Pero cuando una fantasía se plasma en un hecho real, queda condicionada por otras reglas menos divertidas: pudores, culpas, reproches, bronca, y en menos casos, indiferencia.

La función estimulante de las imágenes puede convertirse en un problema para algunas personas, no por el recurso en sí mismo, sino por factores intrínsecos a la personalidad de uno o de ambos miembros del vínculo, ejemplo: encontrar en las imágenes el máximo de excitación, lo que lleva a volver siempre sobre el mismo recurso para lograr un buen estímulo. Otros pretenden reproducir en la cama lo que se acostumbraron a observar en las películas, sin tomar conciencia de que toda relación, es ante todo, un encuentro de a dos. También hay hombres y mujeres propensos a sentir culpa y a cuestionarse su conducta, y así, hasta una nueva excitación. Los hombres más seguros de sí mismos, con rasgos narcisistas, usan las imágenes para exaltar sus capacidades amatorias, nunca para tapar el miedo. De ahí que para los hombres más confiados se convierte en un recurso válido para aumentar su rendimiento, pero nunca sentirán culpa por aprovecharla.

Otro problema es cuando después de la relación existen propuestas de ir más allá, como ejemplo, convertir la fantasía de un tercero en una realidad, cuestión que merece convencimiento y acuerdo para evitar culpas o reproches posteriores.

## ¿Qué es el *dogging*?

Un lugar público (un parque, una calle poco concurrida o un bosque cerca del mar) pueden ser algunos de los sitios elegidos para hacer *dogging*. Consiste en tener sexo en zonas apartadas y convocar a otras parejas. Se realiza frente a la mirada de *voyeurs* o fisgones que pueden, o no, ser invitados a participar.

El *dogging* o cancaneo comienza en Inglaterra en la década del 70 y se extiende a varios países. Para algunos el nombre deriva de "pasear el perro" (*dog*), ya que los dueños de los canes aprovechaban la caminata para espiar a las parejas que tenían sexo al aire libre; para otros, la palabra hace referencia a tener sexo en público como los perros. El nombre de *dogging* queda restringido a las parejas heterosexuales, para las homosexuales se reserva el de *cruising*.

Antes de las redes sociales los contactos eran más espontáneos y se limitaban a algunos lugares conocidos hasta que eran descubiertos por la policía. En la actualidad existen foros y sitios que, además de favorecer los contactos, exponen las reglas del encuentro. Antes de ingresar a los portales, las personas se registran y comentan sus preferencias. Por lo general, quien hace la convocatoria equilibra el número de *doggers* (les gusta exhibirse) con el de *voyeurs* (disfrutan mirando).

Los *doggers* son parejas heterosexuales que gustan de este tipo de prácticas y alcanzan con ellas el máximo de excitación sexual. Las edades rondan entre los 25 y los 50 años e interesan tanto a varones como mujeres.

Esta experiencia suele estar incluida entre otras tantas que conforman el erotismo y el sexo. Sin embargo, existen parejas que las prefieren casi con exclusividad dado el alto nivel de placer que provoca el "morbo" del sexo en público.

Es frecuente que inicie el juego una pareja que está en un auto. La forma más habitual es comenzar a tener sexo dentro del automóvil, mientras otros se acercan para mirar o participar, si se los invita a hacerlo. Existen algunos códigos o señales: si las puertas o ventanillas permanecen abiertas, el que se acerca puede participar; si la luz interior del auto está encendida significa que sólo quieren ser vistos; si la puerta queda abierta, hay vía libre.

No se considera la exposición de fotos o videos sexuales en la Web como una variante del *dogging*. En todo caso, incrementa fantasías exhibicionistas.

El *doggers* siente placer por el contacto real que se produce ante desconocidos en un espacio carente de privacidad. El estímulo sexual que significa el anonimato y la falta de intimidad remiten a un sexo más salvaje, pulsional. En este espacio de morbo real, de cuerpos desnudos en el sentido más literal, donde se diluye el pudor, no hay lugar para la virtualidad.

## Las reglas del encuentro

- Ser adulto con acuerdo voluntario entre las partes.

- Mantener el anonimato.

- Tener respeto entre las personas que participan.

- Estar alejados de lugares concurridos.

- No entrometerse si no es invitado a participar.

- Guardar agendas o celulares para no ser luego ubicados o ser víctimas de chantaje.

- Tampoco conviene llevar objetos de valor.

- No seguir la relación en un domicilio.

- Usar preservativos.

# Sexo audaz: el *bukkake*

Sabemos que un gran número de personas usan fantasías sexuales para acompañar y enriquecer la estimulación autoerótica o los encuentros sexuales con una pareja o *partenaire*, pero son pocas las que se atreven a concretarlas. Mientras todo quede en el campo de la imaginación no traería demasiados problemas, excepto cuando la exteriorización de las mismas, moleste o provoque conflictos en el vínculo. Una de las fantasías más frecuentes es la de tener sexo grupal, y sobre todo el *bukkake*, o eyaculación de varios hombres sobre el cuerpo de la mujer. El *bukkake* es una palabra japonesa que significa "arrojar líquido" o "salpicar" y alcanzó notoriedad en la industria pornográfica nipona en la década del 90. Hoy es muy común encontrar esta práctica sexual en muchas películas porno, alimentando las fantasías de mujeres y hombres tanto hétero como homosexuales.

## De la fantasía a la realidad

La funesta llegada del SIDA restringió aún más las experiencias sexuales orgiásticas al campo de la imaginación. No es casual que la industria erótica y pornográfica haya alcanzado apogeo y popularidad a partir del advenimiento del VIH; hasta ese momento las películas con contenido sexual explícito sólo se podían ver en algunos cines marginales y limitados a un público masculino y solitario.

En la actualidad las mujeres se atreven a expresar las fantasías y a proponer poses o prácticas sexuales más provocadoras. Pedir que el hombre eyacule sobre su cuerpo, la cara o la boca, pone al descubierto que ellas se han vuelto más audaces, dan prioridad al placer y pueden ser atrevidas sin dejar de ser unas damas. Las que van por más, están decididas a dejar la fantasía para pasar a la realidad, siendo el *bukkake* una de las prácticas preferidas.

## Recaudos a tener en cuenta

Los sexólogos siempre decimos que en "el sexo todo está permitido si las personas son adultas y existe acuerdo entre las partes". Probar el *bukkake* requiere de convencimiento interno y con el compañero (en caso de ser los dos los que deciden tener prácticas grupales). La convicción personal es fundamental a la hora de disfrutar, evitar los reproches y las culpas ulteriores; así como la prioridad en la comunicación: franca, abierta, despojada de toda coerción. Si este primer paso está debidamente aclarado, se deberán tomar los recaudos necesarios para evitar enfermedades de trasmisión sexual, sobre todo el VIH. Aunque la piel sana del abdomen, cara o espalda no implica riesgo, el contacto del semen con heridas cutáneas o mucosas (la boca) con lesiones, las convierten en conductas peligrosas. Por lo tanto, animarse a experiencias sexuales nuevas requiere de cuidado personal, en el plano psíquico, interpersonal y físico.

## Camas numerosas

Una de las fantasías más frecuentes es imaginar que la propia pareja está teniendo sexo con otro. Es más, animarse a ponerla en palabras durante el encuentro sexual es fuente segura de mucha excitación, siempre y cuando exista acuerdo entre las partes para nutrirse de esos estímulos. Sin embargo, del dicho al hecho hay un trecho y llegar a convertir el clásico dueto vincular en un trío, una orgía, o un intercambio equitativo con otras parejas requiere de charlas previas, compromiso mutuo y la seguridad de que la opción de compartir la cama con otro, u otros, puede ser una audaz manera de enriquecer el vínculo o de evitar la infidelidad.

Antes de la aparición y difusión de los movimientos *swingers* decidir la inclusión de otros en la cama era una alternativa que sólo unos pocos transgresores o buscadores de placer se animaban a probar. Excéntricos, aristócratas, artistas, se animaron a revelar sus incursiones en la vida amorosa y sexual múltiple. Sin embargo, existen diferentes formas de extender el placer sexual, entre las cuales el movimiento swinger se identifica y diferencia del resto por los compromisos que se deben cumplir para pertenecer, además de sumar los argumentos que lo sustentan.

Entre las diversas formas del encuentro amoroso y sexual numeroso podemos citar:

## Trío

Es un encuentro de tres personas adultas con la finalidad de tener sexo. Los tríos son más frecuentes en vínculos que ya llevan un tiempo y se convencen que necesitan otras maneras de incentivar el deseo o de probar otras opciones eróticas. Es más frecuente que el varón incentive a su pareja mujer a la búsqueda de un tercero, el cual debe ser elegido por ambos. Las condiciones: acuerdo, libertad, placer mutuo. En las relaciones de a tres el principio de no compromiso emocional está implícito, aún así, no tiene el peso de otras alianzas numerosas como el poliamor o el *swinger*. Es más, la atracción por el tercero, o de este por alguno de los miembros de la pareja, puede hacer que el vínculo original corra peligro o se rompa. También la mentira por encuentros secretos fuera del ámbito de la cama de tres es un factor de desunión. Otra de las cuestiones que el trío heterosexual alienta es la expresión de una orientación sexual diferente (homosexual). Los vínculos homosexuales entre varones pueden incluir la práctica del trío, la grupal, así como decidirse por tener "parejas abiertas". Los homosexuales hombres (así como los hombres heterosexuales) están más predispuestos por la biología y la cultura a tener un deseo más activo y dispuesto para el sexo. Y no hay sociedad que diga lo contrario. Las mujeres feministas abogan por la equidad que también incluya al deseo sexual.

Ellas dirán que el menor deseo de la mujer es el resultado de siglos de opresión sobre el cuerpo y la sexualidad femenina, lo cual considero valedero, pero hay determinantes biológicos como la testosterona (hormona del deseo) cuyos valores en sangre superan con creces a las mediciones en la mujer. El deseo de los varones homosexuales está bajo el influjo de dos condiciones prioritarias: en lo biológico, la testosterona; en lo cultural, los vínculos homosexuales no están supeditados al patrón antropológico de la procreación.

## Menage a Trois

Este "hogar de a tres" ha sido por siempre la típica relación romántica de a tres, precursora del poliamor. El concepto alude a una relación amorosa y no necesariamente sexual. Puede ser: dos hombres y una mujer, dos mujeres y un hombre, incluir a una persona transgénero, etc. Siempre debe mediar entre los tres el afecto, el deseo de estar juntos y la concreción de proyectos comunes como en cualquier pareja. Es frecuente que existan afinidades ideológicas, artísticas, y una concepción libre de la vida de relación o comunitaria. La práctica de la *menáge a tròis* es precursora en occidente de los vínculos poliamorosos.

## Poliamor

Los "poliamorosos" fundamentan su práctica en la capacidad para enamorarse y sostener al mismo tiempo varias uniones con compromiso emocional. El tipo de unión no tiene el sexo como prioridad, sino la conexión afectiva. Es condición que los miembros del grupo poliamoroso sepan de la existencia de los otros. No deben existir secretos ni relaciones paralelas de índole sexual. El acuerdo entre los miembros se considera imprescindible.

## Poligamia

Podría considerarse el poliamor una forma de poligamia, sin embargo existen diferencias. Los poliamorosos basan su elección en el deseo y el convencimiento en esta forma de alianza afectiva, también sostienen que la honestidad entre los miembros es condición *sine qua non*. La poligamia, en cambio, es un contrato matrimonial fundado en normas culturales y religiosas y para nada es un fenómeno espontáneo ni sujeto al devenir del tiempo y las modas culturales. Existen dos formas de presentación de la poligamia: la poliginia (la más frecuente: un hombre casado con varias mujeres) y la poliandria (una mujer casada con varios hombres). Varias culturas africanas y asiáticas islámicas ejercen esta forma de alianza múltiple, aceptada y reglamentada por leyes religiosas y normas culturales. En Occidente la poligamia es condenada socialmente y jurídicamente ya que se considera el vínculo matrimonial como un contrato exclusivo entre dos personas, las cuales se juran amor mutuo y fidelidad. No obstante, los movimientos migratorios de estas naciones hacia Occidente han llevado consigo sus costumbres, influyendo notoriamente en grupos que defienden las alianzas múltiples, aunque descartan la idea del matrimonio como unión.

## Orgías

La más famosa de las relaciones múltiples, aquella donde se pierde la identidad de los cuerpos para fundirse en un conjunto de brazos, piernas, muslos, nalgas, penes, vaginas, en fin, lazos de carne y de placer. La llegada del SIDA golpeó fuertemente a esta práctica, frecuente en lugares como saunas, cines porno, parques, etc. En otras ocasiones surgían espontáneamente en boliches o discotecas pasándose el dato del lugar del encuentro. Actualmente, con los cuidados que amerita, la práctica orgiástica está resurgiendo. Así como se organizan fiestas privadas reclutando gente por las redes sociales, también se usan estos medios para invitar a miembros selectos a las bacanales de sexo.

## Triolismo o troilismo

Es una variante más que incluye a un tercero con el doble rol de observar a una pareja teniendo sexo para luego rotar y pasar a ser miembro activo del coito mientras el que participaba anteriormente del acto sexual pasa a ser miembro "pasivo" u observador. Es una forma de *voyeurismo* parcial con participación en el coito (el *voyeurismo* clásico espía a una pareja que no sabe que es observada).

## *Swinger*

El movimiento *swinger* ha sido uno de las propuestas de sexo libre que más difusión en el mundo occidental ha tenido y sigue teniendo. Es posible que las pautas que reglamentan los contactos (y que se deben cumplir a pie juntillas para pertenecer) hayan contribuido a crear un espacio dentro de la subjetividad social. Y toda sociedad en general es más flexible con aquellos grupos que transgreden pero imponen normas a sus participantes. Además, los *swingers* se encargaron de divulgar por los medios de comunicación masivos, revistas propias, congresos de sexualidad, etc. los beneficios y contras, esto último cuando no se respetaban los acuerdos y el respeto entre las partes y las reglas de la comunidad de intercambio. Los movimientos *swingers* dieron luz, permisividad, marco ideológico (romper con el estereotipo de la fidelidad como norma, ya que ésta favorece las conductas de engaño y deslealtad) y además postula la monogamia emocional o amorosa, pero no la sexual, para la cual propone el intercambio consentido de parejas. Las pautas del acuerdo de intercambio son: no compromiso afectivo con las personas invitadas a participar, el uso obligatorio del condón; "el no es no" cuando la persona o la pareja rechaza el ofrecimiento.

Ahora bien: ¿Podemos afirmar que la presencia de la propia pareja teniendo sexo ante nuestros ojos incrementa la excitación sexual? ¿Y el amor hacia el otro?

La excitación se basa en el doble papel de ser protagonista y espectador de la escena sexual. La mirada de *voyeur* cumple la función que antes tenía la fantasía. También hay aspectos más profundos desde el punto de vista subjetivo que arraigan en construcción misma del vínculo de pareja: "porque te poseo te comparto". Las personas que acuerdan este tipo de propuesta tienen una buena capacidad para disociar la imagen del otro al que se ama y acompaña la vida cotidiana y proyectos comunes, para focalizar la atención (y el goce) en ese aspecto del otro que lo "recorta" casi exclusivamente como sujeto sexual.

## Parejas abiertas

Más frecuentes entre homosexuales, aunque las relaciones heterosexuales la están incorporando como una opción ante las tentaciones de infidelidad. El amor de pareja no entra en la cuestión, por el contrario, para los participantes se enriquece en la medida que cada uno puede tener relaciones sexuales fuera del contexto de la pareja. La pauta a cumplir: ser honesto y comunicar al otro con quién se tendrá sexo, dónde, cuándo, y los resultados del encuentro erótico. Uno de los motivos de tener parejas abiertas son las diferencias de gustos para acceder a ciertas prácticas con el otro estable, ejemplo: penetración anal, uso de juguetes sexuales, sadismo, masoquismo, o la inclusión de un tercero con servicios sexuales pagos.

## Más allá del placer múltiple

Incluir a terceros en la cama, compartir o aceptar tener "parejas abiertas" son diferentes formas de concretar deseos y fantasías. En algunos casos subyace la idea de evitar el dolor del engaño que produce la infidelidad, en otros es una "prueba" o "desafío" para probar el amor vincular, y en otros casos, será por simple deseo o ganas de pasar por prácticas sexuales nuevas. Los problemas surgen cuando no se cumplen las reglas preestablecidas y/o cuando se necesita imperiosamente repetir los encuentros, ya que sin ellos, el placer que brinda la relación de dos no es suficiente. Las personas o las parejas que eligen estas prácticas deben saber entrar y salir de ellas sin más repercusión que la obtención de un plus de goce sexual. Para nada deberían generar culpas, autoreproches o conflictos vinculares, de ahí que cada uno debe estar seguro de las posibles repercusiones emocionales.

## Consejos para los que gustan del sexo numeroso

- Pensar bien en los pro y los contra personales y vinculares.

- Acordar con la pareja este tipo de prácticas.

- No compromiso emocional.

- Evitar situaciones de riesgo como "levantes" callejeros o personas desconocidas.

- Existen clubes o lugares de encuentro de personas que gustan compartir los juegos sexuales.

- Uso obligatorio del condón.

- Tratar de que sea una práctica más y no la única forma de obtener altos niveles de placer sexual.

## *Sex coaching*

Imaginemos la escena: una pareja está haciendo el amor, de pronto se escucha una voz suave, pero firme: "así está muy bien, chicos, no se agiten tanto, respiren hondo…vos, (por la mujer que está arriba del hombre) acercate un poco más hacia el torso de él… así, ¡muy bien!… ¿sentís cómo el pene te roza más la vagina? Ella, entre gemidos asiente: ¡Sí, sí, sí! La escena bien podría corresponder a la filmación de una película porno, sólo que en este caso, no son actores de cine clase XXX, son gente común interesada en mejorar su performance erótica y han decidido (por cuenta propia o por sugerencia de un sexólogo), contratar un *coach* especializado en la materia.

## El *coach* sexual tiene historia

La intervención de un *coach* de sexo está en auge en distintos países. Desde la década del 60, con el desarrollo de la sexología como ciencia, se fueron implementando algunos tratamientos con asesoramiento de una persona formada en terapias sexuales como guía. Las prescripciones o "tareas para el hogar" se daban en el marco del consultorio para que las parejas las realizaran en la intimidad. Poco más tarde, con los vientos de libertad y las ganas de aventurarse en experiencias nuevas, fueron apareciendo en California los primeros grupos de trabajo en erótica. Por lo general consistían en reuniones de varias parejas a quienes se les indicaba ejercicios para realizar en la intimidad, para luego comentar con el terapeuta y el resto de los participantes. Algunos terapeutas más audaces se animaban a las sesiones grupales con la inclusión de diferentes técnicas de relajación, contactos corporales entre todos, uso de cremas y alimentos para embadurnarse, estímulos musicales, olfatorios, y alguna que otra sustancia "no legal" para incrementar el placer y bajar las inhibiciones. En fin, épocas de experimentación, sexo, droga, rock and roll, "la imaginación al poder", la liberación sexual, el avance del feminismo, la revolución cubana, y por sobre todas las cosas, las ganas de vivir en un mundo mejor. También trabajadoras sexuales, y *taxi boys*, hicieron lo suyo a la hora de "entrenar" en las artes del sexo a muchos de sus clientes. El SIDA acabó con todo ese ímpetu de goce. El sexo se recluyó en la intimidad de los cuartos y los problemas sexuales, en la privacidad de un consultorio médico. Afortunadamente el deseo pudo con el miedo. Hoy el sexo y la sexualidad han vuelto a ocupar un lugar de prioridad en la subjetividad y en la vida de relación. Se sabe más, se difunde, se escucha, se comparte, se mejora.

## El sexo acompañado

Contratar un *coach* sexual requiere de una necesidad concreta no patológica (problemas de relación, desarrollo de habilidades eróticas, etc.), acuerdo mutuo (en caso de vínculo), y estar convencido de que sus aportes pueden ser beneficiosos para uno mismo y la pareja. Las formas de ayuda del *Sex Coaching* son variadas: están los que se limitan a dar consejos para trabajar en la intimidad, otros que intervienen por teléfono o Skype durante el encuentro, y están los apuntan a una terapia de shock dando indicaciones *in situ*. El *coach* sexual: evalúa, observa, guía, indica, sugiere, siempre "desde afuera", es decir, no tiene contacto corporal con sus clientes.

## Las mujeres adelante

La moda del *sex coaching* se expande por el mundo, siendo New York la plataforma de lanzamiento de este nuevo recurso de ayuda. Las mujeres son las más interesadas y quienes más solicitan sus servicios. Ellas van siempre a la par de los avances en materia sexológica, quizá por sus anteriores postergaciones, quizá por la necesidad de romper con inhibiciones y enriquecer el género. Son las primeras en pedir ayuda por sufrir problemas en la conquista, disfunciones sexuales, y/o en el despliegue de habilidades eróticas, convenciendo a sus parejas hombres de la asistencia que puede brindarles un profesional. Hasta el momento, parece que el *coaching* sexual es una ayuda costosa, y según datos actuales, mujeres independientes, profesionales, empresarias, han salido a dar testimonio de las ventajas de esta técnica.

## *Coaching* sexual y sexólogo clínico

Existen diferencias entre el *coach* sexual y el sexólogo clínico. Como hemos dicho, el *coach* es una persona formada en sexología que asiste a personas sin patologías sexuales: problemas en el desarrollo de los recursos eróticos (desconocimiento de las zonas erógenas, creencias erróneas, falta de sincronía para encontrarse, dificultades para tomar la iniciativa, sexo esquemático, rutinario, etc.). El sexólogo, en cambio, es un profesional psicólogo o médico que hace una evaluación minuciosa del trastorno (trastornos del cortejo, disfunciones sexuales, parafilias, relaciones disfuncionales, etc.), solicita estudios, e implementa un abordaje y un encuadre con entrevistas individuales y vinculares; "tareas para el hogar", con indicaciones precisas para mejorar el contacto erótico alterado y sus consecuencias. Y, además, si el sexólogo es médico puede prescribir fármacos (si el trastorno lo amerita). El *coach* puede trabajar bajo la supervisión de un sexólogo, condición que me parece la más apropiada.

# Los lubricantes y el placer sexual

La lubricación genital es una respuesta fisiológica provocada por la dilatación de los vasos sanguíneos pelvianos. Una mujer con deseo sexual, si se autoestimula o es estimulada por su *partenaire* sexual, consigue "mojarse" a poco de iniciado el acto. Hay factores que actúan en forma desfavorable, bajando la cantidad de trasudado o directamente suprimiendo la respuesta. Se denomina Trastorno Excitatorio Femenino cuando la disfunción es persiste y recurrente, haciendo el coito doloroso (dispareunia) o impidiendo el mismo. La causa más frecuentes de la escasa lubricación es el apuro masculino por penetrar, cuestión que impide que la mujer logre buenos niveles de excitación. El tiempo que necesita cada mujer para lubricarse es variable, depende de la edad, el nivel de deseo, la etapa vital por la que transite, y fundamentalmente la conexión con su propio cuerpo y las sensaciones erógenas. No obstante todos estos factores, la excitación en la mujer necesita más tiempo que el hombre para lograr la erección. La mujer menopáusica va perdiendo gradualmente la lubricación por la disminución de los estrógenos, predisponiendo a la mucosa vaginal a la inflamación, a las infecciones (vaginitis atrófica), y a las relaciones dolorosas (vaginismo y dispareunia).

El uso de lubricantes se ha difundido en las últimas décadas, sobre todo aquellos en forma de geles, a base de agua o de siliconas. Atrás quedaron el más natural y barato de todos: la saliva, y los clásicos, siempre al alcance de la mano y en cualquier botiquín o mesa de luz: la vaselina, y las cremas cosméticas.

Un estudio reciente de la Universidad de Indiana investigó, en una muestra de 2400 mujeres, la satisfacción y la intensidad del placer sexual con y sin uso de lubricantes (al agua y con siliconas), en prácticas auto eróticas y con *partenaire* sexual. A las participantes se les pidió que evaluaran sus experiencias sexuales durante dos semanas. Las mujeres reportaron mayor placer y vivencia de satisfacción cuando usaban lubricantes. 70% de ellas informaron sensaciones más enérgicas cuando usaban el gel con un compañero sexual y un 60% de satisfacción cuando lo hacían usando geles, pero solas.

## La elección del lubricante

El uso de lubricantes pude ayudar a muchas mujeres a hacer el sexo más placentero, con más acción, sin molestias, agregando al juego erótico un recurso más que eficiente. Los hombres también se entusiasman con su uso: brinda más libertad al movimiento de la pelvis y permite optar por distintas poses. También el sexo anal (el ano es una región que no se lubrica) se beneficia con el uso de los geles: ayuda a relajar el esfínter con movimientos concéntricos de los dedos y el pene ingresa sin tanto preámbulo hasta encontrar el ritmo justo de bombeo. Los juguetes sexuales también están de parabienes. Hay que tener la precaución de que los *toy* se llevan bien con los lubricantes al agua, no con los siliconados, ya que los últimos degradan la silicona del juguete.

## Para elegir un lubricante se debe tener en cuenta:

- Que sea al agua o siliconado. Los más usados en nuestro medio son a base de agua. Se absorben por piel, no dejando ninguna capa aceitosa. Pueden rebajarse con el agregado de agua.

- No debe alterar el PH vaginal ni predisponer a infecciones.

- Que no irrite ni manche.

- No deben ser derivados de hidrocarburos: aceites, vaselina, cremas cosméticas, lanolina, etc. Estos lubricantes abren los poros de látex de los profilácticos, predisponiendo a infecciones.

- Debe incluirse en la relación como un recurso más para disfrutar.

- Puede usarse para hacer caricias en otras zonas corporales. La estimulación suave de los pezones, o del glande previamente lubricado, es altamente excitante.

- Los lubricantes son de ayuda cuando una mujer comienza a explorar su cuerpo, sobre todo cuando la represión o la baja estima han oprimido las sensaciones de placer.

## La eyaculación femenina

El orgasmo puede definirse como una descarga de tensión física acompañada de una intensa sensación de placer (clímax). En el orgasmo femenino, el área localizada de vasodilatación vulvar y vaginal, se contrae con fuerza y a intervalos regulares. La duración y el número de contracciones varían de una mujer a otra y en cada relación sexual. El clítoris es el órgano que está preparado fisiológicamente (por la cantidad de sangre y sensibilidad nerviosa) para desencadenar la respuesta orgásmica, por lo tanto, su estimulación por el coito, manual, vibradores, etc., o el simple roce, genera sensaciones placenteras.

Muchas mujeres describen la salida de fluidos del introito vaginal cuando se aproximan al orgasmo, incrementando el placer sexual. La secreción puede confundirse con la salida de orina, lo que puede llevar a cortar la respuesta orgásmica por sentir vergüenza o por no entender qué está pasando. Se la denomina Eyaculación Femenina.

Ahora bien: ¿es una verdadera eyaculación? ¿De dónde proviene la secreción?

Se sabe que entre un 10 a un 80% de las mujeres puede liberar un líquido similar al prostático cuando se acercan al orgasmo. Las secreciones provienen de las "Glándulas de Skene" o "próstata femenina", que se localizan muy cerca de la uretra (el orificio por donde sale la orina) y vierten su contenido al canal uretral. El líquido que secretan es una mezcla de fructosa, glucosa, antígeno prostático específico (PSA) y fosfatasa ácida prostática. No es orina.

El volumen de líquido varía, pero lo habitual es que se libere entre 3 a 20 ml, levemente viscoso, claro o blanquecino, dependiendo de la cantidad de fructosa.

La emisión eyaculatoria es una respuesta fisiológica normal, sin embargo muchas mujeres creen que van a orinar e inhiben el orgasmo. Al contraerse los músculos del periné y los perivaginales "exprimen" las glándulas de Skene, dejando que el líquido salga al exterior por los conductos que desembocan a cada lado de la uretra (también denominados Punto U para diferenciarlos del punto G, localizado en el interior de la vagina).

Es importante que la mujer no sólo conozca la anatomía de sus genitales, sino también las respuestas fisiológicas que acompañan a la excitación y al orgasmo. Saber y compartir el conocimiento de la vida sexual impide la imposición de mitos o de creencias erróneas. Por lo tanto, si la mujer siente pudor por la emisión eyaculatoria, puede comunicarlo a su pareja. Los hombres se estimulan más cuando ven a la mujer eyacular: es sinónimo de buena excitación. La eyaculación femenina tiene más pro que contras: es una descarga placentera, indica un nivel alto de goce, es un complemento fisiológico del orgasmo, mejora la lubricación del introito vaginal y predispone con más deseo a los encuentros futuros porque se busca reproducir el mismo placer. Los contras se basan fundamentalmente en la vergüenza que puede inhibir o evitar tener encuentros sexuales. Afortunadamente las mujeres conocen mejor sus mecanismos fisiológicos y se animan a mostrarlos como parte de su naturaleza. Tener "eyaculación" no es parecerse al hombre ni buscar la igualdad de género por las similitudes fisiológicas, es entender que existen mecanismos orgánicos que nos emparentan como miembros de una misma especie. Y el resto es dejar de lado los condicionantes y disponerse a disfrutar del sexo.

## La fantasía como defensa

La vida diaria no sólo nos estimula a enfrentarla, también incita mecanismos psíquicos con tal de atenuar las circunstancias adversas y, por ende, los conflictos internos que se generan. Citaremos a la imaginación, la fantasía, el humor, la ilusión, el pensamiento reflexivo, la sublimación de la angustia, etc., como algunos de los recursos psicológicos para aliviar los aspectos más dolorosos. Si no contásemos con ellos, estaríamos excesivamente atentos a demandas varias (externas e internas), dejando de lado otros intereses mucho más placenteros y beneficiosos para el desarrollo. La realidad es tan contundente y vertiginosa que hay que estar preparados para seguir su dinámica. Y no se trata de negar o desplazar las situaciones concretas que se nos presentan en la vida, sino de conseguir una distancia objetiva para dar lugar a la fantasía, o a la ilusión, ("me gustaría que ocurriera tal cosa…", etc.); luego al pensamiento ("qué alternativas tengo para elegir"), y a partir de este nivel de conocimiento y de entusiasmo, programar las acciones posibles para concretarla. Esta capacidad humana de "volver hacia el interior" de nuestro ser con el fin de imaginar, pensar y actuar, es el motor principal para que las acciones resultantes sean asertivas, promoviendo la congruencia, la empatía y el bien común. Sin embargo, estos mismos recursos saludables pueden volverse una defensa, rígida, repetitiva, enfermiza, convirtiendo las anteriores capacidades psíquicas en una coraza defensiva a merced de amenazas que no existen o de la temida incertidumbre. Es muy frecuente escuchar "la vida que vivimos es una locura", "no tengo tiempo para nada", "estoy agotada/o, no puedo con todo", "por el trabajo estoy descuidando a mi familia", etc., en referencia a la imposibilidad de procesar un flujo de información excesivo que cambia a cada momento y desvirtúa el sentido del tiempo. A la presión por responder a las propias motivaciones se suman las de un contexto mayor, universal o global. La vida privada ha dejado de ser un espacio protector, contenedor, un refugio para lo más preciado de nosotros mismos. La privacidad está cruzada por lo público. No estamos preparados para tamaña sobrecarga de sucesos globalizados, exhibición de la vida privada e inclusión obligatoria al mundo tecnológico. Las dificultades para responder con efectividad a tantas exigencias provocan un estado de tensión que asfixia cualquier intento imaginario saludable para salir airoso del encierro. La fantasía pierde su esencia, deja de ser el motor de los proyectos personales y se convierte en una defensa compensatoria, encerrándonos en un mundo imaginario que nos protege pero al mismo tiempo impide pergeñar estrategias de salida para convivir con la realidad. Es posible que en este contexto las personas requieran más tiempo de soledad. No es raro escuchar "tengo ganas de quedarme en casa" o "no quiero encontrarme con nadie para escuchar problemas". La vida social está siendo alterada por una búsqueda de privacidad que es más forzada que deseada. La fantasía como defensa nos remite a un lugar utópico donde las condiciones de vida son tan ideales que hasta el más mínimo dolor no tendría cabida. ¿Cuál es la solución entonces?: recuperar nuestros deseos más honestos y llevarlos adelante. Sin temor. Al fin y al cabo, más allá de los datos objetivos, la realidad la construye cada uno en su interior. Sólo en este contexto la fantasía tendrá la fuerza impulsora de las ilusiones, motivaciones y anhelos más profundos. Podrá actuar como pivote que abra camino en la cambiante realidad.

## Los miedos sexuales

### El miedo al contagio

Desde la triste entrada del SIDA a la sociedad han aparecido muchos temores (por ignorancia o en personalidades predispuestas), que mal condicionan los encuentros y las conductas sexuales, provocando aprensión, ideas de contagio, fobias, ataques de pánico, culpas postcoito, hipocondría y repulsión al sexo. Los miedos ya existían antes del VIH, cuando las enfermedades venéreas más frecuentes eran la sífilis, la gonorrea, el herpes genital, los piojos púbicos, etc. y que el descubrimiento de la penicilina convirtió en enfermedades de rápido y eficaz tratamiento. Igualmente, estas enfermedades contagiosas no provocaron los cambios en las conductas sexuales como lo ha hecho el SIDA desde su aparición en la década del 80; ni tampoco fueron tan discriminadas las personas enfermas. Existe aún una fuerte carga de ignorancia que refuerza la aprensión y es posible diagnosticar verdaderas fobias sexuales (nosofobias de contagio) y severos trastornos del deseo sexual por padecer síntomas de evitación/repulsión a todo tipo de experiencias de contacto. Las mujeres con rasgos temerosos son las más propensas a exacerbar los cuidados, transformando el miedo en una obsesión. Muchas padecen síntomas de pánico cuando se exponen a un encuentro o se anticipan al mismo. Se observa un aumento en el número de consultas por fobias sexuales, sobre todo mujeres entre 30 a 40 años. Existen otro tipo de caracteres con rasgos más expansivos (por cierto menos temerosos) que entregados al frenesí sexual, pierden el control de la relación, temiendo luego por las consecuencias del descuido. Tanto en uno como en otro caso (mujeres temerosas y expansivas), la respuesta a futuros contactos se manifiesta en controles exhaustivos a los hombres: preguntas sobre la vida sexual anterior, pedidos de análisis, observación y puesta de límites de lo que se puede y no se puede hacer en la cama.

En las mujeres con fobias sexuales con ideas de contagio de enfermedades venéreas, la prevención se convierte en un cuidado excesivo o bien aparece la decisión de no tener más sexo (conductas de evitación). En estos casos más extremos observamos que el miedo no se restringe a esa única idea, se extiende a todo contacto corporal que merezca alguna proximidad. También se toman excesivos recaudos cuando se tienen que usar sanitarios públicos, lo que perturba la vida fuera de la casa (trabajo, salidas, cursos, etc.).

El miedo al contagio puede aparecer súbitamente, sin causa que lo justifique, ser secundario a situaciones traumáticas de índole sexual (violencia, abuso, etc.) o bien, estar relacionado con algún descuido o "accidente" en el momento del coito: sexo sin condón, contacto con secreciones (flujo, semen), sexo oral, rotura del profiláctico, etc. La idea primaria de preocupación se carga de emociones desagradables que retroalimentan cualquier nueva información. Es frecuente que la persona consulte a muchos profesionales, o busque desesperada datos por Internet, lo cual incrementa el malestar. Se busca una respuesta rápida y convincente que calme las ideas y temores, cosa que sólo se puede lograr cuando se encara el problema con responsabilidad. Las personas con caracteres temerosos, hipocondríacos u obsesivos, se llenan de miedos innecesarios, postergando las consultas y análisis pertinentes. Una vez que logran despejar las dudas, el temor no las abandona: se toman decisiones drásticas como la abstinencia sexual o se sostienen relaciones conflictivas por la implicancia que tendría separarse de una pareja que, aunque no sea la mejor, le brinda la confianza de que no tiene ninguna enfermedad de trasmisión sexual.

## El clítoris sensible: ¿placer o dolor?

El clítoris es el órgano del placer femenino y gracias a su estimulación se desencadena la respuesta orgásmica. Puede impresionar como un pequeño botón ("el glande del clítoris") con su caperuza, coronando la parte superior de los labios menores, sin embargo, es más grande de lo parece: tiene dos prolongaciones internas que se meten en el tejido vaginal, generando un intenso placer cuando son estimuladas. Los vasos sanguíneos y la riqueza en las terminaciones nerviosas lo convierten en una fuente rica de excitaciones. Algunas mujeres refieren una mezcla de sensaciones placenteras y dolorosas cuando su clítoris es estimulado en forma directa (por sexo oral, uso de los dedos, o por vibradores), cosa que no sucede durante el coito vaginal (por estimulación del roce del pubis o el pene). Estas mujeres se sienten molestas, privándose de una práctica que podría ser muy placentera. Es importante que la mujer esté lubricada permitiendo un mejor deslizamiento de los dedos o el vibrador.

Otro factor a tener en cuenta es la presión que se ejerce sobre el clítoris, pudiendo ser demasiada para la sensibilidad del órgano. En todos los casos la mujer debe tener la libertad para pedir o guiar la estimulación de su pareja sobre su cuerpo para dar prioridad a las sensaciones placenteras. El uso de lubricantes al agua y una presión suave sobre el clítoris puede ayudar a encontrar el punto justo de placer, sin dolor o malestar.

## Tips para no sentir dolor durante la estimulación del clítoris

- El clítoris tiene una alta sensibilidad. En algunas mujeres la estimulación directa provoca dolor.

- No ocultes lo que te pasa pensando que es anormal.

- Es indispensable que estés lubricada, caso contrario continúen el juego hasta lograrlo, o puedes usar un lubricante intimo a base de agua.

- Trata de encontrar con tu pareja la estimulación justa, productora de placer.

- Guía a tu pareja hasta encontrar la práctica apropiada.

- No te refugies en pensamientos negativos o en la idea previa de que vas a sentir dolor.

- Masturbándote puedes experimentar cual es la presión o la práctica más adecuada.

- Relájate, usa las fantasías y pide lo que te gusta.

# El sexo fuerte

El mundo del contacto erótico es tan amplio que reducirlo a unas pocas acciones es privarse de una multiplicidad de sensaciones. La repetición de las mismas prácticas es un camino directo a la rutina, y por ende a la insatisfacción. Tenemos que aprender a reconocer que la vida sexual –y la vida en general– requiere de cambios, de provocar (y provocarnos) nuevas formas de relación; en síntesis: conductas nuevas a situaciones conocidas. El deseo sexual no se define sólo como "las ganas" de tener sexo, también son las fantasías que lo acompañan y, fundamentalmente, la búsqueda de una intensidad satisfactoria. Cada uno de nosotros tiene un umbral de intensidad para el sexo, que puede tener variaciones, pero que se constituye como el "punto justo" de máximo placer. Cuando el umbral se ubica en un lugar alto, la experiencia sexual debe ser fuerte, y en algunos casos llegar a grados extremos, para lograr el "goce supremo". La cuestión es animarse. Una de las reglas a tener en cuenta es el acuerdo con la pareja. Dicho acuerdo no necesita ser explícito; los cuerpos también tienen la capacidad de comunicar, de decir lo que se quiere y cómo se quiere. Si la relación no tiene compromiso, es posible que el grado de entrega llegue a ser alto, sin ningún reparo o cuestionamiento posterior. Caso contrario ocurre cuando se está gestando un vínculo que puede llegar a ser más prolongado y rico en emociones. Cada pareja elige cómo llegar a los grados superlativos de placer. Lo importante es no postergar o reprimir una intensidad que es un poderoso factor de unión y de satisfacción personal.

## El miedo a pedir y a mostrar

Las mujeres son más sensibles a la represión de sus capacidades amatorias. A pesar de la liberación de sus cuerpos, muchas temen ser vistas como "muy experimentadas" cuando se dejan llevar por la intensidad de sus deseos. Una buena opción es ir graduando la entrega, no sólo para no sucumbir ante pensamientos desagradables o autoreproches, sino para descubrir las sensaciones que provoca el cuerpo del compañero y el propio en esta nueva experiencia. Ellas también temen ser muy "activas" en la relación y que el hombre se moleste por tomar un rol "pasivo". Como vemos, el mito de los roles "activo" y "pasivo", resabios de la dominación masculina y sumisión femenina, sigue influyendo a la hora del encuentro.

Hay mujeres y hombres, que entregados al frenesí sexual, exponen sus gustos (sexo anal, sexo grupal, fantasías homosexuales, fantasías sádicas o masoquistas, etc.) sin reparos, dejándose llevar por la excitación del momento. Y así debe ser, siempre y cuando exista acuerdo entre ambas partes para suponer que lo que se dice y se hace es parte del juego erótico. Sin embargo, los celos o los prejuicios, pueden aparecer en el mejor momento: "¿en serio querés estar con otro en la cama?"; "si querés que te pegue mientras te penetro, seguro sos masoquista"; "si te gusta que te meta los dedos en el ano, sos homosexual", etc. Cuando la entrega incluye tantos "ricos condimentos" hay que aprender a disfrutarlos sin culpas ni regaños.

## Las prácticas del "sexo fuerte"

Desde las primeras señales que invitan al encuentro se puede insinuar que las ganas de tener "sexo fuerte" son altas. La forma de besar, de dejar que las manos del compañero recorran el cuerpo, de guiarlas a los sitios más erógenos; los gemidos, las palabras, las fantasías que salen de la boca e impregnan la imaginación del otro, son estimulantes incentivos. El sexo fuerte no tiene límites de espacio: en el baño, en la cocina, en el jardín, en el ascensor, o en el cuarto, no existe un lugar que deba estar predeterminado. Tampoco tiene como meta la penetración, todo el encuentro debe ser gratificante. La dinámica sexual puede incluir: vestimentas fetiches, cambio de poses, sexo oral, sexo anal, juguetes, películas porno, insinuaciones sádicas o masoquistas (todo es válido cuando existe acuerdo entre adultos); comunicar fantasías, incluir a un tercero, sexo grupal, etc. Las personas que gustan del sexo fuerte y lo saben vivir con responsabilidad, con arreglo entre las partes, sin reclamos o reproches varios, disfrutarán de la experiencia con libertad.

## *Splosh.* El sexo con gusto

El sexo como experiencia que intensifica los sentidos necesita de otras fuentes de estímulos: una música romántica o heavy –según los gustos–; perfumes, películas, una comida a la luz de las velas, etc. La elección del escenario y de los recursos eróticos es variada y constantemente surgen maneras nuevas de incentivar el goce. En el imaginario de los amantes o en la realidad, un cuerpo húmedo, con ropa o sin ella, despierta el deseo de poseerlo. El sudor, la saliva, los olores, la lubricación, el gusto de la piel húmeda son fuertes señales que incentivan aún más el goce. Una de las propuestas que está teniendo cada vez mayor difusión es el *Splosh* o fetichismo húmedo y sucio (*WAM* o *Wet and messy fetish*). Esta forma de "fetichismo" consiste en verter comida, sustancias no comestibles o líquidos sobre la superficie corporal. Las elecciones son variadas, desde salsas, jugo de tomate, dulces de leche, almíbar, cremas, champagne, hasta pintura, barro, etc., y no incluye excrementos, semen ni orina. A veces la experiencia consiste en sólo mirar, y en otros casos se comparte, ya sea untándose ambos cuerpos, chupando, o degustando, si se trata de sustancias comestibles. Que el cuerpo se convierta en una superficie donde verter líquidos o alimentos no es ninguna novedad. Desde los griegos y romanos que hacían uso de esta práctica (también el Kamasutra cita sus bondades), pasando por los medios que muestran senos o pectorales asomándose bajo una remera mojada, o un beso mediado por una frutilla o un cubito de hielo, hasta la intimidad del cuarto donde la pareja prueba la crema con sabor a durazno, la visión y el contacto con el cuerpo lubricado y pasible de ser chupado ha sido siempre muy atractiva. La palabra *splosh* remite a una revista erótica británica que difundió este tipo de contacto, pero además *"splosh"* es la onomatopeya más usada en los comics cuando un personaje estampa una torta en la cara de otro. La cuestión es si llamarlo fetichismo, o no. Su uso en el juego erótico como una forma de enriquecer las maneras de acercamiento no la convierte en una práctica fetichista. El *splosh* como fetichismo requiere del uso constante de este recurso porque sin él no se alcanza el máximo de placer sexual, es decir la persona lo necesita imperiosamente para lograr excitarse. Puede practicarse solos, en pareja, o en grupos convocados por el boca a boca o en foros de Internet.

## Tips para disfrutar del *splosh*

- Que tu pareja esté de acuerdo con la propuesta.

- Usar alimentos livianos y dulces: frutas, cremas, frutas en almíbar, postres, chocolates, etc.

- En caso de optar por líquidos, que no sean irritantes.

- Elegir el lugar más adecuado para moverse con libertad y no estar pensando en "el enchastre que estamos haciendo".

- Es una buena práctica para una "noche de hotel".

- La ropa mojada es muy excitante. Empezar con la remera o la lencería mojada es un buen comienzo.

- Tomarlo como un juego excitante, para nada debería ser molesto u ofensivo.

## Juegos sexuales: al filo del peligro

Todos sabemos que el sexo es una experiencia placentera. Algunas parejas prefieren un sexo "tranquilo", sin demasiadas piruetas sexuales, pero suficiente y satisfactorio para ambos. Otras requieren de niveles altos de estimulación y excitación, lo que lleva a diferentes opciones: cambio de lugares y de poses; expresión de fantasías, "palabras calientes", uso de juguetes sexuales, juegos de dominación y sumisión, inclusión de un tercero, sexo grupal, intercambios de pareja, etc. El criterio fundamental que debe primar es que "todo está permitido entre personas adultas, con consentimiento mutuo". No obstante, aunque exista tal acuerdo entre las partes, el límite entre el juego sexual placentero y el riesgo de daño (psicológico o físico) puede ser alto, sobre todo en algunas prácticas que hacen uso de la fuerza física, la violencia psicológica o comprometiendo funciones vitales como la respiración (hipoxifilia o asfixiofilia). Estos tipos de juego con ribetes de riesgo forman parte de muchos encuentros eróticos tanto hétero como homosexuales y no se consideran un trastorno, siempre y cuando no sea una conducta imperiosa, repetitiva y necesaria para lograr el placer sexual, además de que el sujeto pueda perder el control de sus impulsos.

## El extremo patológico: las parafilias

Se consideran parafilias, perversiones o desviaciones sexuales a las prácticas persistentes y recurrentes, de carácter impulsivo a ansioso, a partir de las cuales se alcanza el máximo de placer sexual teniendo encuentros con personas que no acuerdan el contacto, con objetos inanimados, niños, animales, o dejándose agredir, o agrediéndose para sentir goce. Un alto porcentaje son hombres heterosexuales (se cree que por acción de la testosterona, además de conflictos infantiles), con vínculos de pareja estables, que buscan saciar sus apetitos sexuales con la ejecución de estas conductas. En las parafilias existe la falta de consentimiento mutuo, como ocurre en el exhibicionismo (mostrar los genitales o masturbarse frente a personas desprevenidas), o en el froteurismo, (consistente en "tocar" o rozar con los genitales a personas que no comparten), pero también puede existir acuerdo, aun sabiendo que la ejecución del comportamiento sexual puede ser muy peligroso (sadomasoquismo). El pudor y el rechazo social mantienen estas conductas en un plano de marginalidad. Y es muy difícil que confíen a un amigo y mucho menos a su pareja el problema que los aflige, entre otras cosas porque algunos no lo viven como un trastorno pasible de ser tratado, sino como una forma de expresión de su sexualidad. Los demás ignoran o niegan la "doble vida" de sus parejas. A veces hay algunos indicios que pueden resultar "sospechosos", sobre todo la inclinación por un tipo de experiencia sexual que no contempla al otro, sino al contacto con un objeto inanimado (fetiche), o el uso de ropas del sexo opuesto para poder llegar a niveles altos de excitación y orgasmo (fetichismo trasvestista), o pedidos de ser humillado o agredido como una constate en las relaciones sexuales. Las conductas autoeróticas con prácticas masoquistas son más que riesgosas. Una de las más usadas es la hipoxifilia, es decir la reducción de la llegada de oxígeno al cerebro usando bolsas que cubren la cabeza, máscaras para tal fin (se venden en los *porno shop*), o provocándose el estrangulamiento. El faltante de oxígeno y el aumento de dióxido de carbono incrementarían el placer sexual, además de producir una disminución de las capacidades cognoscitivas y de los sistemas de control de la supervivencia. Otras prácticas por demás peligrosas el uso de enemas provocando la distención dolorosa (y placentera para los masoquistas) del intestino, o la introducción en el ano de objetos que pueden dañar la mucosa.

## El sueño y el sexo

¿Será cierto que los hombres tenemos más sueños eróticos y excitación genital que las mujeres? ¿O sólo es una conclusión falsa dada por el fácil acceso a los genitales masculinos, porque el sólo hecho de tocarlos, u observarlos a simple vista, corrobora los cambios que se producen al dormir?

Los estudios en hombres han concluido que durante la fase de sueño REM (movimientos oculares rápidos) pueden aparecer sueños eróticos acompañados de erección, eyaculación (poluciones nocturnas) con o sin masturbación. Algo similar sucede en las mujeres: se dilatan los vasos de la pelvis, hay congestión genital, lubricación, sueños eróticos y algunas hasta llegan al orgasmo. Más allá del placer que puede producir un despertar "caliente" se cree que durante el sueño el mayor caudal de sangre hacia los genitales permite una buena oxigenación, esto se traduce en una piel suave, sensible a los estímulos y lubricada. Sabemos entonces que durante la fase de sueño REM se originan, tanto en hombres como en mujeres, una serie de mecanismos fisiológicos normales que ayudan a mantener la vitalidad de los órganos genitales además de proporcionar placer, y por qué no, el inicio de un juego erótico mañanero. Eso sí: bien despiertos.

## Sexsomnia o *Sleep sex*

Se denomina Sexsomnia a un tipo de alteración del sueño o Parasomnia (algo así como un sonambulismo de tipo sexual) y consiste en la actividad sexual durante el sueño: masturbación, coito, verbalización de conductas eróticas, violencia sexual, u otro tipo de comportamiento automático e inconsciente. Para algunos investigadores la sufre casi un 1% de la población general, es más frecuente en los varones, y se detecta por medio de estudios de sueño (polisomnograma).

## Una vivencia desagradable

Las acciones corporales de índole sexual durante el sueño, reportadas en la mayoría de los casos por la pareja, provocan un profundo malestar, ya sea por la repetición de las crisis, la imposibilidad de recordarlas, la vergüenza, los temores ante un nuevo compañero sexual y la falta de control sobre las conductas involuntarias. Las personas con sexsomnia están más propensas a sufrir ansiedad, problemas de atención, de concentración y depresiones. Sienten que están "disociadas", que la noche les depara la aparición de ese "otro" hambriento de sexo. También se ha comprobado que la sexsomnia puede aparecer en cualquier momento del sueño (fases No REM y REM) y en el lapso entre el sueño y la vigilia.

## Hoy sabemos un poco más sobre este problema:

- Puede aparecer en períodos de estrés.
- Se agrava con el abuso de alcohol, drogas, tabaco.
- Pueden tener un componente genético (en investigación).
- Se diagnostica por un estudio de sueño o polisomnograma.
- Requiere tratamiento médico, psicológico y medidas generales para bajar los niveles de estrés.
- Es fundamental trabajar con la pareja.

# Hablar en la cama

Para algunos, un suave susurro eriza la piel, para otros la palabra soez, "chancha" es un potente estímulo erótico. Las parejas vibran, se mueven al son de las palabras dichas en el momento del juego sexual. Animarse a hablar en la cama es hacer uso de un recurso valioso que bien merece ser tenido en cuenta. Es frecuente que quien tome la iniciativa sea la mujer. Ellas, quienes durante largo tiempo hicieron silencio, comenzaron a decir, a expresar las sensaciones y sentimientos, primero con vergüenza, luego con libertad y audacia. Los primeros sonidos provenían del corazón: amor, afecto, pasión, una mezcla de emociones en consonancia con el placer. Después vinieron aquellas palabras que los hombres sólo permitían a las mujeres de dudosa o confirmada "mala reputación". Ellos dividían a las mujeres en esos dos grandes grupos: las señoras y las putas. El mutismo o los leves gemidos (fingidos o verdaderos) surgidos de las bocas de las damas respetables y las procacidades surgidas de las gargantas roncas de las putas. Con el paso del tiempo, las mujeres consiguieron que las palabras las representaran en su dignidad y en todo tipo de expresión de su mundo propio, incluyendo el sexual. Por otro lado, los hombres tuvieron que adaptarse a los cambios y aceptar que las mujeres podían demandar ternura y pasión desenfrenada. Hablar en la cama posee entonces el doble efecto en la boca de las damas: estimula los sentidos y representa un acto de congruencia con sus deseos: siento y digo.

## Hablar sin cansar

En el sexo es el cuerpo el que habla, tiene el protagonismo supremo. Todo lo que se diga debe acompañar en forma equilibrada el accionar erótico. Las palabras expresan emociones, fantasías, guían al compañero, piden o preguntan. El secreto está en cómo se dice y cuánto se dice. Muchas veces el tono imperativo o la frase reiterada pueden sonar molestos y romper el clima del encuentro. En otros casos, la no respuesta o el quedarse mudo, puede indicar desinterés o frialdad. Los hombres histéricos hablan mucho y hacen poco, los narcisistas pareciera que se autoestimulan con sus halagos y los miedosos, antes de decir, preguntan. Las mujeres se juegan y hablan, sin embargo las histéricas usan frases fuertes para impactar y complacer, basándose en la idea de que "todo hombre necesita una mujer a sus pies"; en cambio las sumisas, más pasivas en la cama, se dejan dominar por las frases y acciones de los hombres. En síntesis, los perfiles de personalidad también se muestran en la cama. Hay personas que no saben jugar con las fantasías y las confunden con datos reales. Y no es raro que pregunten: ¿y con quién hiciste eso?

### Acabar para continuar

Después del orgasmo comienza otra etapa: los cuerpos se relajan, las palabras vuelven al marco de lo cotidiano. Sin embargo, prolongar el acto con abrazos, ternura, comentando cómo se sintieron y cómo se sienten ahora, suele ser muy reconfortante y hasta el preámbulo para un nuevo encuentro sexual. Hay parejas que se quejan –y con razón– de lo poco que se habla después del orgasmo, como si todo terminara con el gemido del clímax, y chau, andate, o a dormir.

## Hombres que buscan travestis: sexo, género, orientación

La sexualidad, como la vida misma, tiene diferentes variables. Desde niños, el influjo del ambiente y los determinantes biológicos se conjugan para construir las bases de la identidad de género (masculino, femenino, o transexual) y la orientación del deseo sexual. La normatividad social establece dos tipos de género basándose en "la naturaleza" de nuestros cuerpos: machos y hembras. Sin embargo, la naturaleza no es la única regente de la sexualidad así como no lo es de ninguna de las acciones humanas, si así lo fuera, seríamos seres primitivos actuando bajo el imperio de los instintos. Y en el plano sexual no existiría el amor, ni la ternura, ni las caricias, ni un proyecto de pareja, todo se resumiría en un acto carnal y procreativo. La experiencia humana es tan vasta y compleja que supera con creces a los determinantes biológicos que están también en su estructura. Por lo tanto, existen sexos y sexualidades. Sexo varón o mujer, definidos por la genitalidad, y sexualidades diferentes, definidos por la identidad de género (identificados con lo masculino, lo femenino o lo transgénero) y los distintos caminos que puede tomar la orientación sexual (hétero, homo, bisexual).

- **Sexo biológico:** varón, mujer, intersexual (cuando coexisten caracteres biológicos secundarios de ambos sexos)

- **Sexo psicológico o identidad de género:** Masculino, femenino, transgénero (travestis, transexuales, *gender queer,* cisgénero).

- **Orientación sexual:** Heterosexual, homosexual, bisexual, pansexual.

- **Expresión de género:** es cómo cada una de las personas pone en evidencia su sexo de género, ejemplo: modales, ropas, accesorios, formas de interacción, etc.

Una travesti o transgénero hombre a mujer, al igual que un transexual, no es un varón homosexual que se viste de mujer. Es una mujer trans (se siente mujer pero no niega su origen del sexo opuesto). En el primer caso, mantiene sus genitales y no se acompleja por tenerlos; y en el segundo caso (la transexualidad) necesita operarse para readecuar su cuerpo físico a la experiencia subjetiva de sentirse mujer (u hombre en la transexualidad femenina). Lo mismo ocurre en el caso contrario: mujer a hombre. Aclarando estas diferencias entre sexo, género y orientación, el abanico de posibilidades se abre, de tal manera que una mujer trans puede tener deseos de estar con un hombre o una mujer; o un hombre heterosexual podría desear a una mujer (biológica y psicológicamente constituida) o a una mujer trans (transgénero, transexual, *gender queer,* etc.).

El término *gender queer* (o no conforme con su género) es una denominación usada sobre todo por jóvenes disconformes con su género que no quieren adecuarse a las normas binarias (es decir, masculino y femenino) asumiendo distintas maneras de expresión, ejemplo: un *gender queer* de mujer a hombre puede conservar sus genitales, vestirse con ropas unisex, cortarse el pelo a lo *garçon* y si desea puede virilizarse con hormonas.

Ahora bien, ¿si las personas en las que el género no es congruente con su biología reciben el nombre de transgénero, transexuales, o *gender queer,* qué nombre deberían recibir aquellas en las que existe coincidencia y no existe discordancia entre sexo biológico y género? El término acuñado es Cisgénero.

## Los hombres la quieren completa

No es ninguna novedad: hay hombres que buscan travestis para tener sexo y otros que se enamoran y construyen una vida en pareja. A pesar de los avances en materia de sexualidad y aceptación de lo diferente, la tendencia a encasillar existe. Se cree que un hombre que busca travestis o transexuales es un homosexual encubierto. No es así. Es un varón (identidad de género: se siente masculino), es heterosexual (desea estar con una mujer... pero trans). A estos hombres heterosexuales les atrae el cuerpo femenino, se sienten fascinados por sus curvas, la sensualidad, y hasta la libertad para el juego erótico. Hay algunos que son tan exquisitos que rechazan cualquier gesto viril que se cuele o el timbre de voz levemente grave. Puede parecer una paradoja, pero por un lado rechazan signos de virilidad en la figura y en el comportamiento, pero la presencia de los genitales masculinos los excita. Están los que desean a las travestis, eligiendo el cuerpo "completo" que se le ofrece; otros gustan de transexuales operadas, o en vías de readecuar sus cuerpos. Si hay oferta de prostitución de mujeres transgénero es porque hay demanda. Los varones que buscan tener relaciones con travestis no lo hacen sólo por mero juego o salir amigos a una aventura exótica. Les gusta y lo disfrutan, sólo que unos pocos se animan a decirlo. Algunos sienten que se excitan más que con sus parejas mujeres. Cuando logran un placer alto con las chicas trans, quieren repetir la experiencia. En algunos casos surge el dilema existencia: ¿con quién tengo que estar, con mi novia mujer, o con mi chica trans?

A los hombres enamorados de mujeres trans se les presenta el gran desafío de blanquear una relación que puede generar incomprensión, burla y rechazo. Sólo unos pocos valientes se animan. El problema no sólo se hace complejo para los hombres, también para las mujeres trans enamoradas. Tienen miedo a seguir sufriendo. Muchas chicas trans encuentran en su grupo de pares la contención necesaria para evitar el dolor que les provoca el rechazo social. El amor va de la mano del miedo a volver a quedarse solas. Amar es temer a que su hombre no se anime a enfrentar la crítica y que elija la comodidad de una pareja aceptada socialmente. Las mujeres transgénero tienen serias dificultades para encontrar pareja. Tampoco se les presentan otras opciones de trabajo que no sea la prostitución. Existen ONGs, cooperativas, y hace unos pocos años se abrió la primera escuela para mujeres trans que quieran completar la escolaridad. Inclusión social es terminar con la discriminación, la marginalidad y la violencia transgénero.

## Ser infiel con una chica trans

Existen hombres heterosexuales, en pareja o casados, que esconden sus gustos por mujeres transgéneros. Muy pocos se animan a confiarles a sus parejas actuales por dónde discurre su deseo. Las más abiertas aceptan que puedan tenerlo, pero no permitirían jamás que su marido o lo que sea, salga alguna noche a saciar sus inclinaciones paralelas. Admiten la necesidad de su *partenaire* y hasta se permiten fantasear con tener una chica trans en la cama, o jugar con algún dildo (consolador) y que ella lo ate a la cintura a la manera de un pene artificial. Hasta ahí llega el permiso. Los hombres que desean a una chica trans y están en pareja, se ven en una disyuntiva angustiante, mucho más que si la otra opción fuera una mujer. Los que no pueden confesar su atracción prefieren ocultarlo. No obstante, la conducta que adoptan puede llamar la atención: llamados encubiertos, frecuentes salidas nocturnas, uso desmedido del chat o ingreso a páginas de prostitutas trans. En la cama pueden mostrar una disminución del deseo o una exaltación del mismo cuando se exteriorizan fantasías que incluyan a travestis, etc.

Si una persona transgénero (sea hombre o mujer) está encerrada en un "cuerpo equivocado", un hombre heterosexual que desea a una mujer trans vive preso de la normatividad social (bajo el amparo de las creencias religiosas), que no le permiten una expresión auténtica de lo que siente. Tiene que cumplir con las reglas impuestas para un hombre biológico, que se siente hombre psicológicamente, pero que desea igual o más a una mujer transgénero que a una mujer bilógicamente y psicológicamente configurada. Los hombres y las mujeres homosexuales han logrado más aceptación y viven sus vidas con más libertad, les toca el turno a las mujeres y hombres transgénero. Y a los hombres y mujeres que se enamoran de ellas/os.

# Hombres vestidos de mujer

Es bastante frecuente encontrarnos con aquel familiar hombre (padre, tío, primo, cuñado, etc.) que en las fiestas le gusta vestirse de mujer. Y hasta determinados ritos culturales, como las "despedidas de soltero", incorporan esta práctica de travestismo. Vestirse con indumentaria del sexo opuesto forma parte de muchas costumbres en diferentes culturas, también los cambios en las estructuras de género, sobre todo en las mujeres, han llevado a un ropaje más unisex. Respecto a las fantasías de "ser de otro sexo", aunque sea por un momento, a diferencia de otras, estas tienen la fuerza de la concreción.

El juego erótico puede incluir el intercambio de ropas, cambio de roles, y hasta el uso femenino de dildos para penetrar a su hombre. Todo es posible en la cama. Si un varón se viste con ropas de mujer dentro del juego erótico y dicha práctica no es condición *sine qua non* para tener sexo no debería llamar la atención. No implica nada más ni nada menos, que buscar nuevos recursos para disfrutar.

## Transformistas, *Drag Queens*, transgénero

Ahora bien, habría que aclarar que es bien diferente vestirse con ropas o accesorios del sexo opuesto sin cuestionar la identidad de género —como ocurre con el transformista o la *drag queen*–, quienes lo hacen con fines artísticos, y aquellos/as personas transgénero, transexuales, intersexuales u otras diversas formas de expresar el género que tienen que adaptar su cuerpo (por medio de hormonas, intervenciones estéticas o cirugía de reasignación) con el fin de lograr coherencia entre el sexo psicológico y el sexo biológico.

El transformista o la *drag queen* (el nombre proviene de *drag* o arrastre en alusión a los despampanantes vestidos del burlesque victoriano) no es una opción ligada a la orientación sexual ni tiene ningún fin erótico-estimulante. El actor se convierte en mujer en el escenario pero no usa su recurso expresivo en la cama.

## Los *crossdressing* (cambiar de vestuario)

El *crossdressing* es una práctica que lleva a varones heterosexuales a concretar sus fantasías de vestirse de mujer. No está asociada al placer sexual, sino a liberar "el lado femenino", una especie de gusto por usar las ropas, accesorios, maquillaje y hasta nombres femeninos. No impostan la voz ni se creen mujeres, sienten placer por usar las ropas y comportarse como mujeres durante un breve tiempo. En general es una práctica que se realiza en secreto por la vergüenza que les produce, aunque cada vez más hombres confían a sus esposas o parejas sus preferencias. Hasta se acompañan mutuamente a comprar ropa, o frecuentan clubes especiales para *crossdressing*. En nuestro medio todavía es una tendencia muy poco conocida y marginal. Sin embargo ya existen lugares a donde los hombres pueden concurrir y hasta reciben asesoramiento en vestuario y maquillaje para "montarse" o producirse.

## El fetichismo transvestista

Actualmente está considerado un trastorno sexual (se ubica dentro de las parafilias). La categorización dentro de este grupo de trastornos se basa en la conducta impulsiva, urgente o imperiosa, que lleva al sujeto a repetir esta práctica para alcanzar el punto máximo del clímax. La persona no puede frenar el impulso, lo cual la lleva a sentir culpa, angustia y deterioro en su vida de pareja, social y laboral. Consiste en sujetos heterosexuales (generalmente varones) que buscan alcanzar el máximo placer sexual vistiéndose con alguna prenda del sexo opuesto (ejemplo: lencería, medias, vestidos, etc.). La mayoría de estos varones están casados o en pareja, la particularidad es que tienen una conexión más fuerte e intensa con el objeto fetiche que con su mujer. Desean estar con ella, tener relaciones sexuales, pero el clímax lo alcanzan cuando usan o se frotan con el objeto del sexo opuesto. Por lo general los sujetos no confían a sus parejas lo que les gusta; buscan estar solos para vestirse mientras se miran al espejo, se excitan y masturban. Las parejas suelen en un primer momento rechazar los gustos de su compañero, no obstante algunas los acompañan y en el encuentro erótico a sabiendas de la condición que debe cumplirse. Existen mujeres que en apariencia aceptan, pero en realidad sufren por considerar que ellas por sí solas no pueden complacer a sus hombres, o bien porque creen que él es un homosexual encubierto. Ninguna de las dos cuestiones es cierta: el deseo sexual del fetichista transvestista se satisface plenamente cuando se viste con ropas del sexo opuesto. Y aunque ella se vista de seda y exhiba sus virtudes más excelsas, él necesitará siempre el recurso de transvestirse para sentir el máximo placer. Considerar que es un homosexual encubierto también es un error. La homosexualidad es un deseo de amar y/o tener sexo con alguien del mismo sexo y no implica usar indumentarias ni accesorios del sexo opuesto. Tampoco el homosexual "saca su lado femenino", es un hombre que desea a otro hombre. Y si un hombre homosexual elige usar ropaje y modos femeninos lo hará por necesidad de expresarse de ese modo y no porque el propio deseo lo incentive a hacerlo.

# A modo de epílogo

Cambia, todo cambia, dice la canción. Y el sexo no está exento de cambio, menos que menos la sexualidad que lo abarca. La resistencia del deseo erótico y de la vida de relación es sorprendente: siempre está sorteando algún nuevo escollo. Por un lado la influencia de la virtualidad que tiene el beneficio de hacer que las personas se encuentren. Por otro lado, la esperanza de que la nueva relación surgida bajo los cables invisibles de la red de redes, no sucumba luego por el ensimismamiento y la desconexión interpersonal. Soledad-contacto-esperanza-relación-soledad, parece ser el círculo repetitivo actual que envuelve la vida de muchas parejas. "La era del vacío", "el amor líquido", "la crisis humana de la modernidad tardía", son denominaciones que explican, cada una a su manera, las modificaciones en las relaciones sociales y en el amor en este nuevo siglo. Es posible que estemos viviendo una etapa de transición que rompa con los esquemas que hasta el momento regían con holgura los paradigmas del amor, el sexo, el orden familiar y de los grupos sociales. Decía antes que me sorprende cómo el deseo de cambio supera cualquier contingencia adversa. El deseo sabe esperar sin doblegarse. Quizá la esencia del deseo humano radique en ese núcleo de superación o actualización permanente, como pensaba Carl Rogers cuando definió la "tendencia actualizante". A pesar de la adversidad, del odio, de la ofensa, de la represión de las libertades individuales, el deseo resurge como el ave fénix de las cenizas. Y el deseo sexual se inscribe en esa concepción del deseo que exalta el amor, el placer, la estima personal, como refuerzos vitales, tan necesarios como el aire y la alimentación. La historia demuestra que por siempre ha existido un rechazo a la vida plena y al bienestar, y que, como seres conscientes, pasamos gran parte de nuestra vida intentando lograr alguna mejoría a nuestros requerimientos más nobles. No obstante, esta premisa no la generalizo. Existen personas demasiado preocupadas por imponer su moral pacata, cruel; por manifestar su odio, por destruir. Algunos lo hacen ex profeso, otros bajo la mascarada de la bondad, la solidaridad y el bien común. Y allí, la sociedad de consumo venderá más humo de colores para crear la ilusión de una vida decorosa y confortable. No creo en nada de eso. Me resisto a ser parte de una sociedad mediocre, idiotizada, quejosa, circunstancialmente feliz (por los favores que le concede la injusticia). Este libro no solo describe algunas rigideces y cambios en materia de sexo, intenta ser también un alegato sobre nuestra responsabilidad personal dentro de un sistema que tiende a homogeneizar la conducta, a crear genéricos, clones sociales obedientes e ignorantes. Y no es anticuado o *demodé* volver a las demandas de aquellas generaciones del 60 y del 70. Todavía la imaginación no ganó el poder, ni el sexo dejó de ser político. Aún seguimos luchando por vivir mejor y dejar vivir. En libertad.

*Dr. Walter Ghedin.*

# Referencias bibliográficas

**Adler, G.** *The borderline narcissistic-personality disorders continuum.* New York. American Journal of Psyquiatry. 1980.

**Alonso Fernández, F.** *Fundamentos de la psiquiatría actual.* Madrid. Paz Montalvo. 1982.

**Allport, Gordon.** *Desarrollo y Cambio.* Buenos Aires. Edit. Paidós. 1983.

**Allport, Gordon.** *¿Qué es la personalidad?.* Buenos Aires. Edit. Paidós. 1983.

**Akiskal, HS.** *Dysthymic disorder: psychopathology of proponed chronic depressive subtypes.* New York. Am. J. Psychiatry. 1983.

**Akiskal H.S; Chen, S.F; Davis G.C et al:** *Borderline an adjective in search of a noum.* New York. Am. J. Clin. Psychiatry. 1985.

**American Psychiatric Association:** *Diagnostic and Stadistical Manual of Mental Disorders.* 4ta. Edition PR. Washington, DC. 2005.

**Bear, Connors, Paradiso.** *Neurociencias. Explorando el Cerebro.* Barcelona. Edit. Masson y Williams y Wilkis. 2000.

**Beck, A & Freeman, A.** *Cognitive therapy of personality disorders.* New York. Guilford. 1990.

**Benjamin, L. S.** *Interpersonal and treatment of personality disorders.* New York. Guilford. 1993.

**Berdichevsky Linares, Francisco; Gonzalez Ramella, Gustavo.** *Personalidad, estilos y trastornos.* Buenos Aires. Edit. Akadia. 2005.

**Bleuler, E.** *Affectivitat, suggestibilitat, paranoia.* New York. Marhold. 1906.

**Bourdieu, Pierre.** *El sentido práctico.* Siglo XXI. 2007.

**Bowel, John.** *Cristianismo, tolerancia social y homosexualidad.* Muchtnik, editors. 1992.

**Bowlby, J.** *The Nature of the child's tie to his mother.* Geneva: World Health Association.

**Burin, Mabel, Meller, Irene,** *Varones, género y subjetividad masculina.* Buenos Aires. Edit. Paidós. 2000.

**Butler, Judith.** *Deshacer el género.* Buenos Aires. Edit Paidós. 2006.

**Caballo, Vicente; Buela Casal, Gualberto; Carrobles, José Antonio.** *Manual de Sicopatología y Trastornos Psi-*

quiátricos. *Vol. 2.* Madrid. Siglo XXI de España Editores. 1996.

**Cía., Alfredo.** *Trastorno de Ansiedad Social.* Buenos Aires. Edit. Polemos. 2004.

**Cía., Alfredo.** *Ansiedad, depresión, miedo.* Edit. Polemos. 1995

**Cloninger, C.R:** *A systematic method for clinical description and classification of personality variants.* New York. Arch. Gen. Psychiatry. 1987.

**Copjec, Joan.** *El sexo y la eutanasia de la razón. Ensayos sobre el amor y la diferencia.* Buenos Aires. Paidós. 2006.

**N. Cruz.** *Tratado de Urología y Medicina Sexual.* Buenos Aires. Edit. Médica Panamericana. 2012.

**DSM IV. Libro de Casos Clínicos.** Barcelona. Editorial Masson. 2000.

**Estupinyá, Pere,** *S=EX2, La ciencia del sexo.* Madrid. Edit. Debate. 2013.

**Eysenk, H.J.** *Sexo y Personalidad.* Buenos Aires. Edit. Cátedra. 1982.

**Ey, Henri.** *Tratado de psiquiatría.* Barcelona. Edit. Masson. 8va Edición. 1980.

**Fenichel.** *Teoría psicoanalítica de las neurosis.* Buenos Aires. Edit. Paidós. 1984.

Fernandez, Ana María y Siqueira Peres, William, *La Diferencia Desquiciada*. Buenos Aires. Edit. Biblos. 2013.

Ferry, Luc, *Sobre el amor, una filosofía para el siglo XXI*: Buenos Aires. Edit. Paidós contextos. 2013.

Filoux. *La personalidad*. Buenos Aires. Edit. Eudeba. 1980-

First, M; Gibbon, M; Spitzer, R; Williams, J. B; y Benjamin, L. S. *Users Guide for the Structured Clinical Diagnostic Interview for DSM IV Axis II Personality Disorders*. Washington DC. American Psyquiatric Press. 2000.

Flores Colombino, A. "El porvenir de la terapia sexual". *Revista uruguaya de sexología*. Montevideo. 1987.

Foucault, Michel, *La inquietud por la verdad, escritos sobre sexualidad y sujeto*. Buenos Aires. Edit. Siglo XXI. 2013.

Foucault, Michel, *Historia de la sexualidad, tomos 1, 2 y 3*. Buenos Aires. Edit. Siglo XXI: 2002.

Franco, Jorge A, *Sexo y Sexualidad en el siglo XXI*. Buenos Aires. Edit. Polemos. 2009.

Freud, Sigmund. *Obras Completas*. Barcelona. Edit. Amorrortu. 1984.

García Rojas, Antonio Daniel, Cabello Santamaría, Francisco, *Actualizaciones en Sexología Clínica y Educativa*. Universidad de Huelva, publicaciones. 2013.

Freud, Anna. *El yo y los mecanismos de defensa.* Buenos Aires. Edit. Paidós. 1982.

Ghedin, Walter. "Personalidad y sexualidad". Trabajo presentado en el Congreso internacional de Sexología Médica, Málaga, España, noviembre 2013.

Ghedin, Walter, *Tipos en la Cama. Personalidad y sexualidad.* Buenos Aires. Edit. Lea. 2008.

Ghedin, Walter, *Las Enfermedades mentales.* Buenos Aires. Edit. Lea. Edit. Lea 2010

Ghedin, Walter, *Tipos que Huyen.* Buenos Aires. Edit. Lea. Edit. Lea. 2010.

Ghedin, Walter, *La Vagina Enlutada.* Buenos Aires. Edit Lea. 2011.

Ghedin, Walter, *Amores Ansiosos.* Buenos Aires. Edit. Lea. 2012.

Green, André. *Las cadenas de Eros. Actualidad de lo sexual.* Barcelona. Amorrortu editores. 1998.

Gindin, León. *La eyaculación Precoz. Un problema con solución.* Buenos Aires. Paidós. 1997.

Groneman, Carol, *Una Historia de la Ninfomanía.* Madrid. Edit. Océano. 2000.

Hakim, Catherine. *Capital erótico.* Ed. Debate. 2012.

Hales, Robert; Yudofsky, Stuart. *Sinopsis de Psiquiatría Clínica. 3ra edición.* Barcelona. Masson editorial. 2002.

Illouz, Eva, *Por Qué duele el amor, una explicación sociológica.* Buenos Aires. Capital Intelectual/Katz editores. 2012.

Jaspers, K. *Sicopatología General.* Buenos Aires. Editorial Beta. 1970.

Kahn, E. *Psychopathic Personalities.* New Haven. Yale University Press. 1931.

Kaplan, H. S. *La eyaculación precoz.* Buenos Aires. Edit. Grijalbo. 1990.

Kaplan, H. S. *Las disfunciones sexuales.* Buenos Aires. Grijalbo. 1989.

Kaplan, H. S. *La nueva terapia sexual.* Buenos Aires. Edit. Alianza. 1978.

Kaplan, M y Sapetti, Adrián. *La sexualidad masculina.* Buenos Aires. Edit.Galerna. 1986.

Kaplan y Sadok. *Tratado de Psiquiatría. 3 tomos. 6ta edición.* Buenos Aires. Edit. Intermédica.

Kernberg, O. *Trastornos narcisistas de la personalidad.* E Buenos Aires. Edit. Paidós.

Kernberg, O. *Borderline conditions and pathological narcissism.* New York, Jason Aronson. 1975.

**Klein, M.** *Wisconsin personality inventory.* University of Wisconsin. 1990.

**Kraepelin, E.** *Maniac depressive insanity and paranoia.* Edited by Robertson, G. Edinburgh. 1921.

**Kolodny, R; Masters, W; Jonhson, V.** *La sexualidad humana. 3 tomos.* Edit. Intermédica. 1991.

**Kretschmer, E.** *Hysteria.* New York. Nervous and Mental Diseases Publisher.

**Krestschmer, E.** *Constitución y Carácter.* Editorial Labor. Barcelona. 1947.

**Labrador, Francisco y otros,** *Guía de la Sexualidad.* Edit. Espasa Calpe. 1995.

**Lancelin, Aude, Lemonnier, Marie,** *Los Filósofos y el Amor, de Sócrates a Simone de Beauvoir.* Edit. El Ateneo. 2013.

**Laplanche, Jean, Pontalis, Jean Bertrand,** *Diccionario de psicoanálisis.* Edit. Paidós. 2000.

**Lissardi, Ercole,** *La Pasión Erótica, del sátiro griego a la pornografía por Internet.* Paidós. 2013.

**López Ibor, Juan José y colab.** *Retos para la psiquiatría.* Edit. Masson. 2003.

**López Penedo, Susana,** *El laberinto Queer, la identidad en los tiempos del neoliberalismo.* Edit. Egales. 2008.

Martínez Lage, Juan Manuel. *Alzheimer XXI*. Edit.Masson. 2001.

Maslow, A. *El hombre autorrealizado.* Editorial Paidós. 1986.

Masters, W y Jonhson, V. *Respuesta sexual humana.* Edit. Intermédica. 1980.

Masters, W y Jonhson, V. *Incompatibilidad sexual humana.* Edit. Intermédica. 1981.

Melo, Adrián. *El amor de los muchachos. Homosexualidad y literatura.* Ediciones Lea. 2005.

Millon, Theodore; Davis, Roger. *Trastornos de la personalidad. Más allá del DSM IV.* Edit. Masson. 1998.

Millon, T. *Disorders of personality.* New. York. Willey. 1981.

Millon, T., Everly, G.S. *La Personalidad y sus Trastornos.* Martínez Roca. 1985.

Pasini, Willy. *La intimidad. Más allá del amor y del sexo.* Edit. Paidós. 1992.

Perrot, Michelle, *La vida de las Mujeres.* Edit. Andrés Bello. 1997.

Piaget, J. *La evolución intelectual entre la inteligencia y la edad adulta. Lecturas de psicología del niño.* Alianza Editorial.1996.

Reich, Wilhem. *El análisis del carácter.* Edit. Paidós. 1990.

Rojtemberg, Sergio. *Depresiones y antidepresivos.* Edit. Médica Panamericana. 2001.

Ruse, Michael. *La homosexualidad.* Edit. Cátedra. 1989.

Sapetti, Adrián. *Los senderos masculinos del placer.* Edit. Galerna. 2005.

Sapetti, Adrián. *Derecho al Goce.* Edit. Lea. 2013.

Sarriá Salas, Ricardo. *La erótica.* Edit. Edad. 1991.

Schneider, Kurt. *Las personalidades psicopáticas.* Madrid. Ediciones Morata. 1980.

Spitz, R. *El primer año de vida del niño.* Editorial Paidós.

Stone, L, y J Church. *Niñez y adolescencia.* Edit. Hormé. 1989.

Stoller, MK. *Economic effects of insomnia.* Cli. Ther. 1994.

The American Psychiatric Press. *Tratado de psiquiatría. 3ra edición.* Edit. Masson.

Touraine, Alain, *El Mundo de las Mujeres.* Edit. Paidós. 2007.

Vallejo Ruiloba, J. *Introducción a la Psiquiatría y la Sicopatología.* Editorial Masson. 1999.

Vallejo Ruiloba y colab. *Trastornos afectivos.* Edit. Masson. 2003.

Vallejo Ruiloba, J. *Psiquiatría.* Salvat. 1996.

Vitiello MV, Prinz PN. *Again and sleep disorders, in sleep disorders. Diagnosis and Treatment.* Editions by Williams, RD. 1988.

Watzlawick, P; Beavin, J y Jackson, D. *Pragmatics of Humans Communication.* New York. W.W. Norton. 1985.

Weeks, Jeffrey, *Lenguajes de la Sexualidad.* Edit. Nueva Visión. 2011.

# Índice